精心敬业，诚恳待人。希言多悟，简单自然。但行好事，不问前程。

——张士芳

张士芳临床经验荟萃

张向群——主编

科学技术文献出版社
SCIENTIFIC AND TECHNICAL DOCUMENTATION PRESS

·北京·

图书在版编目（CIP）数据

张士芳临床经验荟萃 / 张向群主编. —北京：科学技术文献出版社，2022.10
ISBN 978-7-5189-9601-8

Ⅰ.①张… Ⅱ.①张… Ⅲ.①中医临床—经验—中国—现代 Ⅳ.① R249.7

中国版本图书馆 CIP 数据核字（2022）第 177216 号

张士芳临床经验荟萃

策划编辑：王黛君	责任编辑：张凤娇	责任校对：张吲哚	责任出版：张志平

出　版　者	科学技术文献出版社
地　　　址	北京市复兴路15号　邮编　100038
编　务　部	（010）58882938，58882087（传真）
发　行　部	（010）58882868，58882870（传真）
邮　购　部	（010）58882873
官 方 网 址	www.stdp.com.cn
发　行　者	科学技术文献出版社发行　全国各地新华书店经销
印　刷　者	中煤（北京）印务有限公司
版　　　次	2022 年 10 月第 1 版　2022 年 10 月第 1 次印刷
开　　　本	710×1000　1/16
字　　　数	259千
印　　　张	19.5　彩插4面
书　　　号	ISBN 978-7-5189-9601-8
定　　　价	80.00元

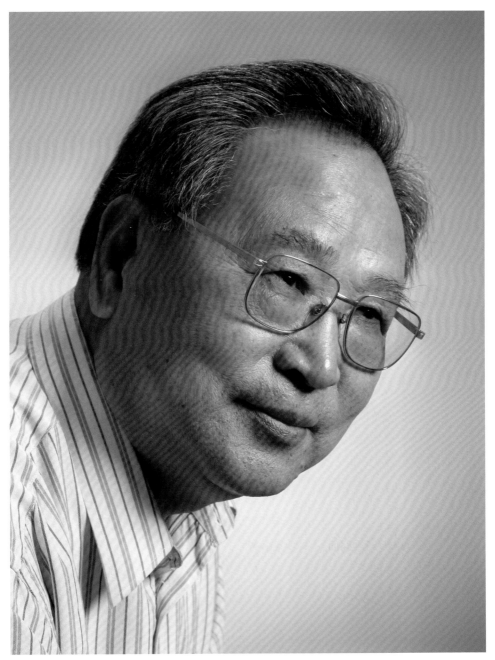

张士芳

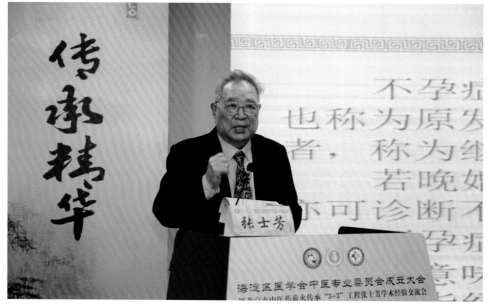

张士芳做学术报告

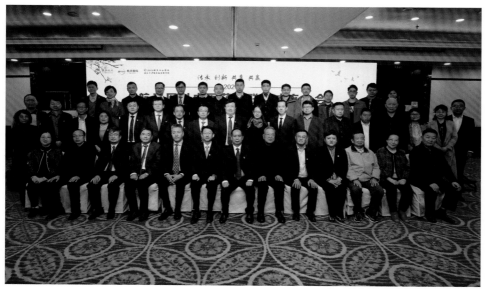

张士芳参加学术会议

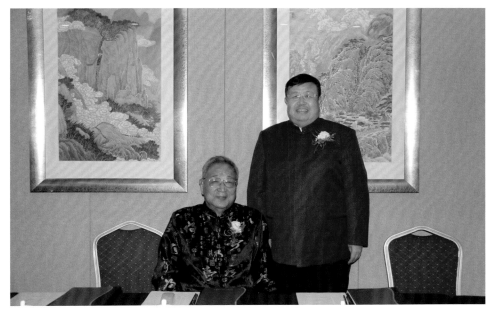

张向群（右）与张士芳合影

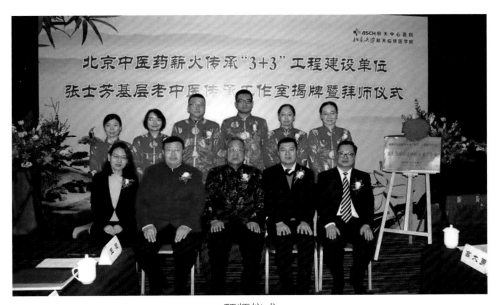

拜师仪式

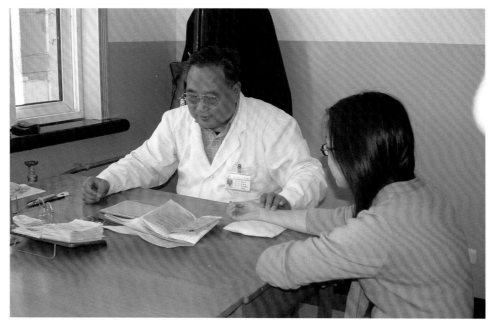

张士芳为患者诊治

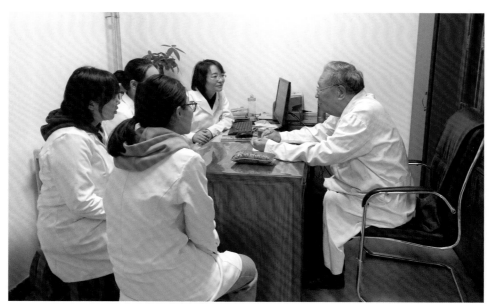

张士芳带教医学生

编 委 会

序

　　历经数年，几易其稿，由我主编，张士芳先生众弟子撰写的《张士芳临床经验荟萃》即将付梓出版。欣阅书稿，交集百感。跟师侍诊学习的场景历历在目，先生的谆谆教诲尽在耳畔萦绕。

　　初识先生是在 30 年前，那时我刚刚迈出象牙塔，步入医院的殿堂，怀揣一颗懵懂求知的心，开启了杏林圆梦的旅程。就在这时，一位德高望重的学者前辈出现在我的生活中，他对我产生了深远的影响，这位前辈就是张士芳先生。

　　跟师门诊，耳濡目染了他对每一位患者满怀关切的面容、耐心和蔼的话语、一丝不苟的作风。从康复患者及家属脸上洋溢的幸福、嘴边留住的笑意，我读到了几个词，那就是感激与崇敬。随着进一步熟识，陆续听闻了张士芳先生很多传闻逸事。先生中医世家出身，自幼立志传承父业，白天抓药，夜读经典，孜孜不倦，学习圣贤品质，精华润泽心灵。先生历经乡间行医、大学深造、跟名师精技艺，苦钻研，夜以继日，广经磨砺，始得玉成。之后任航天中心医院中医科主任、副院长，还曾南下深圳，开辟新天地。先生精湛高超的技艺广受赞誉，也让很多外国友人慕名而至。

　　"精心敬业，诚恳待人。希言多悟，简单自然。但行好事，不问前程。"这是先生的座右铭。先生扎根临床，潜心研思，探先贤临诊奥秘，索大家之心得，继承而不拘泥，发展而不离宗，融古训与新知为一体，追求实际疗效，临诊通常达变。先生宅心仁厚，严于律己，宽以待人，对工作兢兢业业，对待每一位患者，无论富贵贫贱，皆悉心查看，辨证施治。先生结合多年临床经验和家传祖方，在恶性肿瘤、泌尿系统、内分泌系统、心脑血管系统等多种疑难杂症的治疗方面取得了良好的效果。先生精湛的医术、高尚的医德得到了广大群众与患者的一致认可与推崇，这更彰显了先生深厚的中医功底和多年师承大家的学术底蕴。

在杏林之路上，先生以医德仁术济世，惠泽社会。在后辈和弟子们眼中，先生不仅是一位治学严谨、倾囊相授的恩师，还是一位胸襟坦荡、宽厚慈爱的家长，更是航天中心医院中医事业发展的奠基人和领航者。先生对后辈寄予了殷切的期望，退休之后，仍坚持在航天中心医院及基层社区卫生服务机构长期门诊带教，在教学过程中，势必耳提面命，传道解惑。他要求弟子们既要注重基本功，更要细心观察，勤于思考，勇于创新，不断在临床实践中探索医理、积累经验。先生坚信，只有不畏攀登的采药者才能登上高峰采得仙草。在生活中，他关心每一名弟子和后辈的成长，尽己所能帮助和提携后辈，解决他们实际生活中的困难，并激励他们努力拼搏，实现从平凡到优秀、从优秀到卓越的飞跃，成为不负国家、不负人民的新时代杰出中医人才。

"德不近佛者不可以为医，才不近仙者不可以为医。"先生如火炬般照亮着后辈的道路，用品行时刻激励着弟子们前行。先生的谆谆教诲，让大医精诚的精神得以传承和发扬。他像一座高山，吸引有志之士登攀；更像一座灯塔，为无数后辈指引方向。他是一位无私的领路人，用岁月的积淀助力后人进入更加广阔的中医殿堂。

2018 年 10 月，经北京市中医管理局批准，张士芳基层老中医传承工作室在航天中心医院正式成立。耄耋之年的先生，依然精神矍铄，再次出征，有 6 位传承弟子拜入门下。蒙先生厚爱，我有幸成为工作室负责人。先生年事已高，仍亲自授课，认真点评每一位弟子的医案医话和心得体会，如遇疑难杂症，必唤弟子于前，面传身授。在先生忘我无私的精神感召下，传承弟子们奋发图强，潜心修学，仅 3 年已卓见成效，不仅学术水平突飞猛进，而且申报省级课题1项，发表论文多篇，成为各个领域的骨干力量。不仅如此，为将珍贵的学术经验分享给更多的青年才俊，先生还躬体力行，连续3年指导、参加了张士芳学术经验传承交流大会，会议亮点纷呈，吸引了业内众多专家学者前来，可谓名家汇聚，盛况空前。

正所谓"喜看杏林结硕果，桃李芬芳念师恩"。为了将先生的毕生所学和学术精华传给后辈，我们请先生亲自指导，并召集了多名亲传弟子，认真回顾、翻阅资料，将先生的学术思想、临证经验和诊治的典型案例整理成册，以供更多的专家同道赏鉴研学，博观约取，以利厚积薄发，快速成长。

本书内容丰富，脉络清晰，所列案例无不精彩翔实，对阅者的理论造诣和临诊思路将带来极大的启迪。传承精华，守正创新，是先生一直以来为之奋斗和践行的事业，也望阅者能从中得到启发，共同为祖国的中医药事业发展努力。

此书即将付梓，欣而为之序。

张向朋

壬寅夏月
于鹿城

目 录

第一章

张士芳的中医人生

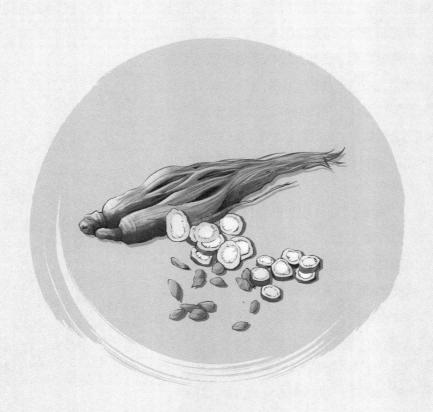

　　张士芳老先生（简称张老）出生于 1932 年 10 月 18 日。他生长在河北省保定市唐县的一个中医家庭，自幼受家庭熏陶，目睹中医药为人们解除疾苦，立志继承父业，走中医药学道路。

　　1937 年的卢沟桥事变后，因日本侵略者将战火烧到了河北，不到 10 岁的张士芳被迫中断了学业，只能开始了自家中医学徒生涯，他白天在药房帮忙抓药，晚上背诵中医经典，以《药性赋》《汤头歌诀》《濒湖脉学》入门。那时的书是手抄本，父亲口述一句，张士芳便跟着诵读一句，一边背书一边识字。逐渐父亲说上句，就要张士芳接出下句，父亲要求严格，如接不出就要被打手板。如此这般经年累月，经父亲的口传心授，张士芳对中医经典背诵如流，打下了扎实的中医基础功底。

　　张士芳于 1947 年开始在乡间行医，起初是在父亲忙不过来的时候，替父到患者家中出诊，对有把握的疾病，便沉着应诊，自行医治。遇到疑难的病患就记录下来回到家中，向父亲请教再开出处方。后来，医治好的患者越来越多，张士芳开始独立行医。

　　20 世纪 50 年代的中国乡村，对医疗有迫切需求，而医疗资源稀缺，百姓要求疗效要立竿见影，方药大多开一两剂就要见效。当时的乡村医生是中药汤剂、针灸，甚至西医的针剂齐上阵，疗效快速的同时，医疗安全问题也逐渐显现。张士芳觉得必须要进一步系统学习才可以更安全地行医，于是在 20 岁的年纪重新开始了求学之路。1953 年，为进一步学习文化知识，张士芳考入北京市通州潞河中学，进行了 3 年的初中学习。1956年，张士芳考入北京市房山区良乡中学，进行了 3 年高中学习。

　　1959 年，张士芳如愿考入了北京中医学院中医系，在校期间学习勤奋，成绩优异，6 年连任年级党支部书记。那时中医本科学制为 6 年，前 5年在校学习中西医理论知识，当时的北京中医学院名家荟萃，秦伯未、任应秋、印会河、陈慎吾、董建华、赵绍琴等老一辈中医大家言传身教，同学们都保持着高涨的学习热情。在最后 1 年的实习中，张士芳跟随赵绍琴、方药中抄方侍诊，收获很大，医术日益精进。

1965 年，张士芳毕业分配入职航天中心医院中医科，由于有坚实的中医精粹打下的功底，传承了中医大家的临床经验，他的医术用于临床治疗疗效显著，张士芳在参加门诊工作后很快声名鹊起，不少患者连夜排队，其门诊一号难求。

由于出众的临床能力和管理水平，张士芳 1968 年被任命为航天中心医院中医科主任。在他的努力下，中医科专业发展日渐蓬勃。1980 年，张士芳担任航天中心医院副院长。在任期间，他推行中医科、中药房统一管理，保证中药齐全规范，促进医药协同发展。

随着国家改革开放政策不断深化推行，1985 年张士芳牵头在深圳开设航天中心医院门诊部。创业不易，因缺乏启动资金，张士芳和他的同事们只能在空空如也的诊室中以针灸起家，充分发挥针灸简、便、验、廉、效的优势，从而打开局面。有了一定积累之后，便置办家具，购入药材，开展中药汤剂服务。"京城祖传中医"的名号和过硬的中医疗效，让诊所一炮而红，媒体的报道更是让很多东南亚患者闻风而至。航天中心医院的中医事业在祖国改革开放的南大门如火如荼地发展起来了。但 7 年后，张士芳因身体原因回到北京，在航天中心医院继续出专家门诊悬壶济世为百姓服务。

1997 年，张老退休后仍坚持每周 5 天在医院及社区卫生服务中心出诊。三级医院的中医专家资源下沉到社区，备受患者欢迎。每个出诊日，患者都会早早排队挂号，重病和疑难杂症者亦多为远道而来。因拥趸众多，诊治悉心，张老每次门诊都要加班加点，虽年届九十高龄仍孜孜不倦，正是践行了他"精心敬业，诚恳待人。希言多悟，简单自然。但行好事，不问前程"的人生座右铭。

在工作中，张老结合多年的临床实践经验和大量的家传祖训、祖方，在各系统恶性肿瘤治疗、泌尿系统疾病、妇科及内分泌系统疾病、心脑血管系统疾病、骨伤等很多医疗领域，获得了很多很好的成功案例。在以精湛的医术服务周边百姓的同时，张老作为医院中医的奠基者和学术带头人，一直以发扬光大传统中医为己任，将自己的宝贵经验倾囊传授给后辈，为航天中心医院中医科的发展壮大和社区"黄楼中医"品牌的树立做出了不可磨灭的贡献。

为了进一步做好老中医学术思想的整理、挖掘和传承，加快基层中医药人才培养，在医院领导的高度重视和长期努力下，2018年，航天中心医院顺利通过"北京中医药薪火传承'3+3'工程基层老中医传承工作室"项目的遴选，获批立项开展张士芳基层老中医传承工作室建设。

工作室成立以来，张老毫无保留地将自己多年积累的临床经验传授给诸位弟子。不仅在出诊过程中耳提面命，传道解惑；更在耄耋之年，多次亲自授课，传授宝贵经验。张老对后辈寄予厚望，更提出了要求。他要求弟子们首先要注重中医基本功，掌握中医四小经典，夯实临床基础，并在此基础上多读书、多思考，以不断提升自己的理论水平和思维能力。作为临床医生，更需要勤于实践。张老常说："熟读王叔和，不如临证多。"鼓励学生们不拘于书本，勇于实践，求实创新，在临床实践中探索医理、积累经验。临证中，张老强调"用药如用兵"，"胆大心细"，在精细辨别脉证的基础上大胆用药，方能提高临床疗效。张老更用自己的实际行动教育着弟子医者仁心、治病救人的医德规范。多年来，张老还尽己所能地提携后辈，支持年轻医生的成长。

"传承精华，守正创新"是张老一直以来所践行的事业。而今天，张老教导我们，要把握中医的发展机遇，努力学习，坚持实践和发展中医，成为不负组织、不负国家的新时代中医人才。

第二章

张士芳的中医学术
思想概述

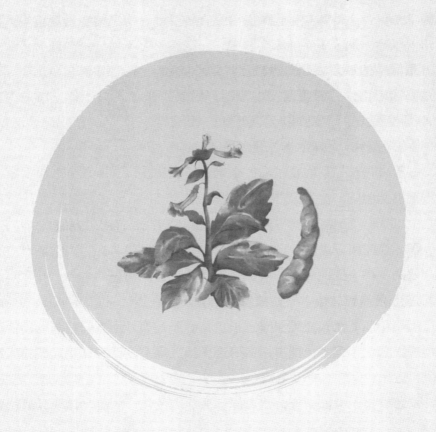

🔲 第一节　精通医典，擅用时方

　　张老出生于中医世家，9 岁即随父习医，始习读中医四大经典，并涉猎各家学说。不到 10 岁开始在自家药房学徒，白天抓药，晚间诵读《濒湖脉学》《医学三字经》《汤头歌诀》《药性赋》等中医著作，打下了深厚的中医基础。在北京中医学院学习期间，不仅得以系统学习中医经典与现代医学知识，还得到老一代中医名家言传身教，将家传宝贵经验与系统理论知识熔为一炉。多年临床实践中，张老亦学习不辍。张老认为《黄帝内经》是医学的启蒙之作，可以启发学习者的心智；《伤寒论》《温病条辨》则是临床指南，宜时常温习。除温习经典，张老案头还备《校正本草纲目》《千金要方》《医方集解》《外台秘要》《医宗金鉴》《诸病源候论》《沈氏尊生书》《赤水玄珠全集》等古籍以供时常翻阅。

　　由于小时候打下的童子功，张老对《汤头歌诀》所载方剂以及家传经验方剂熟知于胸，多年来亦不断吸收各名家经验，将其广泛运用于临床实践之中，获得了丰富经验与独到心得，并逐渐形成善用时方的临床特色。

　　张老临证用方灵活，选方准确，多有效验。张老认为，方证对应是临床疗效的基础，因此在遣方时注重审查"方证"相应的主症，并在实践中不断进行完善和总结，形成独特的用方经验。如症见口苦咽干、关脉弦，即可运用小柴胡汤；症见湿疹皮损色红肿胀，即可用当归拈痛汤；症见失眠烦躁，久治不愈者，即可用血府逐瘀汤。审查方证有利于提高临床诊断效率，应用合宜常有桴鼓之效。

　　张老虽长于审证用方，然而深知症状之变化，病势之深浅，故用方讲求灵活变通，随证治之。如口苦而未见脾虚证者，宜小柴胡汤去党参、姜枣；伴虚烦不寐，则加用酸枣仁汤；伴恶心脘痞者，加平胃散；伴月经量少者，则加四物汤。

经过多年临床的实践和打磨，张老积累了诸多经验方，如运用当归拈痛汤治疗湿疹，消风散、苍耳子散治疗鼻炎，炙甘草汤治疗心律失常，少腹逐瘀汤治疗不孕症，血府逐瘀汤治疗失眠等，均取得许多验案，推广运用，亦行之有效。

第二节 病证结合，中西合参

病是指在病因的作用下，机体邪正交争，阴阳失调，所出现的具有一定发展规律的演变过程，具体表现出若干特定的症状和各阶段的相应证候。证是指机体在疾病发展过程中的某一阶段的病理概括。由于它包括了病变的部位、原因、性质，以及邪正关系，反映出疾病发展过程中某一阶段的病理变化的本质。

辨病是整体认识，反映共性，解决疾病的根本矛盾，使诊疗简化；辨证是阶段性认识，反映个性，解决疾病各阶段的主要矛盾，令诊疗完善。将两者有机结合，可深化对疾病本质的揭示，使诊断更为全面、准确，治疗则更有针对性和全局性。

多年的临床实践中，张老一直践行辨病与辨证相结合。

在临证中，张老注意审查与总结疾病的特定病机，并根据实践经验给予针对性的专方治疗，往往取得很好的疗效。如治疗新发的带状疱疹，张老针对其风热毒邪特点多用普济消毒饮治疗；阳证痈肿以热毒壅聚、气滞血瘀、痰凝为主，多用仙方活命饮和五味消毒饮治疗；湿疹属风热湿毒者多见，常用当归拈痛汤治疗。

除了审查疾病的特定病机，张老亦非常注重疾病的演变规律，在疾病不同的阶段给予针对性的治疗以达到改善症状、治愈疾病、预防复发的目的。如哮喘急性期，咳定喘、散邪化痰，慢性期补益肺、脾、肾三脏；咽炎急性期，清咽祛邪，慢性期滋养肺肾；脘痞病属虚实夹杂者先消后补。以上无不体现张老对疾病变化的重视。

对于一些现代医学诊断的疾病，患者症状不明显，似乎无证可辨。然而张老将现代检查检验看作四诊的延伸，进行中医辨证，并结合现代研究成果加以治疗。张老在中医发展的道路上不断探索，并取得了许多成功的经验。如肺磨玻璃结节是早期肺癌的高危因素，张老诊以积聚，以散肿溃坚汤为主方加减白花蛇舌草、半枝莲等进行治疗；高尿酸血症，张老辨为湿热蕴结，予土茯苓、百合治疗。这些治疗均取得不少效验。

张老的工作理念是"衷中参西"。张老主张摈弃门户之见，吸收现代医学知识，利用现代医学先进技术为临床服务。对一些疑难重症的治疗，张老主张中西医同治，互相配合，取长补短。比如，对恶性肿瘤的诊治，张老尤其重视西医的规范化治疗，并将中医药治疗贯穿于肿瘤治疗的全过程。从术后的扶正治疗，到对放疗和化疗不良反应的处理，再到对晚期肿瘤的扶正祛邪兼顾，张老在中西医结合的基础上，以治疗疾病、改善患者生存质量为目标，对肿瘤等疑难病症进行了大量的实践，取得了良好的临床疗效。

第三节 擅长脏腑辨证，尤重先天

脏腑辨证是对脏腑在病理变化过程中呈现的证候加以归纳、分析、综合，从而推断疾病的实质，为立法、处方、用药提供依据。

中医学家秦伯未曾经强调脏腑辨证的重要性："中医的理论以脏腑为核心，在临床上辨证施治，归根到底都是从脏腑出发。"然而，脏腑辨证不是孤立的，它必须以阴阳、表里、寒热、虚实八纲辨证为基础，与病因、三焦、卫气营血辨证等相结合，才能辨清病机，达到正确指导立法、处方、用药的目的。

张老在临床诊疗中重视脏腑辨证，并广泛用于治疗各科疾病，如心脑血管病、脾胃病、妇科疾病、儿科疾病、男科疾病等。尤其擅长运用脏腑辨证治疗杂病，如从肝论治失眠，从脾胃论治唇风、牙痛，从肾论治脱发，从心论治口糜、淋证等。

五脏之中，张老尤其重视肾的作用。从生理功能上来说，肾为先天之本，脏腑阴阳之源，与其他脏腑有着密切的联系。肾主纳气，有助于呼吸功能，且与人体免疫力密切相关，肺肾之阴可互相滋生；肾阳可以温心阳，肾阴可以上济心阴，使心肾相交；肾阳温运脾阳，有助于脾的运化；肝肾同源，肾阴可滋养肝血。在病理情况下，肾之精气亏虚、阴阳失调会引起其他脏腑功能的紊乱而致疾病丛生，同时，其他脏腑的病变也会影响肾，即"久病必穷极于肾"。

张老认为，在多种疾病的发病过程中，肾虚既是重要的病因，亦是影响疾病预后的重要因素。因此，张老在临证时尤其重视对肾气盛衰的诊查。在对患者进行望诊时，张老注重对发、齿、骨、神的诊查；问诊时会问其腰腿是否有力，尿频与否，记忆力情况，月经情况；切诊时尤重尺脉之浮沉虚实以测知肾精之充盛与否此进行辨证。

在多种疾病的治疗中，张老均重视补肾法的运用。

张老认为"外感专打下虚人"，因此对反复感冒者，尤其注意辨别是否存在肾虚证，对肾虚者，后期加用山萸肉、熟地黄等补肾填精；对慢性咽炎迁延不愈者，张老重视对肺肾阴虚证的治疗，多予养阴清肺丸、麦味地黄丸等治疗；喘证日久、证属肾不纳气者，多予肉桂、山萸肉、蛤蚧等补肾纳气。

在治疗退行性骨关节病、腰椎病、骨质疏松症、类风湿性关节炎等骨关节疾病的过程中，张老以"肾主骨生髓"的中医理论为指导，灵活运用补肾壮骨的方法进行治疗，并取得了很好的临床疗效。如张老曾运用骨碎补、补骨脂、川断、二仙汤等治疗一位有腰椎病的 85 岁老年女性，其在数月后到骨科复诊时骨密度竟然较前明显升高。

肾主生殖，因此对于妇科、男科疾病，张老亦重视对肾的诊治。月经先期量少，往往责之于肾水不足，治以滋阴清热为主；月经淋漓不尽，可见于肾阴不足，治疗以滋阴固摄为主；阳痿或精子活力下降，一般认为与肾阳不足、肾精亏虚有关，治疗以补肾壮阳、填精益肾为主。

老年患者尿频、尿急、尿无力，多责之于肾气亏虚，固摄无力，治疗以补肾填精、固涩缩尿为主；水肿、小便不利者，治疗以温阳利水为主。

慢性腹泻、五更泻患者，证属脾肾阳虚者，张老常治之以温补脾肾为主。

除此以外，对诸多杂病，张老亦从肾论治，如脱发、记忆力减退、头晕、齿痛、多汗等。

根据证型，张老灵活运用多种补肾法——补肾填精、温补肾阳、滋阴清热、补肾利水、补肾固涩等，常用补肾方药有地黄丸类、百合固金汤、金匮肾气丸、还少丹、左归丸、二仙汤、二至丸、五子衍宗丸、缩泉丸、真武汤、水陆二仙丹、固经丸等。

张老对补肾法运用灵活，取得显著疗效，亦有独到的心得。

一 少火生气，阴中求阳

张介宾在《景岳全书》中有云："善补阳者，必于阴中求阳，则阳得阴助而生化无穷。"张老认为，老年肾气亏虚者多以肾精不足为基础，因此，治疗宜以补益肾精为本，辅以温阳化气之品，以求阴中求阳。若过用刚燥，不仅可耗气伤阴，还易导致相火旺盛，反留遗患。

因此，张老在滋补肾精之熟地黄、山萸肉等基础上，往往加用药性温而不燥的肉苁蓉、巴戟天、淫羊藿等，以阴阳并补，补益肾气。

二 善用血肉有情之品

《黄帝内经》云："形不足者，温之以气，精不足者，补之以味。"即补益肾精宜选用滋润厚味的药物，而血肉有情之品往往较植物药见效快，疗效强，有一定的临床优势。如张老常用龟板补肾阴、住血崩，鹿角胶壮腰膝、固冲任、养精血，阿胶补血养心，蛤蚧益肾纳气。

▦ 第四节　注重痰瘀病机，以通为补

痰是脏腑功能失调，水液代谢失常停聚而成的病理产物。一旦停留不去，又易成为致病因素，并使疾病复杂化。故历代有"百病兼痰，怪病责之于痰"之说。痰邪致病，有随处而走、变化多端的特点。《杂病源流犀烛》有云："或贮于肺，或停之于胃，或蒙蔽心窍，或扰动肝胆，或流窜经络。"朱丹溪则认为："凡痰之为患，为喘为咳，为呕为利，为眩为晕，心嘈杂、怔忡……皆痰饮所致。"

瘀血是指体内血液停滞，包括积存于体内的离经之血和阻滞于经脉的血液。既是疾病形成过程中的病理产物，又是某些疾病的致病因素。唐容川的《血证论》有云："瘀血攻心，心痛头晕，神气昏迷，不省人事。""瘀血乘肺，咳逆喘促……"指出瘀血致病广泛；叶天士曾谓"久病入络"，指出久病与血瘀证的关系。

张老认为，随着时代的发展，现代人往往营养过剩，运动不足，导致脏腑代谢失常，痰浊瘀血内生。而痰浊瘀血阻滞经络气血，可引发诸多疾病，痰瘀久停，则易成疑难重症。因此，张老在临床中尤其重视痰瘀病机的辨证论治。

如在诊治子宫肌瘤、卵巢囊肿、月经量少等妇科疾病的过程中，张老重视痰瘀阻滞胞宫的病机，并以活血化瘀散结的牡丹皮散加减治疗；张老认为，肺结节的发生与痰浊瘀血停滞肺络有关，因此治疗以化痰散结的散肿溃坚汤为主；治疗胸痹时，张老多用瓜蒌薤白半夏汤、丹参饮祛除阻滞心脉的痰浊瘀血；治疗顽固性失眠时，张老常用血府逐瘀汤活血化瘀

以安神。

张老在运用活血化瘀、化痰散结方药方面亦积累了丰富的经验。如张老对王清任的诸多逐瘀汤的灵活运用颇具心得：血府逐瘀汤可用于治疗胸部、头部血瘀证，常见病症如头痛、胸痛、失眠、烦躁等；通窍活血汤用于顽固性头痛；膈下逐瘀汤用于腹痛、痛经等；少腹逐瘀汤常用于痛经、不孕症等；会厌逐瘀汤用于脑血管病后遗症引起的吞咽不利、饮食呛咳；补阳还五汤用于中风后遗症。

张老对活血药物的运用也有独到经验。如活血化瘀药对：桃仁—红花、三七—血竭可用于外伤、妇科血瘀证。活血散结药对：三棱—莪术多用于症瘕积聚。活血止痛药对：乳香—没药、蒲黄—五灵脂、川楝子—元胡多用于痛经或各种瘀血疼痛。破血逐瘀药对：水蛭—土鳖虫，可用于闭经及癥瘕日久等。

张老认为，现代人不仅以痰瘀病机多见，虚实夹杂、因实致虚者亦多见，治疗时不宜见虚则一味用补，以防邪气留恋而致病情迁延难愈。因实致虚者宜以通为补，待邪去则正气来复；虚实夹杂者宜通补兼施。

对症见闭经或月经量少的患者，张老认为不宜忽视瘀血停积胞宫因虚致实的病机，临床多治以活血调经；对乏力抑郁、脉沉者，要注意气机郁滞的可能，而治以理气解郁，均是以通为补。

虚实夹杂者临床多见，宜治以通补兼施，如脾虚湿滞、中气下陷之脘痞，宜予香砂六君子丸健脾祛湿同治，或予补中益气丸加枳壳补中理气共施。

所谓"通"，不仅限于理气，还可涵盖通腑、活血、化痰、清肝等法。通补治法的运用首先需注意辨别邪实病机，然后根据虚实的因果、轻重关系，确定通补的先后与侧重。

第五节　治法圆活，配伍合宜

明代杜士燮有云："持鉴以索貌者不能得其腠理，而按方以索病者，亦不能神其变通。"指出了医贵变通的道理。张老临证善用成方却无胶柱鼓瑟之弊，因其重视辨证，善辨类方，随证加减。

所谓法随证立，意思是说，只有辨证准确，立法方能合宜。因此，张老临床尤其重视辨证，如食欲不振的患者，可见饮食积滞、气滞湿阻、痰热互结、脾胃气虚、中气下陷等证，治疗则分别以消食导滞、化湿理气、清热宽胸、健脾益气、补中益气等法。

对方药的准确掌握与辨别更增加了治疗的灵活性和精准性。如张老善用少腹逐瘀汤加减治疗不孕症，以其为"调经种子第一方"。然而张老临证却不拘于此方，而是针对不孕症胞络瘀阻气滞等病机，灵活选用活血类方，如膈下逐瘀汤、牡丹皮散、桂枝茯苓丸、血府逐瘀汤等。如血瘀成瘕，检查见子宫肌瘤、子宫腺肌病、卵巢囊肿者，可选用牡丹皮散、桂枝茯苓丸以活血消癥；治疗瘀阻胞宫症见月经量少，甚则闭经者，可予血府逐瘀汤、牡丹皮散活血化瘀通经；治疗血瘀宫寒之痛经，可予少腹逐瘀汤活血祛瘀，温经止痛；治疗气滞血瘀之腹痛、痛经者，可予膈下逐瘀汤活血祛瘀，行气止痛。又如对肝阳上亢所致的眩晕，张老往往灵活运用平肝潜阳类方，如镇肝熄风汤、天麻钩藤饮、建瓴汤、羚角钩藤汤等。肝火旺盛、肝肾不足者，症见头晕、目赤，依据严重程度予天麻钩藤饮、羚角钩藤汤治疗；肝肾不足、肝阳上亢者，症见眩晕、头胀、心烦，可依严重程度予建瓴汤、镇肝熄风汤加减治疗。

在临床中，病情是复杂的、不断发展变化的。应对这样的情况，治法用药应根据病情不断调整，即随证加减。张老认为，随证加减可以提高治疗的准确性和灵活性，更好地改善伴发症状与药物的不良反应，增强治疗效果，是治疗中重要的一环。张老所用加减药物往往少而精，最多不超过三四味。如伴随感冒，加荆芥、防风；咳嗽，加麻黄、杏仁；大便干结，加火麻仁、大黄；腹胀，加枳实、厚朴；皮肤瘙痒，加白鲜皮、地肤子；反酸，加乌贼骨、浙贝母；嗳气，加半夏、竹茹、丁香、柿蒂；失眠属心肝火旺者，加黄芩、栀子，属肝血不足者加炒枣仁、夜交藤；胸腹疼痛者，加川楝子、元胡；痛经或肢体关节疼痛者，加乳香、没药；痔疮出血者，加炒槐花、生地黄等。这些是张老多年经验精华，运用合宜，往往有极好的疗效。

张老亦非常注重药物的配伍。药性各有所长，性能亦各有所偏。合宜的配伍可助药物增强疗效，减轻毒副作用，即所谓"药有个性之专长，方有合群之妙用"。如黄芪配当归、黄芪配附子、乳香配没药、三棱配莪术、水蛭配地鳖虫、全蝎配蜈蚣，均有增加药效的作用，而麻黄配生石膏、熟地黄配砂仁、黄芪配枳壳、附子配甘草，则有缓解毒副作用的功效。除此之外，张老也非常重视引经药的运用，如病在上肢，加桑枝、羌活；下肢，加桂枝、牛膝；肩背部，加葛根、片姜黄；腰部，加桑寄生、川断；妇科病，加香附。为了减少药物的毒副作用，增加治疗的安全性，张老还强调应该注意药物的使用禁忌。除十八反、十九畏、妊娠用药禁忌，还应重视运用其他药物的禁忌，如"血家不用麻黄"（血证不用麻黄，以防动血），"酒家不用桂枝"（饮酒者不宜用桂枝，恐加剧湿热）。

第六节　疑难重病，非常用药

"非常之病用非常之药"是张老临证治疗原则之一。张老认为，疑难重症，病势深重，非运用大剂、峻猛之剂而不能获效。

张老运用峻猛之剂的经验以对虫类药、乌头类药、大黄等药物的运用最具代表性。

唐容川在《本草问答》中云："草木植物也，昆虫动物也，动物之功利，尤甚于植物，以其动之性本能行，而又有攻性，则较之植物本不能行者，其攻更有力也。"指出了攻邪通络是虫类药的优势。因此，对风痰阻络、瘀血内结引起的病症，运用虫类药尤其适宜。张老常用的虫类药有如下三类：①熄风通络止痉药——全蝎、蜈蚣、地龙等，对风邪阻络所致的头痛、半身不遂、面神经麻痹、骨关节病引起的麻木疼痛效果尤佳；②破血逐瘀通络药——水蛭、土鳖虫、虻虫等，适用于瘀血内阻引起的闭经、子宫肌瘤、卵巢囊肿、肺结节、血栓性疾病等；③祛风湿通经络药——乌蛇、白花蛇、僵蚕，适用于风湿痹阻所致的风湿痹痛、半身不遂、肢体麻木、皮肤瘙痒等。

运用虫类药，张老尤其重视以下两点：①注重配伍：功能相近的虫类药亦各有所长，配伍运用可起到相须增效的作用，如全蝎、蜈蚣均可熄风镇痉、通络止痛、攻毒散结，治疗关节痹痛时每每同用，水蛭、土鳖虫均可破血逐瘀，治疗瘀血阻滞所致的闭经、月经量少、癥瘕积聚、血脉瘀阻时常配伍运用；②足量运用：张老认为，急顽重症，病势深重，药量需足，方能起效。张老曾运用全蝎 15 g，蜈蚣 5 条治疗多发性骨髓瘤引发的严重腰痛，经治疗后腰痛完全缓解，患者从卧床不起恢复至行动自如；张老还曾用水蛭 10 g，土鳖虫 15 g 治疗血瘀闭经，并得到了很好的疗效。

乌头类药，如附子、川乌、草乌，具有温经散寒、祛风止痛的疗效。张老常用之于治疗风寒湿痹、面瘫久治不愈、痛经、虚寒腹泻等，均获得良效。

大黄因药性峻猛、推陈致新的作用而素有"将军"之名。张老认为，大黄气味俱厚，药性走而不守，见效迅速，以下三方面功效尤为突出：①荡涤肠胃，推陈致新：可用于治疗饮食积滞、大便秘结、脘腹痞胀者（常用熟大黄）；②清热泻火、凉血解毒：用于热毒炽盛引起的发热、疖肿、肺热痰嗽、急慢性阑尾炎、胆囊炎、胰腺炎等（常用生大黄）；③逐瘀通经：用于血瘀经闭或闪挫伤、精神系统疾病等属血瘀证者（常用酒大黄）。

大剂是指方剂中药物剂量大，对于急症、重症、顽症，大剂用药往往有力挽狂澜的功效。如张老在治疗中风偏瘫、肿瘤术后乏力时，曾用黄芪 100 g，使乏力症状迅速缓解；治疗脑梗死患者半身不遂症状时，曾用 8 g 西红花，令肢体活动明显好转；治疗慢性喉炎引起的声音嘶哑，曾重用生地黄 50 g，元参 50 g，以求金水相生，取得了良效。

"非常之药"虽见效迅速，亦有杀敌一千自损八百之虞。首先，为了保证治疗的安全性，张老强调运用"非常之药"前首先需要熟识药性和毒副作用，预防不良反应的发生。如全蝎、蜈蚣多见消化道反应、心脏不适、过敏反应、肝功能损伤，乌头类药常见口唇麻木。因此，严重心脏病、胃部不适、药物过敏患者禁用这类药物。为了预防药物的不良反应，运用全蝎、蜈蚣前后要注意监测肝肾功能，运用时多配伍半夏、竹茹预防胃肠道反应；为避免乌头类药物的毒性，需先煎 1 小时，运用时可配伍甘草、蜂蜜，感觉口唇麻木则减少用量。其次，需要了解患者疾病及身体状况。除问清其是否为过敏性体质以外，还需判断体质的虚实，体弱不能耐受者禁用或减量使用。再次，遵循"大毒治病，十去其六"的原则。毒性药物不宜久用，症状基本缓解后，张老常更换为有类似功效的非毒性药物巩固疗效。最后，出现毒副作用应及时处理。如全蝎、蜈蚣等虫类药物属于异种蛋白，个别患者用之可出现过敏反应，如荨麻疹等，此时可暂停虫类药，加用徐长卿、白鲜皮、浮萍、乌梅等治之。全蝎、蜈蚣均为有毒药品，近年有研究发现，全蝎毒性主要表现为呼吸麻痹，然而在张老多年的临床运用中，剂量在 10 ～ 15 g 未见中毒患者。临证中可关注患者呼吸状况，必要时进行血气分析等相关检查。出现肝功能异常者，需及时停药，进行保肝治疗。

第三章

张士芳的临证经验

第一节 肺系病证

一 感冒

（一）概述

感冒是感受风邪所导致的常见外感疾病，临床表现以鼻塞、流涕、喷嚏、咳嗽、头痛、恶寒、发热、全身不适等为其特征。

本病以冬春多见，但四季均可发生，根据季节不同，临床表现有别。

感受当令之气出现的感冒，称为"伤风"；如在一个时期内广泛流行，证候多相类似者，称为"时行感冒"。

一般来说，感冒病程短而易愈，很少传变，然而时感重证或年老体弱者，可变生他病。

（二）病因病机

感冒由于六淫、时行病毒侵袭人体而致病。风邪为六淫之首，极易犯人。在不同季节，往往与其他当令之气合而伤人，如冬季多风寒，春季多风热，夏季多夹暑湿，秋季多兼燥气。四时不正之气易挟时行病毒伤人，病情多重，传染流行。

《黄帝内经》云："邪之所凑，其气必虚。"素体虚弱，卫表不固，是感冒发生的内在因素。其中以气虚和肾精亏虚为多见，阳虚、阴虚、肺经伏火与痰热者亦易感受外邪。

外邪从口鼻、皮毛入侵，伤及肺卫，可见卫表不和，症见恶寒、发热、头痛、身痛；肺失宣肃，症见鼻塞、流涕、咳嗽、咽痛。根据感受邪气不同以及人体素质的差异，故临床表现的证候有风寒、风热及暑湿夹杂之证，或见寒热错杂及转化。

（三）辨证论治

感冒的临床表现，初起一般多见鼻塞、流涕、喷嚏、声重、恶风，继而发热、咳嗽、咽痒、咽痛、头痛、周身酸痛等，病程短而少有传变。时行感冒有流行性，常见恶寒、高热、周身酸痛等症状，且可化热入里，变生他病。因感邪与体质虚实不同，症状有所差异。

本病辨证一般属于表实证，需要根据症状辨别病邪性质，常见证型有风寒证、风热证、暑湿证、虚体感冒证。治疗以发散表邪为原则，正虚感邪者宜扶正解表。

1 风寒证

［症状］恶寒重，发热轻，无汗，头痛，肢节酸痛，鼻塞，流清涕，咽痒，咳嗽，咳稀薄白痰，口不渴或渴喜热饮，舌苔薄白而润，脉浮或浮紧。

［治法］辛温解表。

［方药］荆防败毒散加减。

荆芥 10 g，防风 10 g，柴胡 10 g，前胡 10 g，桔梗 10 g，羌活 10 g，独活 10 g，川芎 10 g，茯苓 10 g，生甘草 10 g，枳壳 10 g，薄荷 9 g，生姜 10 g。

［加减］根据症状可循伤寒六经辨证，身冷甚，无汗而喘者，予麻黄汤；汗出恶风，项背强者，予桂枝汤；寒热往来，口苦，咽干者，予小柴胡汤；伴头痛者，予川芎茶调散加减；鼻流浊涕，鼻塞者，予苍耳子散、消风散加减。

② 风热证

[症状] 身热较著，微恶风，汗出不畅，头胀痛，咳嗽，痰黏或黄，咽干，或咽喉乳蛾红肿疼痛，鼻塞，流黄浊涕，口渴欲饮，舌苔薄白微黄、边尖红，脉象浮数。

[治法] 辛凉解表。

[方药] 银翘散加减。

金银花 15 g，连翘 15 g，竹叶 10 g，荆芥 10 g，牛蒡子 10 g，淡豆豉 10 g，薄荷 10 g，生甘草 10 g，桔梗 10 g，芦根 20 g。

[加减] 身不甚热，微渴，咳嗽者，予辛凉轻剂桑菊饮；外寒内热，汗出而喘者，予麻杏石甘汤清宣肺热；咳嗽痰多者，加贝母、前胡、杏仁、紫菀、款冬花化痰止咳；痰稠黄者，加黄芩、知母清化痰热；咽喉红肿疼痛者，加元参、桔梗、射干、山豆根解毒利咽；头痛者，可予芎芷石膏汤加减；外邪入里化热，邪势较甚者，加薄荷、大青叶；风热伤津，或秋燥致病，伴有咳呛痰少，口、咽、唇、鼻干燥，苔薄质红少津等症者，可配沙参麦冬汤清肺润燥。

③ 暑湿证

[症状] 身热，恶风，汗少，肢体沉重或疼痛，头昏胀痛，咳嗽痰黏，鼻流浊涕，心烦，口渴，或口中黏腻，渴不多饮，胸闷，泛恶，小便短赤，舌苔薄黄腻，脉濡数。

[治法] 清暑祛湿解表。

[方药] 新加香薷饮加减。

香薷 10 g，金银花 15 g，连翘 15 g，厚朴 12 g，炒白扁豆 15 g。

[加减] 暑热偏盛者，可加黄连、荷叶、芦根清暑泻热；暑天感寒，恶心腹泻者，予藿香正气散加减；身热不扬，苔腻腹胀者，予三仁汤加减；小便短赤者，加六一散清热利湿。

④ 虚体感冒证

[症状] 感冒反复发作，乏力气短，或见腰酸，恶寒发热，无汗，头

痛，肢节酸痛，鼻塞，流清涕，咽痒，咳嗽，咳痰无力，大便偏稀，舌淡少齿痕、苔薄白，脉虚而浮。

［治法］益气解表。

［方药］人参败毒散加减。

党参 10 g，荆芥 10 g，防风 10 g，柴胡 10 g，前胡 10 g，桔梗 10 g，羌活 10 g，独活 10 g，川芎 10 g，茯苓 10 g，生甘草 10 g，枳壳 10 g，薄荷 9 g，生姜 10 g。

［加减］反复感冒，气短，动则汗出者，为表虚自汗，予玉屏风散加减；容易感冒，腰酸，尿频，精力不济者，为肾精亏虚，予六味地黄丸加减；口干，身热，恶寒，心烦，舌红，阴虚感冒者，予葳蕤汤加减。

（四）诊治特色

❶ 首辨寒温，祛邪宜早

治疗感冒，分辨寒热尤其重要。寒热之辨，症状要点在于是否有咽痛、咽干，痰涕之白黄稀稠，恶寒重抑或发热轻重。古人有云："新病看症，久病看脉"。然而张老诊治感冒亦重视脉诊。感冒多见脉浮，尤以寸脉明显，浮紧多寒，浮数多热，浮缓则为表虚。

清代吴塘曾说："治外感如将，兵贵神速，机圆法活，去邪务尽，善后务细。"以言治疗感冒宜把握时机，尽早开始。张老认为，感冒治疗宜早，因一旦调护不当，表邪便易迅速入里，转为咳嗽，因此强调及时用药，病势急重者可加紧服药至 1 日 3 服，兼见发热者更随病情服药而不拘于时。临证若见咽痒欲咳，此为表邪将入里之象，应兼顾表里，解表清肺同治。

❷ 慎用苦寒温燥

《温病条辨》有云："治上焦如羽。"张老常说，感冒病位在肺，宜以药性升浮的药物为主，且药量宜轻以防药过病所。

感冒虽常因感受风寒之邪所致，然而近年冬季气候偏暖，室内温度较高；人多进食膏粱厚味，素体痰湿、内热者较多；表邪未解，便易入里化热，因此所见证者单纯风寒者少，兼内热者多。故张老临证强调辛温燥烈之品宜慎用，既要辨证准确，把握指证，更需掌握疗程，以防久用伤津化热。苦寒药外易闭阻表邪，内易化燥伤阴，因此感冒时不宜早用、多用。风热表证主张辛凉解表；肺热入里则多用甘寒养阴清肺。

❸ 辨清邪正，补不宜早

邪之所凑，其气必虚。体虚外感者有气虚、肾虚之分。肺气虚者卫表不固而易感风邪，多见气短，自汗，喷嚏，畏寒，咳嗽无力，宜用玉屏风散；脾气虚者多见乏力，气短，大便稀溏，食欲不振，宜用人参败毒散、参苏饮；肾虚者多易外感，可予六味地黄汤加减。

然而补益需辨清邪正，选择时机。邪盛而正虚不甚者，宜急则治标，祛邪解表，补不宜早以防闭门留寇。正虚、邪实均显著或正虚而致邪实者，宜扶正祛邪兼顾。

补益药物的选择以药性平和为宜，多用党参、白术、生黄芪益气健脾，山萸肉补肾填精，不宜选择过于滋腻、温燥的药物，以防收敛邪气。

❹ 三因制宜，宜忌分明

感冒与时令邪气密切相关，春温、夏热、长夏湿、秋燥、冬寒，影响老幼体弱者而使之发病。四时不正之气则影响范围更广，易引发传染病流行。治疗时参考气候状况用药，如春夏多风热，多用银翘、桑菊辛凉解表；长夏多湿，故感冒多用香薷、藿佩；秋季多燥，据证予杏苏散、沙参麦冬汤、清燥救肺汤治疗；冬季多寒，多予荆防、麻黄辛温散邪。

治疗感冒须考虑体质。老幼者药量须减而分服；小儿为纯阳之体，单纯寒证少见，停食受凉，兼积兼热者多见，治疗时注意用药不宜过温，并可予焦三仙（焦山楂、焦神曲、焦麦芽）、莱菔子消导；治疗小儿感冒以轻清为主，不可重用苦寒；老年反复感冒者多虚，可予参芪扶正祛邪；妇女经期慎用苦寒，孕期慎用辛温之麻桂、散结之贝母；阴血亏虚者不宜过汗，血家（血证患者）忌用麻黄；脾胃素弱，宜顾护脾胃，不宜过用寒凉。

解表药取其轻清，宜武火急煎。发热服药可据热势 1 日多次，不拘于时。服解表散寒药后可服热稀粥以助发汗。

5 注重日常调护

感冒期间注意防寒保暖，汗出时注意避风。饮食清淡，注意忌食发物（生葱、生蒜、辣椒、酒、无鳞鱼、虾、蟹），以及黏腻、生冷食物。

（五）医案

案 1：史某某，女，46 岁，初诊时间 2005 年 4 月 15 日。患者近日进食辛辣后受凉感冒，后出现咽干咳嗽，咳痰色黄，时有鲜红色血痰，食欲尚可，大便偏干，舌红苔薄，右寸浮滑。

中医诊断：感冒（风邪犯肺，肺热壅盛）。

治法：疏散风热，清肺化痰。

方药：桑菊饮、银翘散加减。

桑叶 15 g，菊花 15 g，金银花 10 g，连翘 20 g，薄荷 15 g，杏仁 15 g，川贝母 10 g，元参 15 g，桔梗 10 g，黄芩 15 g，白茅根 15 g，生石膏 30 g，知母 20 g，炙百部 15 g，生甘草 10 g。7 剂，水煎服。

2005 年 4 月 22 日复诊：药后自觉咽干、咳嗽减轻，痰黄易咳，涕中带血丝，大便通畅，原方加藕节 30 g。

2005 年 4 月 28 日三诊：诸症缓解。

按：辛辣之物灼津生热，复感风邪，伤及肺卫而见感冒、咳嗽。表邪入里化热伤津，灼伤血络，故见黄痰、血痰、便秘。治疗宜辛凉解表，兼清肺热，故予桑菊饮、银翘散疏风清热，宣肺止咳。元参、知母、生石膏清热泻火兼养阴，黄芩、白茅根、藕节清热泻火凉血，炙百部止咳。麻黄为宣肺止咳之要药，张老治疗外感咳嗽多用麻杏石甘汤加减治疗。然血家忌用麻黄，因此改桑叶、菊花、薄荷、桔梗疏风清热，宣肺止咳，邪去而症缓。

案2：陆某某，女，76岁，初诊时间2006年5月24日。患者2天前外出游玩受风后出现恶寒，身痛，口干，咽部痰黏，乏力，心悸，平素白细胞偏低，食欲尚可，大便正常。舌淡红苔少，脉浮尺脉重按无力。

中医诊断：感冒（气虚感邪）。

治法：益气解表。

方药：人参败毒散加减。

党参10 g，茯苓10 g，枳实15 g，桔梗10 g，柴胡10 g，前胡15 g，羌活10 g，独活15 g，川芎10 g，薄荷6 g，鸡血藤30 g，女贞子30 g，墨旱莲30 g，麦冬30 g，知母20 g，元参20 g，川贝母12 g，生甘草10 g。7剂，水煎服。

2006年5月30日复诊：患者药后身痛、咽部黏痰消失，心悸缓解。

按：患者为老年女性，素体肝肾不足，气血虚弱，不能养心，故见心悸、乏力；风邪乘虚而入，伤及肺卫，则卫表不和，症见身痛、恶寒；素体阴虚内热，故见口干、黏痰。治疗以人参败毒散加鸡血藤、二至丸（女贞子、墨旱莲）益气解表，补益肝肾，其中二至丸是张老治疗白细胞降低的经验方药。麦冬、知母、元参、川贝母养阴清热化痰。患者因虚致实，正虚邪实均显，故兼顾扶正祛邪。

案3：张某，女，42岁。感冒第3天，自觉忽冷忽热，少量汗出，咳嗽，咽痛，舌红苔白厚腻，脉细。

中医诊断：感冒（少阳病）。

治法：和解少阳。

方药：小柴胡汤加减。

柴胡10 g，姜半夏10 g，党参10 g，黄芩15 g，生甘草10 g，炙百部 20 g，紫菀 20 g，款冬花 20 g，川贝母 10 g，鱼腥草 15 g，细辛 3 g，元参 10 g，桔梗 10 g。7 剂，水煎服。

按：患者寒热往来，咽痛，咳嗽，辨为少阳证，治疗以小柴胡汤为主和解少阳，另加元参、桔梗清热利咽，紫菀、百部、款冬花、川贝母、鱼腥草、细辛解表化痰止咳，药后症状缓解。

小柴胡汤主治邪在半表半里，表现为寒热往来，或低热反复发作，或妇人热入血室，关脉弦滑的外感病，疗效颇佳。若兼见发热自汗，可用柴胡桂枝汤加减，少阳阳明合病，则可用大柴胡汤加减。

案 4：刘某某，女，34 岁，初诊时间 2006 年 2 月 27 日。患者孕 12+2W，咽痛，咳嗽，低热，体温 37.2 ℃，小腹下坠感，腰酸，食欲一般，大便正常，舌淡红苔薄白，寸脉滑数。

中医诊断：感冒（风热犯肺）。

治法：疏散风热，清肺止咳。

方药：银翘散加减。

金银花 20 g，连翘 15 g，荆芥 6 g，桔梗 10 g，元参 15 g，桑叶 20 g，黄芩 20 g，当归 10 g，白术 10 g，白芍 15 g，砂仁 15 g，紫苏叶 15 g，前胡 10 g，生甘草 10 g，山萸肉 20 g。5 剂，水煎服。

2006 年 3 月 4 日复诊：药后咽痛好转，热退，咳嗽减轻，小腹下坠好转。继续服 5 剂，诸症缓解。

按：妊娠期感冒有诸多禁忌，不宜辛温动血，亦不宜散结泻下；然而又需及时治疗，以防邪气传变，影响胎元。妊娠期气血旺盛，感冒多见热证，宜疏风清热，若见先兆流产征象可辅以安胎方药。本患者风热外感兼有腰腹坠痛的先兆流产征象，宜清泄肺热，止咳安胎。故予银翘散加元参、桑叶、黄芩清热泻火，解毒利咽；前胡降气化痰，并用当归散、紫苏叶、砂仁、山萸肉健脾益肾，清热安胎。经治疗表邪得解，胎元得固。

二 咳嗽

（一）概述

咳嗽是肺系疾病的主要证候之一。分别言之，有声无痰为咳，有痰无声为嗽。一般多为痰声并见，难以截然分开，故以咳嗽并称。

《黄帝内经》言："五脏六腑皆令人咳，非独肺也。"《诸病源候论》云："肺主气，合于皮毛，邪之初伤，先客皮毛，故肺先受之。"指出外邪犯肺或脏腑功能失调均可导致咳嗽。张景岳则将咳嗽归为外感、内伤两大类，后世多遵从此分类进行治疗。

（二）病因病机

本病病因可分为外感、内伤两类。

外感咳嗽为六淫外邪侵袭肺系，根据四时主气不同，人体感受的致病外邪亦有区别。风为六淫之首，其他外邪如热、寒、燥邪常随风邪侵袭人体，成为咳嗽的原因。内脏功能失调亦可引起咳嗽，如肝火旺盛，上逆犯肺，脾失健运，痰湿内生，上干于肺；抑或久病伤正，肺脏虚弱，气阴不足，肺失肃降而咳。

无论内伤、外感，均是引起肺失宣肃、肺气上逆而为咳。因此，咳嗽是祛邪外达的一种病理反应。外感咳嗽多为实证，邪气不能外达则可出现风寒化热、风热化燥、痰湿化热等病理转变。内伤咳嗽往往虚实并见，既可因虚致实，如肺脾气虚，气不化津，生痰于肺，阴虚化热，灼津为痰；亦可因实致虚，如久咳而致肺气、肺阴不足，或久咳及肾，肾不纳气而致咳喘。

（三）辨证论治

咳嗽辨证首需辨别外感、内伤，外感宜分辨寒热燥邪，内伤则需辨气虚、阴虚、肝火、肾虚等，有痰则需辨别痰的病理属性——痰热、痰湿、寒饮等。

主要根据咳嗽的时间、节律、性质、声音、加重因素，以及痰的量、色、质、味进行辨证。

咳嗽起病急、病程短，多因外感；病程长，反复发作多因内伤。咳嗽频繁，咽痒作咳，受寒加重，痰色白或透明，质地清稀者，多为风寒咳嗽；咳嗽声重，痰黄质黏味腥臭者，多为风热或痰热；咳声重浊，咳痰量多，痰出咳减，多因痰湿；干咳咽哑，夜间咳嗽者，多为阴虚燥咳；呛咳不止，郁怒加重，甚则咯血者，多为肝火犯肺；咳嗽无力，痰色清稀，多为气虚。

张老将本病根据外感、内伤分为风寒袭肺、风热犯肺、风燥伤肺、痰湿蕴肺、肺肾阴虚、气阴两虚六个证型，治疗原则以扶正祛邪、止咳化痰为主。

1 风寒袭肺证

［症状］咳嗽声重，气急，咽痒，咳痰稀薄色白，常伴鼻塞、流清涕，头痛，肢体酸痛、恶寒发热、无汗等，舌淡红苔薄白，脉浮紧。

［治法］疏风散寒，宣肺止咳。

［方药］三拗汤、止嗽散加减。

麻黄 10 g，杏仁 10 g，桔梗 10 g，炙紫菀 15 g，款冬花 15 g，前胡 15 g，炙百部 15 g，生甘草 10 g。

［加减］鼻塞、流涕严重者，加辛夷 12 g，苍耳子 10 g，白芷 10 g，通窍止涕；畏寒、咳喘、喷嚏时作，痰涕清稀者，加桂枝 10 g，细辛 3 g，温阳定喘化饮；伴痰色黄、口干者，加黄芩 15 g，生石膏 30 g，知母 12 g，以解表清里。

② 风热犯肺证

［症状］咳嗽频剧，咳声粗重，咽干、咽痛，痰黄质黏，鼻涕色黄，口渴，头痛，恶风，身热，脉浮数或浮滑。

［治法］疏风清热，肃肺化痰。

［方药］桑菊饮加减。

桑叶 15 g，炙桑白皮 15 g，菊花 15 g，桔梗 10 g，炙麻黄 10 g，生石膏 30 g，杏仁 10 g，连翘 15 g，芦根 20 g。

［加减］身热者，加荆芥 10 g，薄荷 10 g，大青叶 30 g，以解表清热；咽干咽痛者，加元参 20 g，桔梗 10 g，解毒利咽；痰黏难咳，口干者，加知母 15 g，天冬、麦冬各 15 g，养阴清肺；咳嗽反复难愈者，加紫菀、款冬花，润肺止咳；咳嗽剧烈者，加前胡、百部，降气化痰止咳；喘息者，加地龙 15 g，平喘；大便干结者，予生大黄 10 g，泻热通腑。

③ 风燥伤肺证

［症状］干咳，喉痒，咽喉干痛，鼻干唇燥，无痰或痰少而黏，不易咳出或痰中带血，或见头痛，身热，微恶寒，舌苔薄白或薄黄，舌红少津，脉浮数。

［治法］疏风清肺，润燥止咳。

［方药］桑杏汤、清燥救肺汤加减。

桑叶、桑白皮各 15 g，川贝母 10 g，南沙参、北沙参各 15 g，生栀子 10 g，炙枇杷叶 15 g，杏仁 10 g，麦冬 15 g，生甘草 10 g。

［加减］咳喘身热者，加炙麻黄 10 g，生石膏 30 g，解表清里，止咳平喘；鼻咽干燥、痰黏明显者，加天花粉 20 g，玉竹 15 g，养阴生津；痰中带血者，加白茅根 30 g，荷叶 10 g，生地黄 15 g；大便干燥者，加火麻仁 30 g，生大黄 10 g，润肠泻热通腑；干咳少痰，恶寒发热者，可予杏苏散加减治疗。

④ 痰湿蕴肺证

［症状］咳嗽反复发作，咳声重浊，痰多质黏色白，痰出咳减，晨起、

进食后加重，胸闷，食少，大便溏稀或黏滞，舌苔白腻，脉滑。

［治法］健脾燥湿，化痰止咳。

［方药］二陈汤加减。

法半夏 15 g，陈皮 15 g，茯苓 15 g，厚朴 15 g，枳实 15 g，竹茹 10 g，生甘草 10 g。

［加减］痰稀色白、量多者，加三子养亲汤降气化痰；痰多而黏者，加苇茎汤清肺化痰；痰黄绿腥臭者，加黄芩、栀子、桑皮、知母清泄肺热。

⑤ 肺肾阴虚证

［症状］咳嗽日久，或素有咳疾，反复不愈，干咳夜甚，痰少质黏，或痰中带血，声音嘶哑，口咽干燥，潮热颧红，夜间盗汗，手足心热，腰膝酸软，咳甚遗尿，舌红苔少，脉细数。

［治法］滋养肺肾，止咳化痰。

［方药］沙参麦冬汤、百合固金汤加减。

南沙参、北沙参各 15 g，麦冬 15 g，炙百合 30 g，生地黄、熟地黄各 15 g，元参 15 g，川贝母 10 g，桔梗 10 g，白芍 15 g，山茱萸 15 g，甘草 10 g。

［加减］咳声不宣，恶寒发热者，加炙麻黄 10 g，生石膏 30 g，杏仁 10 g，表里双解；盗汗者，加麻黄根 15 g，五味子 9 g，敛汗；痰中带血者，加芦根 15 g，白茅根 15 g，四生丸，凉血止血；久咳不止者，加紫菀 15 g 和款冬花 15 g，润肺止咳。

⑥ 气阴两虚证

［症状］咳嗽日久不愈，或病后咳嗽，咳嗽声低无力，咳痰色白质清稀或痰少，气短乏力，动则自汗，畏风，或见夜间盗汗，低热，口干，舌淡红苔薄，脉细无力。

［治法］益气养阴，清热止咳。

［方药］黄芪鳖甲汤加减。

生黄芪 30 g，炙鳖甲 15 g，地骨皮 15 g，秦艽 15 g，炙紫菀 15 g，银柴胡 10 g，清半夏 12 g，知母 15 g，甘草 10 g。

［加减］肺气失宣，咳喘、发热者，加麻杏石甘汤解表清里，止咳定喘；气短、乏力、食欲不佳、便溏、盗汗者，加麻黄根 15 g，五味子 9 g；痰中带血者，加芦根 15 g，白茅根 15 g，四生丸；久咳不止者，加紫菀15 g、款冬花 15 g 润肺止咳。

（四）诊治特色

1 复宣降，善用甘凉

咳嗽病机总在肺之宣发肃降失司，因此，张老治咳重在复其宣降，常用麻杏石甘汤为主方。方中麻黄辛温，开宣肺气以平喘；石膏辛甘寒，清泄肺热以生津。二药寒温并用，宣清共施。杏仁降气止咳，与麻黄相配宣降相因，炙甘草益气和中，调和诸药。张老认为，本方宣肺而不温燥，清肺而不凉遏，善复肺之宣降，因此广泛运用此方于外感内伤之咳嗽、气喘、发热等症。

张老认为，肺为娇脏，易感寒热，喜润恶燥，而外感寒邪易入里化热，痰热、燥邪、肝火均易伤及阴津，而致肺阴不足不能肃降，从而咳嗽难愈。苦寒药物易外闭寒邪、化燥伤阴，过早、过多用之则不利于肺之宣降。因此，张老对于肺热津伤咳嗽，多配合甘寒清润的天冬、麦冬、元参、知母以养阴清热化痰。

2 扶正气，尤重脾肾

张老在治疗内伤咳嗽中主张扶正祛邪兼顾。正虚之中，张老认为，脾肾虚弱与咳嗽最为相关。

《证治汇补》云："脾为生痰之源，肺为贮痰之器。"五行之中，脾土为肺金之母，脾气可扶助肺气。因此对咳嗽日久，气短、食欲减退，痰稀量多，腹胀便溏属肺脾气虚者，张老往往运用补土生金法，予六君子汤、二陈汤加减补肺气，化痰湿。咳喘日久或病后体虚所致宗气虚弱，气阴不足者，可予补中益气汤、黄芪鳖甲汤治之。

《类证治裁》云："肺主出气，肾主纳气。"肾精不足，无以摄纳，故喘咳难止；咳嗽日久，亦可伤及肾气，而致咳喘难愈。在五行中，肾水为肺金之子，张老对咳嗽喘息反复发作，腰酸膝软，咳则遗尿，多汗者，多予六味地黄丸、都气丸等治疗，以求金水相生，子扶母气；伴腹胀痰湿重者，仅用一味山萸肉取益肾纳气收涩之效。

③ 用药对，灵活加减

药对是汤药中的最小单位，有处方灵活、效用叠加的优势，体现出医者对病证的精准把握。张老根据咳嗽常见症状，常灵活运用以下 5 个药对。

（1）元参、桔梗：元参滋阴泻火解毒，桔梗宣肺利咽，二者相配，既可清解咽喉之热毒，又可宣肺散邪。因此咳嗽无论新久，只要伴有咽干、咽痛、咽痒者即可用之。

（2）细辛、麦冬：咳嗽症见咽痒咳嗽、受寒加重者，张老认为与肺有伏寒有关。细辛辛散温通，外能发散风寒，内能温肺化饮，治疗寒饮所致的咳嗽常有良效。然而细辛以其小毒而素有"不过钱"之说，因此，张老用细辛往往不超过 3 g。细辛辛温，易伤阴液，故张老使用时常配伍麦冬，于温肺之时顾护肺阴。

（3）川贝母、知母：二者味甘性寒凉，合用可清热润肺，化痰止咳，适用于肺热伤津、燥痰难咳者。

（4）前胡、炙百部：前胡降气化痰，散风清热，炙百部润肺止咳，此药对标本兼治，适用于咳嗽较甚、痰多色黄者。

（5）紫菀、款冬花：两药辛散而润，温而不燥，长于润肺下气止咳，适用于阴虚久咳者。

除此之外，咽痒咳嗽，遇风加重者，多属风邪犯肺，常加麻黄、前胡、炙百部等止咳；咽部不利，声音嘶哑或咽痒者，加桔梗、蝉衣开音利咽止痒；咳嗽痰多，加全瓜蒌化痰宽胸；大便秘结者，可用瓜蒌仁下气化痰，但入药时必须捣碎。

④ 理气机，肺肠同治

肺主气，司呼吸。肺气上逆，失其肃降故咳、痰均作，亦可兼见脘腹胀满，食欲欠佳等症。因此，张老在治咳之时注重调理气机，常配伍厚朴、枳壳、陈皮等降肺胃之气而化痰。

肺与大肠相表里，肺失清肃，津液不能下达于大肠，则大便秘结；反之，大肠实热，腑气不通，亦会影响肺气不利而咳喘。因此，张老治疗咳嗽时尤其重视肠腑的畅通，有时则肺肠同治，如运用养阴润肺肠的麦冬、花粉、元参，清热化痰润肠的瓜蒌子等。内热积滞，大便干结者，则可加用火麻仁、郁李仁、大黄润肠通便，泻热通腑。

⑤ 注重日常调护

"形寒饮冷则伤肺"，张老强调咳嗽患者要注意保暖，禁服冷饮。饮食宜清淡，忌食发物。另外，"鱼生火，肉生痰"，过于咸、甜、油腻食物均会导致痰湿内生，阻碍疾病的痊愈进度，因此，患者需要忌食。肺与大肠相表里，张老尤其强调咳嗽的患者需注意保持大便的通畅，便秘患者可多食蔬菜、水果，必要时服用缓泻剂。属于肺热阴虚的患者可服用川贝蒸梨，以取其清热化痰的功效。

（五）医案

案1：翟某某，女，57岁，初诊时间2005年5月23日。患者3天前感冒后出现咽干、咽痛、咳嗽、咳吐黏质黄痰，食欲尚可，大便偏干，舌红苔薄黄，脉浮滑。

中医诊断：咳嗽（风热犯肺）。

治法：疏风清热，止咳化痰。

方药：桑菊饮、麻杏石甘汤加减。

元参15 g，桔梗12 g，杏仁15 g，川贝母10 g，菊花20 g，银花20 g，炙桑叶、桑皮各15 g，炙麻黄6 g，生石膏30 g，细辛3 g，麦冬

30 g，知母 20 g，厚朴 15 g，生甘草 10 g。7 剂，水煎服。

　　2005 年 5 月 30 日复诊：患者咽干、咽痛已无，咳嗽明显减轻，痰色转清，痰量减少，效不更方，继续服用 7 剂，诸症消失。

　　按：春夏交替之时，风热邪气侵及肺卫，肺之宣降失司而致咳嗽；肺热内郁，蒸液成痰，故见黏质黄痰；风热灼津而见咽干、咽痛。本病为表病及里，治宜以辛凉之剂表里双解，予桑菊、银花疏散风热表邪；麻杏石甘汤宣肺泻热，为主方；元参、桔梗解毒利咽；川贝母、知母清热润肺，化痰止咳；细辛、麦冬温肺养阴止咳；厚朴降气止咳。药证相应则邪气去，宣降复，咳痰止。

　　案 2：陈某某，女，60 岁，初诊时间 2006 年 3 月 15 日。患者咳嗽 1 月余来诊，痰多色白质黏，痰出咳减。入睡困难，夜寐梦多，腰酸尿频，食欲尚可，大便偏干，舌淡红苔白腻，脉滑尺脉沉弱。

　　中医诊断：咳嗽（痰湿蕴肺，肾阴亏虚）。

　　治法：化痰止咳，滋阴补肾。

　　方药：温胆汤、六味地黄汤加减。

　　生地黄、熟地黄各 15 g，山药 20 g，山萸肉 20 g，川贝母 10 g，杏仁 10 g，半夏 12 g，茯苓、茯神各 15 g，胆南星 10 g，淡竹茹 15 g，枳实 15 g，陈皮 10 g，黄芩 10 g，瓜蒌 30 g，夜交藤 30 g，炒枣仁 30 g，炙甘草 10 g。7 剂，水煎服。

　　2005 年 3 月 22 日复诊：患者药后咳嗽减轻，咳痰减少，睡眠好转，继续服用 7 剂，诸症缓解。

　　按：患者肾阴素亏，故见腰酸尿频；肾不纳气，则咳嗽日久不愈；痰湿化热，肺失和降而咳嗽痰黏；痰火扰心则失眠多梦；肺热耗津，故见大便干结。本病属里证，以化痰益肾为法，治予六味地黄补肾滋阴，温胆汤化痰止咳，兼可除烦安眠，黄芩、胆南星、瓜蒌清热化痰，且有润肠通便之效，炒枣仁、夜交藤养血安神。药后痰化热清，肾阴得复，则咳止神安。

案 3：吕某某，男，75 岁，初诊时间 2006 年 5 月 22 日。患者有慢性喘息性支气管炎病史，近日喘息缓解。1 周来咳嗽加重，咽干口渴，痰黏难咳，脘腹胀满，小便欠畅，大便正常。舌红苔薄而干，脉细弦滑，尺脉沉弱。

中医诊断：咳嗽（肺肾阴虚，燥邪袭肺）。

治法：养阴清热，宣肺止咳。

方药：沙参麦冬汤、麻杏石甘汤加减。

北沙参 20 g，桑叶 15 g，玉竹 15 g，天花粉 20 g，百合 20 g，元参 15 g，桔梗 10 g，川贝母 10 g，炙麻黄 12 g，杏仁 15 g，细辛 3 g，生石膏 20 g，山萸肉 20 g，炙百部 15 g，白芍 10 g，青皮、陈皮各 10 g，厚朴 15 g，枳壳 15 g，车前子 20 g，苏子、紫苏叶各 15 g，炙款冬花 20 g，炙紫菀 20 g，生甘草 8 g。7 剂，水煎服。

2006 年 6 月 1 日复诊：患者药后咳嗽、咽干好转，咳痰较前顺畅，腹胀消失，舌淡红苔薄白，脉细弦滑，尺脉沉，继续服用 7 剂，诸症缓解。

按：本患者素有咳喘证，而有肺肾两虚、宣肃失司之证，外受燥邪，肺失肃降而咳嗽加剧；燥邪伤津，则口干咽燥，痰黏难咳，肺气不降，气机阻滞则脘腹胀满。治疗以内外兼治，外以沙参麦冬汤养阴清肺、润燥止咳，麻杏石甘汤宣泄肺热、止咳定喘，紫菀、款冬花润肺止咳；内以百合固金汤、山萸肉补益肺肾，因腹胀去生地黄、熟地黄，加厚朴、枳壳、青皮、陈皮、苏子、紫苏叶降气定喘。药后痰化热清，肾阴得复，则咳止神安。

三　哮喘

（一）概述

在中医古籍中，哮与喘是两种不同的病证。如《医学正传》所载："哮以声响名，喘以气息言"即喉间痰鸣，声如拽锯者谓之哮；呼吸急促，不能以息者谓之喘。其实在临床上二者很难严格区分，因为喘甚兼哮，哮必兼喘，故后世常哮喘并称。哮证接近于现代医学的支气管哮喘、喘息性支气管炎，喘证则常见于肺气肿、心力衰竭等疾病病程中。

（二）病因病机

哮喘病因主要有外邪侵袭、饮食不当、病后体虚三大类。外感风寒、风热之邪，壅阻肺气，气不布津，聚液生痰，肺失宣降，痰浊内蕴，发为哮喘；饮食生冷、肥甘，脾失健运，痰浊内生，壅阻肺气，而成哮喘；病后体虚，肺肾亏耗，气不化津，痰饮内生或肾失摄纳，逆气上奔而为哮喘。

哮喘病机为"伏痰"遇感引触，痰随气升，痰气搏结，壅塞气道，或外邪伤肺、痰浊阻肺，肺失宣降，而致痰鸣如吼、气息喘促，多为实证；若长期反复发作，则可由实转虚，而成肺、脾、肾等脏气虚弱之候，肾元不固，摄纳失常，气逆于肺而为喘，多为虚证。

（三）辨证论治

哮喘可呈发作性，以夜间较多见，还可见鼻喉作痒，喷嚏，流清涕，呼吸不畅，情绪不宁等。继则胸闷微咳，以至呼吸困难，呼气延长，喉中痰鸣有声，痰黏咳吐不利，甚则张口抬肩，不能平卧。若黏痰咳出，则症状缓解。若病程日久，反复发作，可导致身体虚弱。辨证发作期以邪实为主，可见呼吸深长有余，呼出为快，气粗声高，痰鸣咳嗽；缓解期以正虚为主，或见呼吸短促难续，深吸为快，气怯声低，少有痰鸣咳嗽，邪实当分寒热。

实证治在肺，治予祛邪利气，区别寒、热、痰的不同，采用温宣、清肃、化痰等法；虚证治在肺、脾、肾，而尤以肾为主，治予补肾摄纳，针对脏腑病机，采用补肺、纳肾、益气、养阴等法。虚实夹杂，下虚上实者，当分清主次，权衡标本适当处理。

❶ 发作期

（1）寒证

［症状］喘息，呼吸急促，或喉中哮鸣有声，胸膈满闷如塞，咳不甚，痰少咳吐不爽，面色晦滞带青，不渴，或渴喜热饮，天冷或受寒易发，舌苔白滑，脉弦紧或浮紧。

［治法］温肺散寒，化痰平喘。

［方药］射干麻黄汤加减。

射干 10 g，麻黄 10 g，生姜 10 g，细辛 3 g，紫菀 10 g，款冬花 10 g，清半夏 10 g，五味子 10 g。

［加减］寒象较重者，予小青龙汤；哮喘日久，痰喘反复发作，气短肢凉，咳痰清稀者，可温阳补虚，降气化痰，予苏子降气汤加减。

（2）热证

［症状］喘咳气涌，喉中痰鸣如吼，胸高胁胀，张口抬肩，咳呛阵作，痰色黄或白，黏稠难咳，汗出，面赤，口苦，口渴喜饮，舌质红、苔黄腻，脉弦数或滑数。

［治法］清热宣肺，化痰定喘。

［方药］定喘汤加减。

白果 10 g，炙麻黄 10 g，款冬花 15 g，清半夏 10 g，炙桑白皮 15 g，炒苏子 15 g，杏仁 10 g，黄芩 15 g，生甘草 10 g。

［加减］外寒内热，汗出而喘者，予麻杏石甘汤清宣肺热；咳嗽痰多

者，加紫菀、款冬花润肺下气，化痰止咳；痰稠难咳，咽干口渴者，加天冬、麦冬、知母养阴清热化痰；痰多质稠，胸闷便结者，加瓜蒌子、生大黄泻热化痰开胸；咳喘痰多，胸腹胀满者，加枳壳、厚朴下气祛痰，宽胸除满；咳喘较甚者，加地龙清热平喘。

❷ 缓解期

（1）肺脾气虚证

［症状］气短声低，动则尤喘促，或喉中有轻度哮鸣声，咳声低弱，咳痰清稀色白，常自汗畏风，易感冒，或面色萎黄，食少便溏，每因劳倦、气候变化、饮食不当诱发哮喘，舌淡苔白，脉细弱或虚大。

［治法］补益肺脾。

［方药］玉屏风散、六君子丸加减。

生黄芪 30 g，炒白术 15 g，防风 9 g，党参 15 g，茯苓 15 g，炙甘草 10 g。

［加减］怕冷畏风明显者，加桂枝汤调和营卫。阳虚甚者，加附子助黄芪温阳益气。气阴两虚，痰少质黏，口咽干燥者，可用生脉散加沙参麦冬汤等益气养阴。形寒肢冷便溏者，可加干姜温脾化饮。合并过敏性鼻炎、喷嚏、流涕者，可用局方消风散加减。体虚哮喘反复发作者，可据寒热不同运用定喘汤、苏子降气汤和健脾益肺药物，标本同治。

（2）肾虚证

［症状］喘促日久，气息短促，呼多吸少，动则喘甚，气不得续，或喉中有轻度哮鸣，腰膝酸软，夜尿频数，劳累后易诱发哮喘。或畏寒肢冷，面色苍白，下肢水肿，舌淡苔白、质胖嫩，脉象沉细。或颧红，烦热，口干，舌红苔少，脉细数。

［治法］补肾摄纳。

［方药］金匮肾气丸或七味都气丸。

熟地黄 15 g，生地黄 15 g，山药 30 g，山萸肉 20 g，牡丹皮 10 g，茯苓 10 g，泽泻 10 g，五味子 9 g，肉桂 6 g。

[加减] 证属肾阴虚者，予七味都气丸加减；证属肾阳虚者，予金匮肾气丸加紫石英、沉香等温肾纳气平喘。喘息日久，气短、腰酸、尿频属肾精亏虚者，加蛤蚧补益肺肾，纳气定喘。哮喘反复发作，证属虚实夹杂者，可予相应定喘、止咳、化痰治疗。

（四）诊治特色

1 分期辨证，脾肾为本

前人治喘分为虚实两类，一般新喘、体质壮实者属实证；久喘、体弱者属虚证。张老治疗本病以发作期、缓解期辨虚实。

急性发作期往往按实证论治，据所感外邪之寒热，分别予射干麻黄汤、小青龙汤宣肺散寒，温肺化饮，麻杏石甘汤、定喘汤清泻肺热，降气定喘。

缓解期则以虚证为主，初病在肺，多汗易感者，以玉屏风散补肺固表；病久子盗母气，导致脾气虚弱，痰湿内生，以六君子汤健脾化痰；子病及母，肾失摄纳，喘咳难愈，肢冷水肿者，以肾气丸、都气丸等温肾纳气。

疾病反复发作或呈持续状态时，往往正虚邪实均显，此时单纯补虚则邪气愈盛，单用泻实则正气愈虚，症状难以缓解。张老主张补虚泻实同用，但需注意补益药物不宜过于温补、收敛、滋腻，以防留邪。

2 祛痰平喘，调畅气机

张老认为痰饮是哮喘反复发作的重要因素，痰浊水饮伏于肺脏，感受寒邪、饮食而诱发疾病，症见痰涎壅盛、胸膈满闷、苔腻脉滑等。因此，在哮喘的治疗过程中注重祛痰以助平喘。寒饮伏肺，痰白清稀量多者予细辛、干姜、半夏温化寒痰；痰多咳嗽者加紫菀、款冬花、前胡润肺下气，止咳化痰；痰黄质稠属热者，予黄芩、桑皮、瓜蒌、知母清热化痰；痰少而干者，予沙参、麦冬、元参滋阴清热；痰白量多属痰湿者，予三子养亲汤治疗化痰止喘。

《丹溪心法》云："善治痰者，不治痰而治气。"痰为水液所化，气机畅则水液输布正常，利于痰浊的消散；此外，痰浊易阻滞气机，肝气不舒，胃气上逆，而见胸脘满闷、嗳气频频等症。因此，张老治疗哮喘病时，往往选用具有理气降逆化痰之效的枳壳、厚朴、旋覆花、苏子等药。

❸ 抗敏解痉，兼治鼻鼽

哮喘相当于现代医学的支气管哮喘，其发病机制是支气管平滑肌痉挛、管腔狭窄。因此，张老在治疗哮喘持续发作时常加用地龙、僵蚕、蝉衣等药以抗敏解痉定喘。其中地龙有清热定惊、通络、平喘、利尿的功效，张老将其广泛运用于痹病、中风后遗症等疾病，治疗哮喘时一般用 15～30 g。

临床许多哮喘患者合并鼻鼽，其相当于现代医学的过敏性鼻炎，症见晨起或接触异味后出现喷嚏、流涕等。鼻为肺之窍，过敏性鼻炎有时发时止、正邪相兼的特点，其病机与哮喘亦有共通之处，故张老往往将两病协同治疗。症见闻异味反复喷嚏、流涕者，在治喘基础上加苍耳子散疏风止痛、通利鼻窍，或用局方消风散祛风化痰；症见身冷畏寒、涕多清稀者，可予麻黄、桂枝、细辛宣肺散寒，通窍化饮。

❹ 注重日常调护

不少哮喘发作与过敏因素相关，因此，在生活中要注意避免过敏因素，保持居室清洁、通风。哮喘发作亦与外邪袭肺密切相关，因此，季节变化时要注意避寒保暖。饮食过敏者宜注意避免致敏食物，忌食辛辣、寒凉食物。

（五）医案

　　案1：钱某某，女，29 岁，初诊时间 2006 年 4 月 6 日。患者有过敏性哮喘病史，1 周来因受凉及接触动物毛发，每天夜间有 3～4 小时出现喘憋、咳嗽、痰多色黄等症状，昨晚伴随左目突发红肿疼痛，1 小时后逐渐缓解，平素腰酸，尿频，食欲欠佳，大便软，舌淡红少齿痕、苔薄黄，右寸弦滑尺脉沉。

中医诊断：哮喘（外寒内热，脾肾两亏）。

治法：泻热定喘，补益脾肾。

方药：麻杏石甘汤、六君子汤加减。

党参 10 g，白术 15 g，茯苓 18 g，陈皮 10 g，半夏 15 g，瓜蒌子 30 g，苏子、紫苏叶各 15 g，川贝母 10 g，杏仁 15 g，僵蚕 15 g，鱼腥草 20 g，紫菀 20 g，款冬花 20 g，山萸肉 20 g，狗脊 30 g，木香 10 g，炙麻黄 10 g，生石膏 30 g，细辛 3 g，生甘草 10 g。7 剂，水煎服。

2006 年 4 月 13 日复诊：药后喘憋、咳嗽减轻，痰白易咳，舌淡红、苔薄黄，上方继续服用 7 剂。

2006 年 4 月 20 日三诊：诸症缓解，此次接触狗毛未发作哮喘，脱发明显，舌淡红、苔白，尺脉弱。上方改山萸肉 30 g，服 7 剂停药。

按：患者体质素弱，哮喘反复发作，食欲减退，便溏，腰膝酸软，证属脾肾两虚，此次感受外邪与异物而发病，咳喘痰黄，为外寒内热、虚实夹杂之证。故予麻杏石甘汤宣泄肺热，止咳定喘以治标，六君子丸健脾化痰以治本。苏子、瓜蒌、紫菀、款冬花、川贝母、鱼腥草化痰止咳；细辛、紫苏叶解表散寒，温肺化饮；僵蚕解痉抗敏，山萸肉、狗脊补肝肾以强腰、纳气。表里兼治，故邪气去而咳喘止，正气充而复发减。

案 2：张某某，女，62 岁，初诊时间 2006 年 3 月 24 日。患者素有慢性支气管炎、支气管哮喘病史。近日受凉后喘憋，行走则甚，下肢有凹性水肿，心电图示心肌供血不足，时可闻及喘鸣音，唇紫，咳嗽痰少质黏，舌红苔薄，脉稍弦，尺脉弱。

中医诊断：哮喘（外寒内热，肾不纳气）。

治法：宣肺平喘，补肾化痰。

方药：定喘汤、六味地黄丸加减。

生地黄、熟地黄各 15 g，山萸肉 20 g，山药 30 g，茯苓、茯神各 15 g，白果 20 g，炙麻黄 10 g，款冬花 15 g，清半夏 10 g，炙桑皮 15 g，桑叶 15 g，苏子、紫苏叶各 15 g，瓜蒌子 30 g，紫菀 20 g，厚朴 20 g，枳实 20 g，川贝母 10 g，生甘草 10 g，天冬、麦冬各 20 g，知母 20 g。7 剂，水煎服。

2006 年 3 月 31 日复诊：喘憋、下肢水肿较前好转，活动增加，痰不多，唇色稍紫（好转），舌淡暗、苔薄白，脉弦滑。继续服用 14 剂。

2006 年 4 月 15 日复诊：已不喘，痰不多，唇色接近正常，气候稍变冷即觉喘，舌淡苔薄，脉弦，左尺稍沉滞。原方 7 剂，诸症缓解停药。

按：患者为老年女性，素有痰喘，久病及肾，肾不纳气故呼吸不利，动则喘息；肾气虚弱，不能化气，故水液停积，下肢水肿，尺脉沉弱；外受风寒，内合于肺，与痰热互结，壅滞气机，肺气不宣，故咳嗽喘息；内热灼津，故痰少质黏。治疗以六味地黄丸补肾益精治其本，定喘汤解表清肺定喘治其标，更用瓜蒌子、紫菀、川贝母化痰止咳，天冬、麦冬、知母清热养阴。药后症状明显减轻，然而患者患病日久，治疗亦难以一时收功，效不更方，继续服用月余以收效。

案 3：董某，女，34 岁，初诊时间 2019 年 3 月 22 日。产后 2 月余，素有过敏性鼻炎病史。受风后喘憋 1 周就诊，患者咳嗽喘憋时作，痰黄量少，鼻流清涕，鼻塞，舌红苔白，脉数。

中医诊断：哮喘（风寒外束，痰热内蕴），鼻鼽。

治法：宣肺降气，清热化痰。

方药：定喘汤、苍耳子散加减。

白果 10 g，炙麻黄 10 g，炙桑白皮 15 g，款冬花 20 g，炒苏子 20 g，炒杏仁 10 g，黄芩 15 g，生甘草 10 g，苍耳子 6 g，薄荷 10 g，辛夷 20 g，白芷 15 g，厚朴 20 g，枳壳 15 g，鱼腥草 15 g，细辛 3 g，川贝母 10 g，陈皮 10 g。7 剂，水煎服。

2019 年 3 月 29 日复诊：患者喘咳减轻，痰白易咳出，鼻塞好转，流涕减轻，继续服用 7 剂，诸症缓解。

按：患者产后受风，引发伏痰，上逆于肺，肺气失宣，故咳喘时作；内有郁热，故见痰黄量少。方用定喘汤宣肺平喘，清热化痰；另加贝母、鱼腥草清热化痰止咳；鼻塞、流清涕，为外受风寒，肺气不宣，予苍耳子散加细辛疏散风寒，通利鼻窍；枳壳、厚朴下气祛痰。

过敏性哮喘患者常合并过敏性鼻炎，鼻涕倒流亦是哮喘诱因之一，对于这类情况，张老往往在疾病发作期肺鼻同治，解表化痰，止咳定喘，宣通鼻窍；缓解期则补益肺、脾、肾以治本。

四 慢喉痹

（一）概述

慢喉痹是常见的咽喉疾病，主要症状为咽部异物感、咽干、咽痒、灼热、微痛。其在现代医学被称为慢性咽炎，指存在于咽部黏膜、黏膜下及淋巴组织的弥漫性炎症。查体示咽部充血呈暗红色、咽后壁可见淋巴滤泡增生，少数患者悬雍垂肥厚增长，亦有喉底肌膜干燥、萎缩或有痂皮附着。慢喉痹属于"虚火喉痹""帘珠喉痹"等范畴。

（二）病因病机

本病病因与鼻咽疾病久病不愈、外感风邪、情志内伤、饮食劳倦等有关，除此以外，还多与职业因素，如长期受化学气体、高温、粉尘等刺激，或教师、歌唱演员等多言职业有关。

由于脏腑经脉多循经咽喉，因此，慢性咽炎与脏腑功能相互影响，其中以肺、胃、肝、肾关系最为密切。张老认为，脏腑阴阳失调、气血痰浊瘀滞、咽喉失养是本病主要病机，其中以肺肾阴虚，虚火上炎，熏蒸咽喉而造成者为多见；肺胃积热、肝气郁结、痰凝血瘀，亦可痹阻脉络而为病。若久病不愈，反复为患，或用药失当，或因患者体质，亦可表现为阳虚。风邪、热毒易成为慢性咽炎的诱发、加重因素。因此，本病虽多以虚证为本，因虚致实，在疾病发展过程中亦常表里同病，虚实并见，多种病机可相兼、转化。

（三）辨证论治

本病虽属五官科疾病，但发病与五脏之气血阴阳之盛衰密切相关，因此，辨证应将局部与全身相结合。就局部辨证而言，咽黏膜色淡者多为风寒、阳虚；色红者多为虚火、郁热；干燥、萎缩者多属阴虚；悬雍垂肥厚、咽部血管扩张者多属痰凝、血瘀、郁热、气滞；咽后壁淋巴滤泡增生者多为热毒、痰凝。

张老根据病机将本病分为阴虚肺热、肾阴亏虚、风邪犯肺、气滞痰瘀、肾阳不足五个证型，治疗原则以扶正祛邪、清利咽喉为主。

1 阴虚肺热证

［症状］咽干，灼热微痛，咽痒咳嗽，痰少质黏，清嗓频作，喜饮偏凉，大便偏干。咽后壁黏膜稍红，淋巴滤泡散在性增生，舌质红、苔薄黄，脉细数。

［治法］养阴清肺，利咽生津。

［方药］养阴清肺汤、沙参麦冬汤、桔梗汤加减。

生地黄 15 g，麦冬 15 g，丹皮 10 g，贝母 10 g，元参 15 g，薄荷 10 g，甘草 10 g，桔梗 10 g，天花粉 15 g，北沙参 15 g，金银花 15 g。

［加减］热毒炽盛，咽痛较甚者，加元参、野菊花、五味消毒饮、射干、北豆根等以清热解毒利咽；咽部有痰质黏，可予牛蒡子化痰利咽；肺热咳喘，可加麻杏石甘汤宣泄肺热，止咳平喘；声音嘶哑，可加胖大海、蝉衣、玉蝴蝶利咽开音。

② 肾阴亏虚证

［症状］咽干少饮，隐隐作痛，午后较重，或咽部哽哽不利，干咳痰少而稠，或有腰酸，手足心热，午后颧红，失眠多梦，耳鸣眼花，大便干涩，咽部黏膜干燥少津、萎缩变薄或苍白发亮，舌质红、苔少无津，脉细数或细弦。

［治法］养阴滋肾，降火利咽。

［方药］六味地黄丸、沙参麦冬汤、桔梗汤加减。

生地黄、熟地黄各 15 g，山药 30 g，山萸肉 20 g，牡丹皮 15 g，茯苓 15 g，泽泻 15 g，北沙参 15 g，麦冬 15 g，天花粉 15 g，桔梗 10 g，元参 20 g。

［加减］咽干而痛，潮热盗汗者，可加知母、黄柏清热降火；干咳夜甚，腰酸膝软者，可加百合固金汤滋养肺肾、止咳化痰；咽干、异物感日久不愈，证属阴阳两虚者，可加肉桂引火归原。

③ 风邪犯肺证

［症状］咽痒微痛，轻微咳嗽，遇风则甚，少量白痰，咽部异物感，咽后壁黏膜色淡，可见悬雍垂肿胀，舌淡红、苔薄白，脉浮。

［治法］祛风利咽。

［方药］六味汤加减。

荆芥 10 g，薄荷 10 g，桔梗 10 g，生甘草 10 g，僵蚕 10 g，防风 10 g。

［加减］咽部异物感，伴急躁、口苦、头晕者，可加小柴胡汤和解肝脾，清泻郁火；咳嗽，气喘，痰稀白者，可予射干、麻黄、细辛宣肺祛痰止咳；合并咽干，证属肾阴亏虚者，加六味地黄丸滋阴益肾。

④ 气滞痰瘀证

[症状] 咽梗阻感或痰黏着感，咽胀痛或刺痛，咳痰不爽，或咽干燥，欲漱水而不欲咽，伴有胸闷，情志不舒，嗳气频频，泛酸，胃胀，咽部黏膜肥厚、色淡或暗红，或见淋巴滤泡增生，血管扩张迂曲如网，舌暗苔腻，脉弦。

[治法] 行气散结，化瘀祛痰。

[方药] 半夏厚朴汤、桔梗汤加减。

法半夏 15 g，厚朴 15 g，茯苓 15 g，紫苏叶 15 g，生甘草 10 g，桔梗 10 g，白芥子 6 g，川楝子 7 g，桃仁 10 g，红花 10 g，郁金 15 g。

[加减] 咽部异物感，伴急躁、口苦、头晕者，可加小柴胡汤和解肝脾，清泻郁火；嗳气频频，可加旋覆代赭汤、公丁香、柿蒂降逆和胃；伴脘胁胀满，证属肝胃不和者，可加柴胡疏肝散疏肝活血。

⑤ 肾阳不足证

[症状] 咽部微干、微痒、微痛不适，有异物感或梗阻感，不欲饮或欲热饮而饮不多，上午症状较为明显；检查见咽部黏膜色淡，或有微肿，淋巴滤泡增生色淡。伴面色㿠白，腰膝酸软，肢凉畏冷，小便清长。舌淡胖边有齿痕、苔白润，脉沉迟无力。

[治法] 温补肾阳，引火归原。

[方药] 附桂地黄丸、桔梗汤加减。

熟地黄 30 g，山药 30 g，山茱萸 20 g，泽泻 15 g，茯苓 15 g，丹皮 15 g，肉桂 4 g，附片 4 g，桔梗 10 g，甘草 10 g。

[加减] 咽痒咳嗽，可予六味汤祛风利咽；咽干明显，证属阴阳两虚者，可加生地黄、元参、麦冬滋阴利咽；咽部肿胀，淋巴滤泡增生明显者，多属痰凝血瘀，可予白芥子、川楝子、桃红等活血祛痰散结。

（四）诊治特色

① 祛邪除诱因，缓急治标本

张老认为，慢喉痹之所以反复发作，缠绵难愈，与咽部易受外邪影响有关。外邪与热毒不仅会引起本病反复发作和加重，还有引发气管炎、肺炎等疾病的风险。因此，在慢喉痹的治疗过程中，张老非常重视去除诱因。如感受风邪者，症见咽痒欲咳、口不渴，多用六味汤祛风利咽；感受风寒，症见咳嗽、胸闷，咳吐白稀痰者，加麻黄、细辛、射干宣肺散寒、止咳利咽；感受风热之邪，症见咽痛、咽干者，多加银翘散、五味消毒饮等疏风清热解毒；口干咽痛，咳吐黄痰，证属邪热壅肺者，予麻杏石甘汤辛凉宣泄，清肺平喘。急性期应祛邪以治标，以预防病情加重；缓解期则宜补益肺肾、化痰祛瘀，以治疗慢性咽炎之根本。

② 肺肾同治，金水相生

张老认为，足少阴肾经"循喉咙"，肾之阴精亏虚，经脉失养，则咽喉不利；且肺与肾在五行中为母子关系，肺气、肺阴不足，久病及肾，或肾之阴精亏虚，子病及母，均可引起肺肾两虚，出现喉痹。其中阴虚喉痹常与肺肾阴虚有关，如《景岳全书》云："阴虚喉痹……是皆肾阴亏损，水不制火而然。"因此，张老在治疗阴虚喉痹时多采用滋养肺肾的方法，取金水相生之意。如治疗阴虚肺热证时，滋肺阴清热不忘养肾阴，加用养阴清肺丸、百合固金汤等滋养肺肾之阴；治疗肾阴亏虚时，则在六味地黄丸的基础上加用沙参麦冬汤养阴清肺，肺肾同治。

③ 寒温并用，长效缓图

对慢喉痹合并肺热咽痛，常用清热解毒、养阴利咽药物以治疗，然而过用苦寒药物恐导致肺气郁闭，故张老常于清热药中反佐辛温之白芥子以利咽开痹。张老认为，慢性咽炎病程多较长，症状顽固易复发。因此治疗亦不能急于求成，宜守方治疗以图长效。

❹ 注重日常调护

慢喉痹与风热、热毒、阴虚等因素有关，注意忌食辛辣、油腻、发物、生冷，以防食复。感冒常为慢喉痹加重因素，注意调适寒温，预防感冒。气滞痰凝者注意调畅心情，保持积极乐观的心态。

（五）医案

案1：赵某某，男，71岁，初诊时间2007年7月17日。患者10年前感冒后出现咽干、咽痒，诊为慢性咽炎。10年来咽干、咽痒时作，1周前咽部干痒加重伴咳嗽，故前来求诊。现患者咳嗽，夜间咳醒，咽部黏痰不易咳出，腰酸膝软，小便频数，食欲尚可，大便偏干，查体示咽部黏膜色红、干燥，舌红少苔，右寸滑大，尺稍沉弱。

中医诊断：慢喉痹（肺肾阴虚，邪热壅肺）。

治法：滋养肺肾，清热止咳。

方药：沙参麦冬汤、百合固金汤、麻杏石甘汤加减。

北沙参20g，炙百合20g，厚朴15g，玉竹15g，生地黄、熟地黄各15g，炙麻黄6g，元参15g，浙贝10g，杏仁15g，桔梗10g，天冬、麦冬各20g，知母20g，炙桑叶、桑皮各15g，炙百部15g，黄芩10g，生石膏18g，生甘草10g。7剂，水煎服。

2007年7月24日复诊：药后自觉咳嗽明显减轻，夜间不会咳醒，咳痰较畅，改百合30g，加山萸肉20g，继续服用14剂。

2007年8月9日三诊：患者咳嗽减，咽干减，咽部黏膜充血减轻，上方改天冬、麦冬各30g，知母30g，北沙参30g，元参30g，加鸡内金20g。7剂。

2007年8月16日四诊：患者夜间咳嗽基本已无，咽干减轻，咳痰畅，咽部无充血、干燥，加减服用1周症状消失。

按：患者疾病日久，耗伤肺阴，不能荣养咽喉，故见咽喉不利，咽干咽痒反复发作；久病及肾，因此可见腰酸尿频之症，故予滋养肺肾之沙参麦冬汤、百合固金汤，以求金水相生。本次发病为感受外邪，肺失宣肃所致，予麻杏石甘汤宣肺泻热止咳以治标，症状缓解则加重补肾缓图以治本。

案 2：章某某，女，36 岁，初诊时间 2005 年 5 月 27 日。患者 2 年前出现咽干、异物感明显，口干少饮，1 个月前咽痛发作，诊为急性扁桃体炎、慢性咽炎，经住院抗炎治疗后咽部肿痛缓解，仍有咽干、异物感，3 天前进食辛辣食物后出现咽部灼热肿痛加重，前来就诊。现患者咽部灼热肿痛，吞咽时加重，咽干，伴颌下淋巴结肿大，腰酸，手足心热，查体咽部红肿，咽后壁淋巴滤泡增生，扁桃体 II 度肿大，食欲尚可，大便偏干。舌红苔薄，脉浮滑尺弱。

中医诊断：慢喉痹（阴虚火旺，热毒蕴结）。

治法：滋阴降火，清热解毒利咽。

方药：六味地黄汤、养阴清肺汤加减。

生地黄 30 g，山药 30 g，山萸肉 20 g，丹皮 15 g，天花粉 30 g，元参 30 g，桔梗 15 g，麦冬 30 g，胖大海 6 g，野菊花 30 g，银花 20 g，射干 10 g，紫苏叶 10 g，生甘草 10 g，茯苓 15 g，泽泻 15 g，知母 30 g，川贝母 12 g，山豆根 10 g，猫爪草 30 g。7 剂，水煎服。

2005 年 6 月 3 日复诊：患者药后咽肿消除大半，疼痛减轻大半，淋巴结肿大仍有，咽部仍稍红，月经先期，加黄芩 10 g，继续服用 7 剂。

2005 年 6 月 10 日三诊：患者咽干、咽痛症状缓解，自觉咽部异物感，咽部已无充血，咽后壁淋巴滤泡增生仍有。加川楝子 20 g，桃红 20 g，患者服用本方 2 周后咽部异物感减轻。

　　按：患者肺肾素虚，热毒炽盛，故予六味地黄汤、知母滋肾清火治其本，养阴清肺汤、银花、野菊花、桔梗、胖大海、射干、山豆根清热解毒以治其标，川贝母、猫爪草祛痰散结，紫苏叶反佐以防寒痹经络。热毒去而咽部异物感仍存，为气滞血瘀之象，继予活血散结治疗。

第二节　脾胃病证

一　胃痛

（一）概述

胃痛，又称胃脘痛，以上腹胃脘部近心窝处经常发生疼痛为主症。古代文献多把属于胃脘痛的心痛和属于心经本身病变的心痛混为一谈，因此，"心下痛""心痛"亦指胃痛。胃痛常见于现代医学中急性胃炎、慢性胃炎、消化性溃疡、胃痉挛、胃神经症等疾病。

（二）病因病机

胃痛的病因主要为外感寒邪，饮食所伤，情志不遂，劳倦久病等。

（1）寒邪客胃：外感寒邪，内客于胃，寒主收引，致使胃气不和而痛。

（2）饮食伤胃：《黄帝内经》有云："饮食自倍，肠胃乃伤。"饮食不节，或过饥过饱，胃失和降，也会导致胃痛。

（3）肝气犯胃：忧思恼怒，肝郁气滞，横逆犯胃，可致气机阻滞，发为胃痛。或肝郁日久，又可化火生热，邪热犯胃，导致肝胃郁热而痛。

（4）脾胃虚弱：若素体不足，或劳倦过度，或饮食所伤，或过服寒凉药物，或久病脾胃受损，中焦虚寒，使胃失温养，发生胃痛。若是热病伤阴，或久服香燥理气之品，耗伤胃阴，胃失濡养，也可引起胃痛。

此外，气滞日久，血行瘀滞，或久病入络，胃络受阻，均可引起瘀血胃痛。

以上病因有单一出现，亦有相兼为病者，初病、单一病因者病情单纯，病势轻而易治；久病、病因相兼者病情复杂，病势重而难治。久病入络，胃络受伤可见呕血、黑便。胃痛病因虽多样，其发病机制却有共通之处，外邪所伤、气滞、食积、郁热、血瘀阻滞胃气，均属"不通则痛"；脾胃虚寒，或胃阴亏虚不能荣养胃腑，则属"不荣则痛"。

（三）辨证论治

胃痛的主要部位位于上腹胃脘部近心窝处，疼痛时可牵连胁背，可伴随胸脘痞闷、嘈杂、嗳气、泛酸、食欲减退、恶心呕吐、大便稀溏或秘结，甚至呕血、便血等症。临床辨证分为虚实两大类，外邪犯胃、肝胃不和、饮食积滞、肝胃郁热、瘀血阻络均为实证；脾胃虚寒，胃阴亏虚则为虚证。实证延久可转为虚证，或成虚实夹杂之证；寒证过服温药可转为阴虚证，阴虚证过服寒凉滋阴药物可转为虚寒证。胃痛发病急，疼痛剧烈，呈胀痛、刺痛、拒按者多为实证；发病缓、疼痛隐隐、喜按者多为虚证。疼痛畏寒者多属寒证；胃灼热、疼痛者多属热证。

张老根据症状不同将本病分为寒邪客胃、饮食停滞、肝气犯胃、肝胃郁热、胃阴亏虚、脾胃虚寒六个证型，治疗以和胃止痛为总则，并根据病因及虚实辨证论治。胃痛实证，属"不通则痛"者，可予散寒、消导、疏肝理气、疏肝泻热等法通滞散邪以和胃止痛；胃痛虚证，属"不荣则通"者，可予温脾胃之阳、益胃养阴等法荣养胃腑以和胃止痛。

1 寒邪客胃证

[症状] 胃痛暴作，甚则拘急作痛，得热痛减，遇寒痛增，口淡不渴，或喜热饮，苔薄白，脉弦紧。

[治法] 温胃散寒，理气止痛。

[方药] 良附丸加减。

高良姜 15 g，香附 10 g。

［加减］受寒较重或伴腹痛者，可加吴茱萸、干姜、桂枝、川椒；气滞重者，症见胃胀、嗳气，可加厚朴、木香、陈皮；郁久化热，寒热错杂者，可用半夏泻心汤，辛开苦降，寒热并调；若见畏寒、呕吐、泄泻等寒湿犯胃之证，可加苍术、藿香、紫苏、生姜等散寒化湿；胸脘痞闷，嗳气呕吐等兼夹食滞症状者，可加焦三仙、半夏以消食导滞，和胃降逆。

② 饮食停滞证

［症状］暴饮暴食后，胃脘胀满，疼痛拒按，得食更甚，嗳腐吞酸，或呕吐酸腐，吐后痛减，不思饮食或厌食，大便不爽，或腹泻，舌苔厚腻，脉滑。

［治法］消食导滞，和胃止痛。

［方药］保和丸加减。

焦三仙各 30 g，茯苓 15 g，姜半夏 15 g，陈皮 15 g，莱菔子 30 g，鸡内金 30 g，连翘 10 g。

［加减］大便偏干者可用炒三仙，脘腹胀甚者可加枳实、厚朴、炒槟榔行气消滞；大便秘结者，可加黑白丑、大黄泻热通便；腹胀甚者，食积化热者，口臭牙痛者，可加黄芩、黄连清热泻火。

③ 肝气犯胃证

［症状］胃脘胀满，攻撑作痛，脘痛连胁，胸闷嗳气，喜长叹息，大便不畅，得嗳气、矢气则舒，遇烦恼郁怒则痛作或痛甚，苔薄白，脉弦。

［治法］疏肝理气，和胃止痛。

［方药］柴胡疏肝散加减。

柴胡 10 g，白芍 15 g，川芎 10 g，枳壳 15 g，陈皮 15 g，香附 10 g。

［加减］若脘胁胀重可加青皮、厚朴、木香助理气疏肝；若痛甚者，可加川楝子、元胡理气止痛；嗳气频作者，可加半夏、竹茹、旋覆花、代赭石化痰降逆。

④ 肝胃郁热证

[症状] 胃脘灼痛，喜冷恶热，心烦易怒，泛酸嘈杂，口干口苦，舌红少苔，脉弦数。

[治法] 疏肝理气，泻热和中。

[方药] 丹栀逍遥散、左金丸加减。

牡丹皮 10 g，炒栀子 10 g，柴胡 10 g，白芍 15 g，当归 12 g，法半夏 15 g，竹茹 10 g，黄连 6 g，吴茱萸 5 g。

[加减] 若为火邪已伤胃阴，症见胃灼热、口干、大便干结，可加麦冬、石斛、北沙参、玉竹养阴和胃；脘腹胀满，进食后加重者，可加厚朴、枳壳、香橼、佛手理气除满；大便干结者，加大黄泻热通腑；泛酸、胃灼热明显，可加乌贝散制酸止痛。

⑤ 胃阴亏虚证

[症状] 胃脘隐隐灼痛，饥而不欲食，口燥咽干，干呕，大便干结，舌红少津或光剥无苔，脉细数。

[治法] 养阴益胃，和中止痛。

[方药] 一贯煎、芍药甘草汤加减。

南沙参、北沙参各 15 g，生地黄 15 g，枸杞子 15 g，麦冬 15 g，当归 15 g，川楝子 10 g，白芍 15 g，炙甘草 10 g。

[加减] 脘腹灼痛，嘈杂反酸者，可加左金丸；疾病日久，症见胃脘刺痛者，可加失笑散、元胡等活血止痛消癥；胃痛无灼热感者，可加丹参饮、百合乌药汤行气止痛；胃脘胀满，进食后加剧者，予佛手、枳壳、木香等理气消胀；嗳气、呃逆频频，甚则干呕者，予半夏、竹茹、丁香、柿蒂和胃降逆止呕；对于幽门螺杆菌阳性患者，常加用蒲公英、地丁等治之；病理伴有黏膜上皮肠化的患者加用蛇舌草、半枝莲、丹参、莪术等。

⑥ 脾胃虚寒证

[症状] 胃痛隐隐，冷痛不适，喜温喜按，空腹痛甚，得食则缓，劳累、食冷或受凉后疼痛发作或加重，泛吐清水，食少，神疲乏力，手足不

温，大便溏薄，舌淡苔白，脉虚弱。

［治法］温中健脾，和胃止痛。

［方药］黄芪建中汤加减。

炙黄芪 30 g，桂枝 10 g，白芍 20 g，炙甘草 10 g，生姜 15 g，红枣 12 g，元胡 20 g。

［加减］泛吐清水较重者，可加干姜、吴茱萸、半夏、茯苓等温胃化饮；脘腹胀满，受寒加重者，加厚朴温中汤；伴随食积胃胀、食欲减退者，加焦三仙、鸡内金；大便稀溏，完谷不化者，可加附子理中汤。

（四）诊治特色

❶ 重舌脉，详辨虚实

足太阴脾经系舌本，散舌下，故舌象较为密切地反映了胃的功能状态。舌淡苔白为寒，舌红苔黄为热，苔腻多湿，苔少为阴虚，舌有裂纹多为气阴不足，镜面舌多为胃肾阴虚，舌胖大有齿痕、苔水滑多为阳虚，舌暗、舌下脉络色紫暗者多为瘀血。

切诊虽为四诊之末，但却是不可缺少的一环，所谓"久病看脉"，尤其是慢性胃病。脉诊对于寒热虚实及五脏间关系的辨别有重要的提示作用。脉细数者多提示阴虚较甚，内生虚热；双关独大而弦者，多为肝气犯胃；关脉滑者，可为积食或水饮；脉沉弱者，多兼气虚；脉沉涩者多为气滞血瘀。

❷ 复和降，理气和胃

《黄帝内经·素问·阴阳应象大论》云："浊气在上，则生䐜胀。"胃气通降是受纳的基础。外邪内伤，损及胃气，胃失和降，可见胃痛，伴脘腹胀满、嗳气、泛酸、恶心、呕吐等症，因此，张老治疗胃病时尤重理气降逆以复胃之和降。张老认为，气机畅则受纳正常，血瘀得化，外邪、气郁得散，通则不痛，因此治疗胃痛时常合用理气五法。

（1）理气和胃法：佛手、香橼理气不伤气阴，适用于气滞不甚，或兼有气阴虚者。

（2）理气化湿法：陈皮、木香、砂仁、紫苏叶理气兼能化湿，适用于脘腹胀满、大便稀溏属气滞湿阻者。

（3）理气疏肝法：柴胡、香附、青皮理气疏肝，适用于胁胀胃痛属肝气犯胃者。

（4）理气通腑法：枳壳、厚朴、大黄破气除满，理气通腑，适合气滞明显，大便不畅者。

（5）理气活血法：丹参饮、失笑散、金铃子散理气活血止痛，适用于胃脘刺痛、痛有定处者；若兼有胃气上逆者，症见嗳气、呃逆等，可用丁香、柿蒂、半夏、竹茹降逆和胃。

③ 调阴阳，荣养胃腑

阳明为多气多血之经，气血充足、阴阳平衡则胃腑得以荣养，胃气和顺，受纳腐熟正常。

脾胃气虚、阳虚时，胃腑失于温养，故多见冷痛隐隐，喜温喜按；叶天士有云："阳明阳土，得阴自安。"阴虚血少，胃失濡养，胃气不和，则见胃脘隐隐灼痛。张老对于这两类"不荣则痛"，往往以补益气血、调和阴阳治之。

需要注意的是，调和阴阳宜以"平"为期，既要防止滋阴药损伤脾阳，也要防止温阳药耗伤胃阴。治疗中需密切关注证型变化，注意及时调整用药。

④ 注重日常调护

张老认为，胃痛则有胃气不和，因此在饮食上要注意少食多餐，忌食生冷、油腻、黏滞食物。根据证型不同，生活注意有所区别。如寒邪客胃者，应注意保暖，饮食可以多食生姜、胡椒等具有温中功效的蔬菜及调味品；饮食积滞者，张老常嘱多食萝卜，因其有消食化滞，顺气下痰的作用；阴虚证者，应禁食辛辣，可进食百合、藕粉等养阴食物；肝气犯胃者，宜舒缓情绪，避免食用厚味壅滞的食物。

（五）医案

案1：李某某，男，42岁，初诊时间2007年2月26日。患者有十二指肠球部溃疡病史，2周来因腰酸乏力服用温补肾阳药物，服药后出现胃部灼热疼痛，伴脘腹胀满，食后加重，腰酸，下肢乏力，不易入睡，易醒，口干，大便偏干，舌红苔薄，脉细滑数，尺脉沉弱。

中医诊断：胃痛（胃阴亏虚，气机阻滞）。

治法：养阴益胃，疏肝止痛。

方药：一贯煎、沙参麦冬汤加减。

北沙参30 g，生百合30 g，玉竹30 g，川楝子12 g，枸杞子30 g，麦冬30 g，白芍30 g，当归15 g，元胡20 g，炙龟板30 g，炙鳖甲30 g，香橼20 g，佛手20 g，厚朴15 g，枳壳20 g，炙甘草10 g。7剂，水煎服。

2007年3月4日复诊：上方1剂后胃部灼热感几乎已无，尚有腰酸，下肢紧、乏力，寐欠安，畏冷，加狗脊30 g。7剂，水煎服。

按：患者服用温补药物后出现胃部灼热疼痛，口干、便干是胃阴耗伤之象，胃阴不足、腐熟失职、胃失和降，故见脘腹胀满，予北沙参、麦冬、玉竹、生百合养阴益胃以治其本；当归、白芍、枸杞子、金铃子散（川楝子、元胡）、佛手、香橼、枳壳、厚朴滋阴疏肝，理气止痛，以防土壅木郁，兼治其标；腰酸乏力为肝肾不足之象，去一贯煎之生地黄，加龟板、鳖甲滋养肾阴以防寒凉滋腻，伤及胃阳。辨证准确，故见效迅速，次诊出现畏冷，故加用狗脊温肾壮腰。临床常有脾胃虚寒，胃阴不足兼见者，治疗时须抓住当前主要矛盾，并注意滋阴不损阳，温阳不伤阴。

案2：王某某，女，55 岁，初诊时间 2006 年 7 月 20 日。患者 1 周来胃部灼热疼痛，反酸，呃逆，大便稍干，排便不畅，下肢水肿，舌红、苔薄黄腻，左寸尺脉沉滞，右关弦滑。

中医诊断：胃痛（肝胃郁热）。

治法：泻火疏肝，和胃止痛。

方药：左金丸、五苓散加减。

吴茱萸 6 g，黄连 5 g，白芍 15 g，大腹皮 30 g，车前子 20 g，泽泻 20 g，茯苓 15 g，炒白术 15 g，当归 10 g，川芎 10 g，猪苓 30 g，木香 10 g，草蔻 10 g，乌贼骨 15 g，半夏 12 g，竹茹 15 g，酒大黄 15 g，薏苡仁 30 g，狗脊 30 g。7 剂，水煎服。

2006 年 7 月 27 日复诊：水肿好转，胃部灼热疼痛较前好转，食酸、辣、肉食加重，大便时欠畅，药后排气，舌暗红苔薄黄，右尺沉，加川贝母、浙贝母各 10 g，车前子、车前草各 30 g，山萸肉 15 g，以及改酒大黄 20 g。

2006 年 8 月 3 日三诊：胃部灼热疼痛已无，下肢水肿好转，大便不畅，舌暗尖甚、苔薄，脉沉微，较前稍好转，改山萸肉 20 g，加番泻叶 5 g。

按："肝经火郁吐吞酸"。肝郁化火犯胃故胃脘灼痛；肝胃郁热，逆而上冲，故反酸、呃逆；脾虚失运，水湿内停故下肢水肿。方用左金丸泻火疏肝，和胃止痛，川贝母、乌贼骨制酸止痛，半夏、竹茹为张老常用的对药，有清热和胃降逆之功，常用于反酸、反胃、呃逆等症；木香、草蔻理气化湿，五苓散去桂枝加大腹皮、车前子、薏苡仁、狗脊、山萸肉补肝肾、利湿行水；酒大黄、番泻叶缓泄通便。诸药并用，肝胃之热得以去除，水湿之邪得以通利，诸症缓解。

案 3：王某某，女，65 岁，初诊时间 2007 年 5 月 21 日。2 周来饥饿时胃痛，进食水果不适，喜热手覆之，饭后胃胀，大便欠畅，心悸气短，脉细软结代。

中医诊断：胃痛（中焦虚寒）。

治法：温中补气，和里缓急。

方药：黄芪建中汤、理中丸、厚朴温中汤加减。

炙黄芪 30 g，党参 20 g，焦白术 20 g，茯苓、茯神各 15 g，青皮、陈皮各 15 g，厚朴 20 g，草蔻 15 g，木香 10 g，干姜 10 g，元胡 20 g，川楝子 15 g，石菖蒲 20 g，远志 12 g，枳壳 30 g，炙甘草 20 g，桂枝 10 g，柏子仁 15 g，火麻仁 30 g。7 剂，水煎服。

2007 年 5 月 28 日复诊：药后仅夜里胃痛，喜食热汤面，喜温覆，舌暗苔薄黄，脉沉弦。

改方：生黄芪 30 g，党参 20 g，苍术、白术各 20 g，茯苓、茯神各 15 g，柴胡 10 g，半夏 15 g，厚朴 20 g，青皮、陈皮各 15 g，当归 10 g，白芍 15 g，元胡 20 g，川楝子 10 g，枳壳 20 g，肉桂 15 g，火麻仁 30 g，柏子仁 20 g，菖蒲 15 g，远志 12 g，炙甘草 10 g。

2007 年 6 月 4 日三诊：诸症减轻。

按：劳伤内损，中气虚寒，肝气乘脾，故见空腹胃痛，温覆揉按则减；脾虚损及心气、心阳，故见心悸气短、脉结代。患者属虚劳里急、诸不足证，故予黄芪建中汤温中补气、和里缓急。饭后胃胀不适，进食生冷加剧，提示脾阳虚弱、寒湿阻滞，故予理中丸、厚朴温中汤治之。川楝子、元胡疏肝活血止痛以治标，菖蒲、远志、柏子仁宁心安神。胃以降为和，而黄芪建中汤有补中滞气之弊，故配伍青皮、陈皮、枳壳降气，火麻仁兼有通便之效。药证相应，则效如桴鼓。张老认为治疗胃痛首先分虚实，空腹胃痛多虚寒，宜用黄芪建中汤治之。餐后胃痛则多为寒湿气滞，可用平胃散加减治之。

二 痞满

（一）概述

痞满是由于中焦气机阻滞，升降失常，出现以胸腹痞闷胀满不舒为主症的病证。一般触之无形，按之柔软，压之不痛。按部位分有胸痞、心下痞等。心下痞又称胃痞，是脾胃病中较为常见的病证。西医学的慢性胃炎、功能性消化不良、胃下垂等疾病，以上腹部满闷不适为主要表现者，可以本病进行辨证治疗。

本病首见于《黄帝内经》，称为否、痞、满。《伤寒论》明确痞的基本概念："但满而不痛者，此为痞。"指出外感病误下，正虚邪陷，结于心下为其病因；提出寒温并用、辛开苦降的治疗大法。《景岳全书》提出痞证应分虚实论治。

（二）病因病机

痞满的病位主要在胃脘，但与肝、脾密切相关。其致病原因有以下5种。

（1）表邪入里：外邪侵袭肌表，治疗不当，误用攻里泻下，脾胃受损，外邪乘虚内陷入里，结于心下，阻塞中焦气机，而成痞满。

（2）饮食中阻：饮食不节，或暴饮暴食，食谷不化，或食生冷，损伤中阳，影响脾胃受纳运化，食滞中脘，胃失和降，痞壅不通，发生痞满。

（3）痰气壅塞：因脾胃运化失健，水湿运化失常，湿聚生痰，阻滞气机，壅塞中焦，清阳不升，浊阴不降，而为心下痞满。

（4）情志失调：忧思伤脾，恼怒伤肝，肝脾气机郁滞，升降失常，引发痞满。

（5）脾胃虚弱：病后体虚，中气不足，或因饮食劳倦，损伤脾胃，可致脾失健运，气机不利，胃失和降，发生心下痞满。

痞满的基本病机为中焦气机不利，升降失常。外邪、食积、痰浊阻滞，或肝郁犯胃，或脾胃虚弱，导致脾之清阳不升，胃之浊阴不降，中焦气机升降失常、不得宣通而发生痞满。

痞满有虚实之分。属实者为实邪内阻，影响中焦气机升降；属虚者为脾胃虚弱，气机不运，升降无力。虚实之间可互相转化，如实邪内阻，日久可损伤脾胃，引起脾胃气虚；脾胃虚弱，易产生痰湿、气滞，导致实邪内阻。另外，各种病邪之间，亦可相兼、互化，形成正虚邪实、虚实夹杂之证。

（三）辨证论治

张老认为，痞满辨证首需辨别虚实。属实证者多见痞满能食，痞满持续不减，按之满甚，大便多秘，并应分辨外邪、食积、痰阻、气郁之不同；属虚证者，多见痞满不能食，或食少不化，痞满时减，喜揉喜按，大便自利。

张老将本病分为外邪内陷证、饮食积滞证、痰湿内阻证、肝郁气滞证、脾胃虚弱证、胃阴不足证六个证型。治疗以补虚泻实、理气消痞为总则，实证用泻法，分别予祛邪、化痰、疏肝、消导治疗；虚证用补法，补气健脾，升清降浊；虚实夹杂者予消补并用，虚实兼顾。由于本病病机以中焦气机阻滞为核心，因此治疗多配伍理气通导之品，宜注意虚实变化，避免过用理气药耗伤气阴。

分证论治

1 外邪内陷证

［症状］胃脘痞满，但满而不痛，或呕吐，肠鸣下利，舌苔腻而微黄，脉弦数。

［治法］寒热平调，消痞散结。

［方药］半夏泻心汤加减。

黄连 10 g，黄芩 10 g，法半夏 15 g，干姜 10 g，炙甘草 10 g，人参 10 g，大枣 10 g。

［加减］若见畏寒、呕吐、泄泻等寒湿犯胃之证，可加苍术、藿香、紫苏、生姜等散寒化湿止呕；气滞重者，可加厚朴、木香、陈皮理气消痞；兼食滞者，可加焦三仙以消食导滞，和胃降逆。

❷ 饮食积滞证

［症状］嗳腐吞酸，脘腹满闷，痞满不舒，按之更甚，恶心呕吐，不思饮食，大便或干或溏，舌苔厚腻，脉弦滑。

［治法］消食导滞，行气除痞。

［方药］保和丸加减。

焦三仙各 30 g，茯苓 15 g，姜半夏 15 g，陈皮 15 g，莱菔子 30 g，鸡内金 30 g，连翘 10 g。

［加减］大便偏干者，可用炒三仙；脘腹胀甚者，可加枳实、厚朴、木香行气消滞；大便秘结者，可加炒槟榔、大黄泻热通便；腹胀甚，食积化热，口臭牙痛者，可加黄芩、黄连清热泻火；湿浊内盛，舌苔厚腻者，可加苍术、砂仁以健脾燥湿。

❸ 痰湿内阻证

［症状］胸脘痞满，恶心欲吐，头晕目眩，头重如裹，身重肢倦，或咳嗽痰多，大便黏滞，舌体胖大，边有齿痕，苔白厚腻，脉沉滑。

［治法］除湿化痰，理气宽中。

［方药］平胃散合、二陈汤加减。

苍术、白术各 15 g，厚朴 15 g，陈皮 15 g，法半夏 15 g，茯苓 15 g，炙甘草 10 g。

［加减］胃气上逆，噫气不除者，可加旋覆代赭汤化痰降逆；脾虚便溏者，加党参以健脾燥湿；伴口苦、咽干、胸胁苦满者，可加小柴胡汤。

④ 肝郁气滞证

［症状］脘腹不舒，痞塞满闷，胸胁胀满，嗳气则舒，心烦易怒，时作太息，或咽部异物感，咳之不出，咽之不下，常因情志因素而加重，苔薄白，脉弦。

［治法］疏肝解郁，行气消痞。

［方药］逍遥散、半夏厚朴汤加减。

醋柴胡 10 g，白芍 15 g，炒白术 15 g，当归 12 g，茯苓 15 g，生姜 10 g，薄荷 10 g，炙甘草 9 g，法半夏 15 g，厚朴 15 g，苏梗 15 g。

［加减］胃气上逆，嗳气、呃逆频作者，加丁香、柿蒂温中降逆；脘腹胀满，气滞重者，可加枳壳理气除满；脾胃虚弱，进食减少，大便稀软者，加党参、黄芪益气健脾。

⑤ 脾胃虚弱证

［症状］脘腹不舒，痞塞胀满，时缓时急，喜温喜按，食欲不振，体倦乏力，气短懒言，大便稀溏，舌淡苔白，脉沉弱。

［治法］补气健脾，升清降浊。

［方药］补中益气汤加减。

生黄芪 30 g，党参 15 g，炒白术 15 g，升麻 6 g，柴胡 6 g，当归 12 g，枳壳 10 g，陈皮 10 g。

［加减］胃脘满闷，食后尤甚者，可加厚朴、木香、佛手、香橼佐以理气；脾虚不运，腹满、食欲减退者，可加山楂、神曲、麦芽、莱菔子消食助运；胃部畏寒，大便溏薄者，加炮姜、诃子肉温脾止泻；口中痰涎，苔白，便溏者，可予苓桂术甘汤、吴茱萸汤温中化饮；胃部灼热感明显，可加北沙参、麦冬养阴益胃。

⑥ 胃阴不足证

［症状］脘腹痞闷，嘈杂，饥不欲食，恶心嗳气，口燥咽干，大便秘结，舌红少苔，脉细数。

［治法］养阴益胃，调中消痞。

［方药］益胃汤加减。

南沙参、北沙参各 15 g，麦冬 15 g，生地黄 15 g，玉竹 15 g，枳壳 15 g，佛手 15 g。

［加减］肝肾阴亏者，可加枸杞子以补益肝肾；腹胀较著者，可加厚朴、陈皮、木香以理气消胀；伴反酸、胃灼热者，可加乌贝散、煅瓦楞子制酸止痛；脘胁刺痛者，可加金铃子散活血止痛。

（四）诊治特色

① 分辨虚实，通补结合

张老认为本病病机核心在于中焦气机不利，痞塞不通，因此治疗不离理气消痞之法。故无论虚实，均配伍理气通导之品，如枳壳、厚朴、青皮、陈皮、木香、佛手等。

而证属气虚中满之痞证，以痞塞为标，气虚为本，首宜辨清虚实，不可犯虚虚实实之戒。治疗需通补相合，升降相因。张老常用补中益气汤加枳壳、木香、焦三仙等消导之品，初始痞塞症状明显者可以消多补少治标，后期痞塞症状减轻，则可以补多消少治本。

② 善用对药，灵活加减

对药、组药运用灵活，疗效确切，无论是治疗痞满病的兼夹证，还是其他疾病兼夹的痞满症状都很合适。如气虚、阴虚、寒湿、肝郁证常兼夹气滞、食积，可随证灵活加减。症见餐后胃胀者，加厚朴、陈皮、木香理气消胀；食后不化，加焦四仙（焦山楂、焦神曲、焦麦芽、焦槟榔）、莱菔子消食导滞；口苦、恶心者，加柴胡、黄芩、法半夏调和肝胃；兼有嗳气、呃逆者，加丁香、柿蒂、半夏、竹茹、旋覆花、代赭石和胃降逆。其中半夏、竹茹降逆止呕，尤其适合胃热者；丁香、柿蒂温中降逆，以胃寒者用之佳；旋覆花、代赭石降逆化痰，适用于呕恶苔腻属痰湿证者。

③ 活用疏肝，和胃消痞

肝失疏泄，横逆犯胃，则胃失和降，可发为痞满、呃逆、泛酸等症。

临证亦常见忧思恼怒所致的肝胃气滞证，症见心情抑郁，胃脘、胁肋胀满，食欲减退，脉弦。因此，张老在治疗痞满病时非常重视疏肝法的运用，肝气疏泄正常，则胃复和降，痞满自除。

症见脘痞便溏者，予加味逍遥丸疏肝健脾；症见胁肋胀痛、嗳气者，予柴胡疏肝散、金铃子散疏肝理气；症见胸脘痞闷、饮食停滞、泛酸者，予越鞠丸理气解郁，宽中除满；症见咽干口苦、胃灼热脘痞者，予一贯煎滋阴疏肝。

④ 注重日常调护

本病与胃痛的饮食调护方法近似，而痞满患者有胃脘胀满的感觉，往往进食减少，因此，饮食更应清淡易消化，少食多餐。进食后宜轻轻摩腹，适当活动，以助消化。有胃下垂的患者注意饭后不宜马上运动，要休息 1 小时后再进行散步等平缓运动。

（五）医案

案 1：吕某某，女，59 岁，初诊时间 2020 年 5 月 16 日。患者近日胃胀，食后腹胀，呃逆则舒，胃镜示浅表性胃炎，可见糜烂，无反酸，大便呈羊屎状，口苦口干，睡眠差，舌淡红、苔白，脉弦细。

中医诊断：痞满（肝气犯胃）。

治法：疏肝解郁，和胃降逆。

方药：柴平汤加减。

柴胡 10 g，黄芩 10 g，党参 10 g，姜半夏 10 g，陈皮 10 g，厚朴 20 g，炒苍术 20 g，白芍 10 g，木香 10 g，枳壳 15 g，沉香粉 2 g，炒莱菔子 20 g，酒大黄 10 g，生牡蛎 20 g，生龙骨 20 g，生甘草 10 g。7 剂，水煎服。

2020 年 5 月 23 日复诊：药后脘腹胀满、口苦、睡眠均好转，大便通畅，每日 1 次，舌淡红、苔薄白，脉细弦滑，原方继续服用 7 剂。

按：患者口苦、脉弦、失眠，为肝火旺盛之象，脘痞、呃逆则为肝气犯胃，胃气上逆，脾虚生湿，故见苔白。治疗以柴平汤疏肝和胃、降逆消痞为主，更辅以白芍柔肝缓急，生龙骨、生牡蛎安神定志；枳壳、木香、沉香粉、莱菔子理气消痞；酒大黄泻热通腑。诸药并用，需注意的是痞证以痞塞不通为主症，因此，治疗虽兼顾疏肝健脾，但仍以理气消痞为主，故其药量较补益药量为大。

案2：李某某，男，61岁，初诊时间2006年4月17日。患者素有十二指肠球炎、前列腺增生病史，1周前吃年糕后感觉胃胀，小便余沥，大便不干，舌淡红有齿痕、苔黄腻，脉弦滑，尺稍沉。

中医诊断：痞满（饮食积滞）。

治法：消食导滞，理气和胃。

方药：保和丸、平胃散加减。

苍术、白术各20g，厚朴20g，青皮、陈皮各15g，枳壳20g，佛手30g，砂仁15g，草蔻15g，莱菔子30g，焦三仙各20g，鸡内金30g，炙鳖甲20g，川楝子15g，丹参20g，枸杞子30g，山萸肉20g，菟丝子30g，杜仲20g，怀牛膝15g，夏枯草15g，金樱子30g。7剂，水煎服。

2006年4月25日复诊：患者胃胀已无，小便余沥好转，舌淡红、苔薄白，脉略弦滑，尺稍沉，上方改莱菔子15g，继续服用7剂，诸证减轻。

按：患者吃年糕后出现胃胀，饮食积滞是主因，然而病情已有1周，食积引起气滞湿阻，故治疗以消食导滞配合理气化湿，以保和丸、平胃散共用，更配伍鸡内金健胃消食，草蔻燥湿；患者素有前列腺增生，故加炙鳖甲、川楝子、丹参行气活血，软坚散结；枸杞子、山萸肉、菟丝子、金樱子、杜仲、怀牛膝补肾填精缩尿。药后积滞除，脘痞减，注意消导理气不宜久用，以防损伤脾胃之气。

案 3：王某某，女，38 岁，初诊时间 2006 年 6 月 20 日。有胃下垂病史，近日自觉口干、胃部灼热，胃胀，食后尤甚，甚至坐立不安，头晕，腰痛，大便 1～2 次/日，成形。舌淡红、苔薄白，脉沉细，双尺弱。

中医诊断：痞满（中气下陷，阴虚气滞）。

治法：补气养阴，和胃消痞。

方药：补中益气汤、一贯煎加减。

生黄芪 20 g，党参 10 g，生白术 15 g，升麻 10 g，柴胡 12 g，当归 15 g，陈皮 10 g，枸杞子 30 g，川楝子 18 g，麦冬 20 g，白芍 15 g，生地黄 15 g，南沙参、北沙参各 30 g，枳壳 30 g，木香 10 g，元胡 15 g，炒鸡内金 15 g，莱菔子 30 g，焦四仙各 15 g，炙甘草 6 g。7 剂，水煎服。

2006 年 6 月 27 日复诊：药后胃部灼热感好转，胃胀却有加重。去莱菔子，改枳壳 100 g，加川贝母、浙贝母各 10 g，7 剂。

2006 年 7 月 4 日三诊：药后胃部灼热感、胃胀均好转，可以耐受，饭后平卧后自觉症状减轻，脉弱，上方生黄芪改炙黄芪 40 g，党参 20 g，麦冬 30 g。14 剂。

2006 年 7 月 18 日四诊：胃胀、灼热感已不明显，多饮水则胃胀，受凉易泻，舌红苔薄，右尺弱，上方白芍改炒白芍 20 g，生白术改炒白术 20 g，去生地黄，加山萸肉 20 g。14 剂。

2006 年 8 月 1 日五诊：胃部已无不适，腰酸，上方生黄芪改炙黄芪 50 g，加狗脊 20 g。继续服用 7 剂停药。

按：患者有胃下垂病史，食后胃胀，坐立不安，为中虚脘痞之证；胃部灼热，口干苔薄，则为胃阴受灼之证；肾气亏虚，故腰酸痛，尺脉弱。治疗以补中益气汤、一贯煎补益中气，养阴消痞为主，辅以枳壳、木香、炒鸡内金、莱菔子、焦四仙理气消食去胀。药后患者虽胃灼热减轻，胃胀却有加重，考虑是胃气虚弱，升降失调，无力运化补益药物所致，予枳壳加量后患者脘痞症状逐渐改善，服药日久又出现阳虚湿盛的泄泻症状，故减寒凉滋腻药，加健脾益肾之药。

中虚脘痞证在临床中较为棘手，张老强调治疗时需注意以下三点。

（1）中气不足应以补气为本，然而补气易致壅滞，反而加重患者痞满症状；要分步调整，先以理气消痞为主，待症状减轻后逐渐补益中气，疗程相对长，不能急躁。

（2）治疗过程中需根据患者阴阳虚实变化及时调整用药，以防理气药过伤中气，芳香药耗损气阴，益阴药损及阳气等。

（3）枳壳对于胃肠道平滑肌具有双向调节作用，不仅可理气消积，而且有治疗胃下垂的作用，因此，张老治疗中虚脘痞证常用补中益气汤与枳壳同用，并根据患者虚实情况调节枳壳剂量。

三　便秘

（一）概述

便秘是指由大肠传导功能失常导致的以大便排出困难，排便时间或排便间隔时间延长为临床特征的一种大肠病证。西医学中的功能性便秘、肠易激综合征、直肠及肛门疾病所致之便秘、药物性便秘、内分泌及代谢性疾病所致的便秘可参照下文辨证论治。

（二）病因病机

便秘的病因主要有外感寒热之邪、内伤饮食情志、病后体虚、阴阳气血不足等。外感热邪、热病之后、过食辛辣或肺热下移大肠，均可导致大肠积热，便质干燥而成便秘；外受寒邪，或过服寒凉，阴寒内结，导致大肠传导失常而成便秘；忧郁恼怒，肝气郁结，大肠失其通降，大便排出不畅或干结而成便秘；素体虚弱，或年老体弱，久病，产后，阳气虚弱，则大肠失于温煦，传导失司而成便秘；素体阴虚，或病后伤阴，或产后血虚，或年老体弱，阴血不足，均可导致阴亏血少、大肠失于濡润、大便干结而成便秘。

本病病位在大肠，并与脾胃的运化功能、肺的宣降功能、肝的疏泄功能、肾阴的濡润与肾阳的温煦作用相关。

上述各病机常相兼为病，或互相转化，虚实并见。总体来说，便秘的基本病机是邪滞大肠，腑气闭塞不通或肠失温润，推动无力，导致大肠传导功能失常。

（三）辨证论治

本病首宜辨寒热虚实。寒证常见脐下绞结，大便排出艰难，舌淡、苔白滑；热证常见便质干燥坚硬，便下困难，舌苔黄燥或厚腻；虚证常见久病体弱，便质不干，便下无力，临厕努责，气短头晕，腰膝酸软，或大便干结，潮热盗汗；实证常见腹胀腹痛，面赤口臭，舌苔厚腻。

张老根据常见病机将本病分为七个证型，其中肠腑积热证、气机郁滞证、阳虚寒积证属于实证，气虚证、血虚证、阴虚证、阳虚证属于虚证。治疗应分虚实，实证以祛邪为主，根据病机，在泻热、温散、理气的基础上，辅以泻下导滞之品，使邪去便通；虚证以扶正为先，在滋阴养血、益气温阳的基础上，加用甘温润肠之药，标本兼治，使正盛而便通。

1 肠腑积热证

［症状］大便干结，甚则如羊屎样，腹胀腹痛，面赤身热，口干口臭，心烦，小便短赤，舌红苔黄燥或厚腻，脉滑数。

［治法］泻热导滞，润肠通便。

［方药］麻子仁丸。

火麻仁 30 g，生大黄 10 g，枳实 15 g，厚朴 15 g，杏仁 15 g，芍药 15 g，郁李仁 15 g。

［加减］若大便干硬，加芒硝泻下除热，软坚润燥；若津液已伤，可加生地黄、元参、麦冬以养阴生津；若兼肺热咳痰，加天花粉、北沙参、瓜蒌清热化痰，润肠通便；便秘严重者，可加番泻叶 3 ～ 9 g 开水泡服，便下即止。

② 气机郁滞证

［症状］大便干结，或不甚干结，欲便不得出，或便而不畅，肠鸣矢气，腹中胀痛，胸胁满闷，嗳气频作，饮食减少，舌苔薄腻，脉弦。

［治法］顺气导滞。

［方药］六磨汤。

槟榔 15 g，沉香 3 g，木香 10 g，乌药 9 g，大黄 15 g，枳壳 15 g。

［加减］情绪抑郁，肝气郁结者，加四逆散疏肝理气；若气郁日久化火，可去乌药，加黄芩、栀子、草决明清肝泻火；大便干结者，可加郁李仁、火麻仁润肠通便；气逆呕吐，嗳气频频者，可加半夏、竹茹。

③ 阳虚寒积证

［症状］腹痛便秘，脐下绞结，绕脐不止，手足不温，苔白不渴，脉沉弦而迟。

［治法］攻下冷积，温补脾阳。

［方药］温脾汤。

熟大黄 15 g，当归 10 g，干姜 10 g，附子 9 g，人参 10 g，芒硝 9 g，甘草 6 g。

［加减］腹痛较甚者，可加金铃子散理气止痛；兼有食积者，可加焦四仙、莱菔子、鸡内金消食化积；气滞腹胀者，加枳实、厚朴、木香助泻下之力；便秘严重者增加大黄用量，并加番泻叶。

④ 气虚证

［症状］便质不干，有便意，但临厕努责，汗出短气，便后乏力，或体质虚弱，面白神疲，肢倦懒言，舌淡苔白，脉弱。

［治法］补气润肠，健脾升阳。

［方药］补中益气汤加减。

生黄芪 30 g，党参 15 g，白术 20 g，陈皮 10 g，升麻 10 g，柴胡 10 g，当归 20 g，枳壳 10 g，火麻仁 30 g，郁李仁 30 g。

［加减］伴肾虚者，加山萸肉、山药、肉苁蓉滋肾润肠；伴阴虚者，加元参、生地黄、麦冬滋阴润肠；气虚兼滞，伴腹胀者，加木香、槟榔、枳壳。

⑤ 血虚证

［症状］大便干结，排出困难，面色少华，心悸头晕，口唇色淡，脉细。

［治法］养血润肠。

［方药］润肠丸。

当归尾 15 g，羌活 10 g，熟大黄 15 g，桃仁 20 g，火麻仁 30 g，郁李仁 30 g，秦艽 12 g，防风 10 g。

［加减］阴血亏虚明显者，可加生地黄、元参、何首乌、白芍养血润肠；产后血虚便秘者，重用当归，加肉苁蓉；血虚兼瘀，升降失调者，予通幽汤；若兼气虚者，可加党参、白术、黄芪益气生血；若内火旺盛者，加黄芩、栀子清热泻火；气滞腹胀者，可加莱菔子、枳壳；大便干硬明显者，加芒硝。

⑥ 阴虚证

［症状］大便干结，如羊屎状，排便费力，形体消瘦，头晕耳鸣，心烦失眠，潮热盗汗，腰酸膝软，舌红少苔，脉细数。

［治法］滋阴润肠通便。

［方药］增液汤加减。

生地黄 30 g，元参 30 g，麦冬 30 g，火麻仁 30 g，瓜蒌 30 g，熟大黄 10 g。

［加减］咽干口燥者，可加天花粉、天冬、石斛滋养肺胃。肾阴不足，腰酸膝软者，可加熟地黄、山萸肉、肉苁蓉等滋阴补肾；兼气虚，伴气短

排便不畅者，加人参、黄芪；兼气滞、腹胀者，加枳壳、木香、槟榔理气通腑。

⑦ 阳虚证

［症状］大便或干或不干，皆排出困难，小便清长，面色㿠白，四肢不温，腹中冷痛，得热痛减，腰膝冷痛，舌淡苔白，脉沉迟。

［治法］温阳润肠。

［方药］济川煎。

当归 15 g，牛膝 15 g，肉苁蓉 15 g，泽泻 10 g，升麻 10 g，枳壳 10 g。

［加减］若阳虚明显，腰腹冷痛，可加肉桂温肾；若脾阳不足，中焦虚寒，可加理中汤健脾温中；若阴阳两虚，可加炙甘草汤益气通阳，滋阴通便。

（四）诊治特色

① 急则治标，活用泻下药

便秘病情急重，可导致浊气不降，引起腹胀、腹痛、头晕头胀、食欲减退、睡眠不安等，严重时甚至引起呕吐，热结不去，则伤津耗气。因此，进行诊疗时，张老强调要首先辨别缓急，急则治其标，首需通便。待大便已通，则应以温养肠道、恢复肠道传导功能为要。

张老运用泻下药物颇具心得，有以下两个特点。

（1）因人制宜，因病制宜：张老最常用的泻下药是大黄。根据患者病情的缓急和体质的盛衰，张老会灵活运用。如对急证、热证、体质壮实的患者，张老多用生大黄，为了获得最佳疗效，往往煎药时后下之，剂量最大可增加到 30 g；对缓证、虚证、体质虚弱的患者，往往用熟大黄，可与其他药物同煎，剂量也相对较少；对有瘀血证的患者，往往用酒大黄，煎煮时间也比较长，以达到活血通便的目的；如果兼有大便干硬，可用芒硝、火麻仁、郁李仁或养阴药物；兼有腹胀，可加枳实、厚朴、槟榔、木香理气通腑；便秘严重或反复发作者，可用番泻叶代茶饮辅助排便。

（2）掌握指征，控制疗程：张老认为，运用泻下药物一定要掌握指征，注意禁忌，如孕妇、产妇便秘，应以养血润肠为主，不可运用攻下药物；对年老、病后、体质虚弱的人，尤其需注意详细辨别虚实，不能轻易使用大黄、芒硝等攻下药，以防重虚其虚，便结更甚。

另外，攻下药物虽可快速见效，但有耗气伤津之弊，久用导致便秘顽固难愈，故应在解下大便后减量，以扶正调肠为本。

② **详辨虚实，温润肠道以治本**

顽固性便秘往往反复发作，许多人长期服用通便药，久则耗伤正气阴液，另外老年、病后体弱、孕产妇等便秘，多有气血亏虚，或肾液不足，证见虚实夹杂或以虚为主。正如《景岳全书》云："秘结证，凡属老人、虚人、阴脏人及产后、病后、多汗后，或小水过多，或亡血、失血、大吐、大泻之后，多有病位燥结者，盖此非气血之亏，及津液之耗，凡此之类，皆须详察虚实。"《证治汇补》有云："肾主五液，故肾实则津液足而大便润，肾虚则津液竭而大便秘。"张老认为，治疗此类患者应以温润肠道治其根本。

张老常用以下几类药物温润肠道。

（1）仁类药润肠缓泻：仁类药物富含油脂，既可润肠通便，又有药性平缓、不攻伐正气的优点。因此，张老常用之于虚证便秘患者的治疗，症见大便干结、排便不畅即可运用。张老常用的仁类药物有火麻仁、郁李仁、桃仁、杏仁、柏子仁、瓜蒌仁。其中火麻仁、郁李仁药性平和，通便效果较好，张老最为常用，常用量为 15 ～ 30 g；桃仁活血润肠，血瘀患者适宜；杏仁、瓜蒌仁祛痰通便，适用于兼有痰热者；柏子仁养心止汗润肠，适用于心悸、失眠、盗汗的患者。

（2）黄芪补肺调肠：肺与大肠相表里，肺的宣发肃降功能有助于大肠传导糟粕。肺气虚弱，气机升降失常，无力推送，则生便秘。肺主通调水道，肺失宣肃，水液不行，肠道失于濡养则大便难。症见气短乏力，临厕努责，大便或干燥。《中西汇通医经精义》言："是以理大便必须调肺气也。"此类患者，予黄芪益肺补虚，肺气充盛，宣降如常则大肠传导正常。亦可配伍党参、白术补益中气，火麻仁润肠通便，枳壳降气通肠。

（3）当归、肉苁蓉养血益肾，温润肠道：张老治疗产后、老人血虚便秘，大便干结者往往重用当归、肉苁蓉二药。当归性辛温，功擅补血活血，且有润肠通便之效，用量可至 30 g。肉苁蓉性温，入肾经、大肠经，可补肾助阳、润肠通便。《玉楸药解》云："凡粪粒坚小，形如羊屎，此土湿木郁，下窍闭塞之故。……肉苁蓉滋木清风，养血润燥，善滑大肠而下结粪，其性从容不迫，未至滋湿败脾，非诸润药可比。"指出肉苁蓉养血润燥不生湿、润肠通便、药性和缓的优点，尤其适用于肾精亏虚的患者，张老常用其至 15 ～ 30 g，但本药不宜大量久用，以防凌心之弊。根据病情，二药常与六味地黄丸、增液汤、润肠丸、黄芪汤等补益气血，滋阴养肾方药同用。

❸ 善调升降

脾的升清与肺的宣发有助于大肠的传导功能，而大肠传导功能又是胃降浊作用的延伸，与肺气肃降亦有关。可见，只有气机升降正常，大肠传导功能方能正常发挥。因此，张老在治疗便秘的过程中非常重视对气机升降的调节，对气虚气郁者施以宣发，气滞气逆者予以降气，往往宣降并用，以达到升降协调的目的。

如在治疗血虚风秘时，张老常用一味羌活。羌活性辛温，性善走行，能开闭散结以通利三焦，上可疏散风邪宣达肺气，中能升举脾胃清阳之气以健运脾胃，下可泻过旺之肝气，使肝气条达，一身之气调畅则大肠腑气通利，肠中燥结得以去除。

治疗中气下陷之虚秘时，张老多取补中益气汤之意，用升麻、柴胡升举阳气，待脾气升清，则大肠传导有力，便秘自除。

大肠气顺则传导有度，理气法对治疗便秘具有重要作用。张老治疗便秘多配伍理气之品。便秘急重，腹部胀满疼痛者，多加枳实、厚朴；慢性便秘者，多用枳壳；兼有积滞者，加槟榔、木香；虚寒腹胀者，加厚朴、乌药、沉香等。

④ 注重日常调护

实证便秘者，饮食宜清淡，忌食辛辣食物，多吃蔬菜水果。非糖尿病患者可饮蜂蜜水，有润肠之效。年老体虚，便秘日久者，注意不宜大量服用泻药，以防腹泻多次，耗伤气阴。番泻叶代茶饮有通便的功效，可浓泡少服，泻下即停。

（五）医案

案1：赵某某，女，24岁，初诊时间2006年5月16日。患者素有便秘，大便艰涩，数日1行，服用酚酞片方行，时腹胀，体型肥胖，面部丘疹红肿疼痛，舌偏红苔薄黄，脉细滑。

中医诊断：便秘（血虚证）。

治法：养血润肠，清热祛湿。

方药：润肠丸加减。

生地黄30 g，当归尾15 g，羌活10 g，桃仁20 g，火麻仁30 g，生大黄20 g，防风10 g，郁李仁30 g，番泻叶10 g，苦参30 g，茵陈20 g，泽泻20 g，川贝母、浙贝母各12 g，黄芩10 g，栀子10 g，芒硝10 g（冲服），夏枯草15 g，龙胆草10 g，紫草20 g，枳壳15 g。7剂，水煎服。

2006年5月23日复诊：药后大便通畅，日1次，成形偏软，面部红疹较前减轻，舌淡红、苔薄白，脉细滑，上方去芒硝，生大黄改为熟大黄15 g，继续服用7剂后便秘缓解。

按：患者素有便秘，长期服用通便药物，易耗伤阴血。阴血不足，肠道失其濡润，大肠传导失司则便结更甚，便结日久化热，则伤及大肠津液，同时蕴湿生热，发为痤疮。证属血虚便秘，兼有湿热，治宜养血润肠、清热祛湿，予润肠丸加减。润肠丸源于《脾胃论》，功效为"治饮食劳倦，大便秘涩，或干燥闭塞不通，全不思食，乃风结、血结，皆能闭塞也。"全方润燥和血疏风，自然通利，是张老治疗习惯性便秘的经验方。方用当归尾、桃仁润燥活血，羌活、防风散火搜风，大黄破结通幽，麻仁润肠利窍，更加生地黄清热生津以润肠，枳壳理气以通便。急则治标，加郁李仁、番泻叶、芒硝软坚润肠通便，并予苦参、茵陈、龙胆草等清热祛湿。待大便通畅，则减用泻下药，以养血润肠为治，达到标本兼治的目的。

案2：张某某，女，48岁，初诊时间2005年5月12日。患者便秘10年余，间断服用通便药物。2年前曾因子宫增生性腺瘤大出血行子宫切除术，此后便秘愈甚，大便2～3日1行，偏干，临厕努责，气短乏力。刻下症见面色晦暗、目眶黑，腰酸腿软，乏力，气短，舌淡、红苔薄白、少齿痕，脉沉弱。

中医诊断：便秘（气虚血弱，肾精不足）。

治法：补中益气，补肾润肠。

方药：补中益气汤、增液汤加减。

生黄芪30 g，党参20 g，白术20 g，陈皮10 g，升麻10 g，柴胡10 g，当归30 g，山萸肉20 g，枸杞子30 g，肉苁蓉30 g，生地黄、熟地黄各20 g，火麻仁30 g，郁李仁30 g，麦冬30 g，元参20 g，酒大黄10 g，桃仁20 g，杏仁10 g，枳壳10 g，木香10 g。7剂，水煎服。

2005年5月17日复诊：大便较前通畅，日1次，不干，气短、腰酸减轻，继续服用14剂，诸症皆缓。

按：患者为中年女性，慢性便秘，长期服药，故易气血亏虚，手术后中气愈虚，大肠传导无力，故便秘尤甚，又有气短乏力、临厕努责、脉沉弱、面色晦暗，为气虚血滞之象；便结日久，津液耗伤，加之术后肾精不足，不能濡养肠道，则大便偏干、腰酸膝软、目眶暗黑，证属气虚血弱，肾精不足；治以补中益气，补肾润肠。方用补中益气汤补益中气，重用当归、肉苁蓉、熟地黄养血润肠通便，火麻仁、郁李仁、杏仁、桃仁润肠活血通便；增液汤滋阴通便，加山萸肉、枸杞子补益肝肾，枳壳、木香降气利肠，酒大黄活血通便。纵观全方，补泻兼施，标本兼治，升降并用，故患者便秘得缓。

案 3：董某，男，85 岁，初诊时间 2019 年 11 月 20 日。患者半年前行食道癌手术，术后出现腹痛，大便干，恶心，食欲下降，半年来消瘦 7.5 kg，舌淡红苔白，脉沉。

中医诊断：便秘（阳虚寒积证）。

治法：温补脾阳，消积化食。

方药：温脾汤、金铃子散加减。

党参 15 g，附子 15 g，干姜 20 g，酒大黄 20 g，炙甘草 10 g，焦神曲 10 g，焦麦芽 30 g，炒莱菔子 30 g，炒鸡内金 20 g，焦槟榔 10 g，焦山楂 20 g，炙枇杷叶 10 g，竹茹 20 g，木香 10 g，元胡 15 g，川楝子 10 g，番泻叶 3 g。7 剂，水煎服。

2019 年 11 月 27 日复诊：腹痛好转，大便较前通畅，舌红质干、苔少略黄有瘀斑。上方继续服用 7 剂，诸症缓解。

按：患者年老体衰，处于食道癌手术后，正气受损，脾气、脾阳亏虚，故食欲不振，身体消瘦；脾阳虚弱，运化无力，加之饮食起居不慎，导致寒积内停，腑气不通，故便秘，腹痛；脾气不升，胃气失于和降，故见恶心；舌淡脉沉为里虚之象。本证以脾阳虚为本，兼有冷积，不可大力攻伐，损伤中阳，宜温补脾阳，消积化食，方用温脾汤加减。方中附子大辛大热，温壮脾阳，解散寒凝，配大黄、番泻叶泻下已成之冷积；干姜温中助阳，党参健脾益气，甘草调和诸药；更加焦四仙、莱菔子、鸡内金消食导滞，兼以开胃；炙枇杷叶、竹茹和胃降逆，金铃子散理气活血以止腹痛；患者年老体弱，大便干结不甚，故去芒硝、当归。本方寓温补于攻下消导

之中，温补而不壅滞，攻下而不伤正，使寒邪去，积滞行，脾阳复，故患者腹痛止，大便得通。

案4：罗某，男，63岁，初诊时间2020年1月15日。家属诉患者长期便秘，近日大便干结，用开塞露2瓶亦不能通便，夜间盗汗，需换2次床单，有帕金森病、脑梗死病史。

中医诊断：便秘（阴虚证）。

治法：养阴增液通便。

方药：柏子仁丸、当归润肠丸加减。

炒柏子仁30 g，葛根20 g，麦冬20 g，五味子15 g，生牡蛎30 g，火麻仁30 g，酒大黄30 g，当归尾15 g，秦艽20 g，生龙骨30 g，瓜蒌30 g，麻黄根10 g，炒桃仁20 g，红花15 g，鲜地黄40 g，沉香2 g，元参30 g，天麻6 g，熟三七3 g，番泻叶10 g。7剂，水煎服。

2020年1月22日复诊：患者大便通畅，不干，每日2次，盗汗减轻，去番泻叶，继续服用14剂，盗汗好转，大便通畅。

按：患者年老久病，长期便秘，开塞露未见效，为津血亏虚，瘀血内阻，大肠失其濡润，传导失常所致；夜间盗汗严重，提示阴虚火旺。治法以养心固卫、滋阴润燥通便为主。方用许叔微的柏子仁丸，戢阳气，止盗汗，进饮食，退经络热，原方去温燥的半夏、白术、人参，加龙骨潜阳敛汗；配合当归润肠丸润燥通便，原方去性温之熟地黄，用鲜地黄、当归滋阴补血润燥，元参、麦冬、生地黄取增液汤之意，滋阴清热，润肠通便；酒大黄、番泻叶、瓜蒌泻下润肠，配合桃仁、红花、当归活血祛瘀，润肠通便；葛根、秦艽祛风升阳，加沉香理气，升降相因，所以通壅塞；天麻、熟三七平肝止痉，活血化瘀，兼治中风；诸药相合，攻补兼施，共奏益阴养血、活血通幽之功。药后患者大便得通，则减泻下药，以滋阴养血，活血通幽为主进行治疗。

四 泄泻

（一）概述

泄泻是以大便次数增多，便质稀薄，甚至泻出如水样为表现的病症。以大便溏薄而势缓者为泄，大便清稀如水而直下者为泻。泄泻亦可称为"飧泄""濡泄""洞泄""下利"，相当于现代医学的急慢性肠炎、肠易激综合征、胃肠功能紊乱等。

（二）病因病机

泄泻的病位在于脾胃与大小肠。病因有感受外邪、饮食所伤、情志失调及脏腑虚弱等。外感六淫均可影响脾的运化而致泄泻，以湿邪最为多见，或寒湿，或湿热，或暑湿，均为常见外感泄泻原因；饮食不洁，或过食肥甘，损伤脾胃可致泄泻；忧思恼怒，肝气乘脾，运化失常而致泄泻；脾胃虚弱，运化失司，清浊不分，遂成泄泻；肾阳虚衰，脾失温煦，运化失常而致泄泻。

《黄帝内经》有云："湿盛则濡泄。"本病病因虽多，其核心病机多为脾虚湿盛。外湿困脾，影响脾之运化，或脾虚生湿，清浊不分，均可产生泄泻。

（三）辨证论治

泄泻以排便次数增多、粪便清稀为特征，在辨证时，需区分寒热虚实。便质清稀，完谷不化，为寒证；大便色黄褐而臭，泻下急迫，肛门灼热为热证；发病急，病程短，泻下腹痛，痛势急迫拒按，泻后痛减，多为实证；病程长，起病缓，腹痛不甚，喜温喜按，多为虚证；亦有寒热错杂，虚实并见者，需要全面分析。

张老根据病机将本病分为六个证型，其中寒湿证、湿热证、食滞肠胃证、肝气乘脾证为实证；脾胃虚弱证、肾阳虚衰证为虚证。治疗宜分辨虚实，实证以祛邪为主，或祛湿、消食、疏理肝气，兼顾健运脾胃；虚证以补虚为主，或补益脾胃、温补肾阳，辅以祛湿。张老强调急性泄泻不可急于补涩，以免闭门留寇；慢性泄泻则需注意邪正相兼，虚实夹杂之证，不宜一味用补。若病情处于寒热虚实兼夹或互相转化时，当随证而施治。

1 寒湿证

［症状］泄泻清稀，甚则如水样，腹痛肠鸣，脘闷食少，或见恶寒发热头痛，肢体酸痛，苔白腻，脉濡缓。

［治法］解表散寒，芳香化湿。

［方药］藿香正气散加减。

藿香 15 g，紫苏叶 12 g，白术 15 g，茯苓 15 g，法半夏 12 g，桔梗 10 g，陈皮 10 g，大腹皮 15 g，生甘草 10 g，白芷 10 g，生姜 10 g，红枣 15 g。

［加减］表邪较重者，可加荆芥、防风疏散风邪；脘腹胀满、疼痛明显者，加平胃散、厚朴温中汤燥湿运脾，理气除满；寒湿在里，腹胀肠鸣，小便不利，苔白厚腻者，可用胃苓汤祛湿和胃。

2 湿热证

［症状］泄泻腹痛，泻下急迫，或泻而不爽，大便色黄褐，气味臭秽，肛门灼热，或身热口渴，小便短黄，苔黄腻，脉滑数或濡数。

［治法］清热利湿。

［方药］葛根芩连汤加减。

葛根 15 g，黄连 10 g，黄芩 10 g，生甘草 10 g。

［加减］症见夹食，可加神曲、山楂、麦芽；如有发热头痛、脉浮等风热表证，可加金银花、连翘、薄荷；暑湿侵袭，症见发热头重，小便短赤，可加"新加香薷饮"解暑清热、利湿止泻。

3 食滞肠胃证

［症状］腹痛肠鸣，泻下粪便臭如败卵，泻后痛减，兼有不消化食物，脘腹胀满，嗳腐酸臭，不思饮食，苔垢浊或厚腻，脉滑。

［治法］消食导滞。

［方药］保和丸加减。

焦山楂 30 g，焦神曲 30 g，焦麦芽 30 g，茯苓 15 g，姜半夏 15 g，陈皮 15 g，莱菔子 30 g，鸡内金 30 g，连翘 10 g。

［加减］脘腹胀满、泻而不爽者，可加枳实导滞丸、焦槟榔，去除湿热积滞。

4 肝气乘脾证

［症状］平素胸胁胀闷，嗳气食少，每逢抑郁恼怒，或情绪紧张之时，即发生腹痛泄泻，腹痛即泻，泻后痛减，舌淡，脉弦。

［治法］抑肝扶脾。

［方药］痛泻要方加减。

白术 15 g，白芍 15 g，陈皮 10 g，防风 10 g。

［加减］若平素便溏、神疲食少，加黄芪、党参、扁豆健脾益气；若久泻不止，可加酸收之品，如五味子、诃子肉、石榴皮等；若兼腰腹冷痛、完谷不化等，可加四神丸温补脾肾。

5 脾胃虚弱证

［症状］大便时泻时溏，稍进油腻食物或饮食稍多，大便次数即明显增多，饮食减少，脘腹胀闷，面色萎黄，神疲倦怠，舌淡苔白，脉细弱。

［治法］健脾渗湿。

［方药］参苓白术散加减。

党参 15 g，白术 15 g，茯苓 15 g，炒白扁豆 15 g，陈皮 10 g，山药 15 g，莲子肉 30 g，砂仁 10 g，炒薏苡仁 20 g，桔梗 10 g，红枣 10 g。

［加减］若腹痛腹泻、手足不温，予附子理中丸温补脾阳；久泻不止，脱肛者，予补中益气汤益气升清，健脾止泻。

⑥ 肾阳虚衰证

［症状］黎明之前脐腹作痛，肠鸣即泻，泻后即安，或完谷不化，腰腹冷痛，形寒肢冷，腰膝酸软，舌淡苔白或水滑，脉沉弱无力。

［治法］温肾健脾，固涩止泻。

［方药］四神丸加减。

补骨脂 15 g，炙吴茱萸 6 g，肉豆蔻 15 g，五味子 10 g。

［加减］若平素大便稀溏，食欲减退，腹胀，加参苓白术散健脾渗湿；年老体弱，久泻不止，中气下陷，加黄芪、党参、白术益气升阳健脾；久泻不止，亦可予真人养脏汤固涩止泻。

（四）诊治特色

① 详辨虚实，活用补泻

朱丹溪《平治会萃》有云："泄泻有寒热虚实之不同，举治不可执一而言。"李中梓《医宗必读》更提出九种泄泻治法：淡渗、升提、清凉、疏利、甘缓、酸收、燥脾、温肾、固涩。

暴泻多实，治宜以疏利为主，邪去则正安，不可见泻止泻，闭门留寇；又可根据病因病机施以散寒、清热、消食、淡渗等法，久泻多虚，治宜以补益调和为主，可用补益脾肾、升提中气、调节肝脾、收敛固涩等法。而临证多有变化，亦应随证调整，暴泻亦有脾阳虚弱，治以温补脾阳方缓；久泻常见虚中挟滞，先宜消导；证见寒热错杂，治宜温清并用；泄泻兼有脘痞，则宜升降并调。

② 调脏兼顾治肠

一般认为，久泻多责之于肝、脾、肾三脏失调，或为肝脾不和，或为脾气亏虚，或为脾肾阳虚，治疗大法为补益调和。张老认为，久泻病因虽多有脏腑功能失调，然而病变却不离于肠，因此，治疗宜调脏兼顾治肠。

如兼有湿热证者，症见大便黏滞，苔腻，张老往往在调和脏腑的基础上加黄连、藿香等化湿清热，厚肠止泻之品。久泻滑脱者，张老则配伍石榴皮、诃子肉、五味子等药物涩肠止泻。

3 注重日常调护

泄泻患者应注意饮食清淡，忌食辛辣、生冷、油腻、不易消化的食物。注意防寒保暖，规律作息，避免劳累。

（五）医案

> 案1：苏某某，女，59岁，初诊时间2006年10月25日。患者素有慢性胆囊炎病史，前1天下午受凉后出现胆囊区疼痛，半夜呕吐、腹泻2次，伴腰背痛，舌淡苔白腻，左寸稍数，关脉弦滑，尺沉。
>
> 中医诊断：泄泻（寒湿证）。
>
> 治法：解表散寒，芳香化湿。
>
> 方药：藿香正气散、四逆散加减。
>
> 藿香30 g，大腹皮20 g，紫苏叶、紫苏梗各15 g，青皮、陈皮各15 g，茯苓18 g，苍术、白术各20 g，厚朴20 g，姜半夏15 g，白芷12 g，干姜15 g，红枣10枚，炙鳖甲30 g，柴胡10 g，枳壳20 g，佛手20 g，砂仁15 g，竹茹15 g，黄连10 g，炙甘草10 g。7剂，水煎服。
>
> 2006年11月1日复诊：1剂药后呕吐、腹泻止，舌淡红、苔薄白，脉细沉弦，原方继续服用7剂，诸症缓解，以健脾补肾收功。

按：患者感受寒邪后出现恶心、腹泻等症，为寒湿侵袭，影响脾胃运化，清浊不分，升降失司所致，治以藿香正气散解表散寒，芳香化湿；患者有慢性胆囊炎病史，此次发作伴有胆囊区疼痛，治以四逆散加佛手、砂仁疏肝和胃，理气止痛；本病病位在肠，故加黄连清热燥湿止泻。暴泻后中气受损，证见脾肾亏虚，则以补益脾肾收功。

案 2：李某某，女，26 岁，初诊时间 2006 年 6 月 22 日。患者主因痛经、痛泻来诊。患者痛泻多年，近年来受寒后出现痛经，月经前 2 天明显，小腹坠胀疼痛，月经后期 7 ～ 10 天，末次月经 2006 年 5 月 25 日，经血色深有血块，经量正常，大便每日 1 次，偏稀，便前腹痛，手足不温，食欲减退。舌淡暗、苔薄白、少齿痕，脉沉涩。

中医诊断：泄泻（肝气乘脾），痛经（寒凝气滞血瘀）。

治法：抑肝扶脾，温经止痛。

方药：理中汤、痛泻要方、金铃子散加减。

党参 10 g，白术 15 g，防风 15 g，藿香 20 g，炮姜 15 g，桂枝 10 g，厚朴 15 g，枳壳 15 g，砂仁 12 g，香附 10 g，川楝子 12 g，元胡 20 g，青皮、陈皮各 15 g，半夏 12 g，炙吴茱萸 9 g，炙鳖甲 20 g，莪术 20 g，白芍 30 g，炙甘草 10 g。7 剂，水煎服。

2006 年 6 月 29 日复诊：患者 2006 年 6 月 25 日月经至，疼痛可忍，量少色深，便前已无腹痛，大便稀较前好转，1 次 / 日，舌淡红、苔薄黄腻，脉细滑，上方桂枝加至 12 g，吴茱萸加至 10 g。14 剂。

2006 年 7 月 13 日三诊：腹痛腹泻已无，上方改藿香 30 g，继续服用 14 剂，腹泻未作，痛经缓解。

按：患者为青年女性，脾胃素虚，肝气来乘，故见痛泻，肾阳虚弱，外寒凝结，气滞血瘀，凝滞胞宫，不通则痛。脾阳赖肾阳温煦方能运化正常，肾阳不足，故患者泄泻多年难以缓解。治以健脾抑肝，温暖下元，活血止痛，方用理中汤温补脾阳，痛泻要方抑肝扶脾，桂枝、炙吴茱萸温经止痛，香附、金铃子散、炙鳖甲、莪术理气活血止痛，藿香化湿止泻，诸药合用，脾肾得温，肝气得缓，故痛泻、痛经缓解。

案 3：吴某，男，18 岁，初诊时间 2006 年 7 月 25 日，患者为双胞胎，出生时体重 2 kg，从小容易腹泻，遇冷则泻，现晨起 5 点即便，大便稀溏，时有便前腹痛，便后痛减，或遇冷风则加重，最多 4～5 次／日，食欲尚可，舌淡有齿痕、苔薄白，左脉稍弦，尺沉稍弱，右脉细，关尺弱。

中医诊断：泄泻（脾肾阳虚，肝脾不和）。

治法：温补脾肾，抑肝扶脾。

方药：四神丸、痛泻要方加减。

陈皮 10 g，炒白芍 15 g，防风 15 g，炒白术 15 g，干姜 20 g，肉豆蔻 15 g，补骨脂 15 g，炙吴茱萸 12 g，藿香 30 g，大腹皮 30 g，山萸肉 30 g，诃子肉 15 g，黄连 10 g，茯苓 15 g，白芷 15 g，炙甘草 10 g，元胡 10 g。7 剂，水煎服。

2006 年 8 月 1 日复诊：痛泻已无，胃胀时有，舌淡红、少齿痕、苔薄白，脉沉细，上方加炒谷芽、炒稻芽各 15 g，继续服用月余，诸症皆缓。

按：患者素体先天不足，脾胃虚弱，肝气乘脾，故见痛泻；脾肾阳气虚损，火不温土，故见腹部畏寒，五更泄泻；舌淡脉弱均为阳气虚损之象。治疗以痛泻要方、四神丸调肝健脾，温补脾肾为主；辅以藿香、黄连、白芷祛湿厚肠止泻；大腹皮行气宽中，茯苓健脾利湿，元胡行气止痛，山萸肉补益肝肾，诃子肉收敛止泻。诸药并用，脾肾得温，湿邪得化，肝脾得调，故诸症迅速缓解。然而患者脾肾虚弱日久，治疗非一日之功，故需守方治疗。

第三节　心脑病证

一　心悸

（一）概述

心悸是指患者感到心中跳动，心慌不安，不能自主，或脉三五不调的病证。其中因惊恐、劳累而发者，病情较轻者，为惊悸；惊悸日久，病情较重者为怔忡。西医学中心律失常、神经症、贫血等以心悸为主症的多种疾病，可参考本病诊治。

（二）病因病机

心悸的病因有体质因素、饮食劳倦、内伤七情、感受外邪、药食不当等。心悸的病位主要在心，与肝、脾、肾等脏关系密切。本病的核心病机为气血阴阳失调，心神失养。在虚的基础上，可有痰、饮、火、瘀阻滞心脉，扰乱心神，形成虚实夹杂之候。

（三）辨证论治

临床上首辨虚实，标本兼顾，结合辨病。心悸以气血不足、阴阳两虚为本，痰瘀阻络为标。常见证型有心阳不足证、气血亏虚证、气郁瘀阻证、阴阳两虚证等，辨病方面，可大致分为缓慢性心律失常、快速性心律失常、过早搏动等。在中医传统辨证选取适合方药之后，结合辨病选用有针对性的药物。如针对缓慢性心律失常患者，可选用具有加快心率作用的药，如人参、附子、麻黄、桂枝、丁香等。但有的缓慢性心律失常的患者在加用麻黄、桂枝之后有口干、自汗、心慌加重的情况，可以从小剂量逐渐增加。针对快速性心律失常患者，可选用具有减慢心率作用的中药，如苦参、葛根、佛手等。

① 心阳不足证

［症状］心悸，乏力，气短，动则汗出，面色苍白，形寒肢冷，舌淡苔白，脉沉缓。

［治法］温补心阳，益气定悸。

［方药］桂枝汤、补中益气汤加减。

桂枝 10 g，白芍 10 g，黄芪 20 g，党参 15 g，白术 10 g，炙甘草 10 g，当归 10 g，陈皮 10 g，升麻 10 g，柴胡 10 g。

［加减］若心阳不振，阴寒凝滞，症见畏寒肢冷、血压偏低、脉迟，可加人参、附子、细辛、麻黄等加快心率的中药；若气虚不固，症见自汗明显，则重用人参、黄芪、生龙骨、生牡蛎等；若心阳不足，水饮内停凌心，症见心悸、下肢水肿、渴不欲饮、肠鸣、舌淡苔滑，可予苓桂术甘汤加减。

② 气血亏虚证

［症状］心悸气短，易惊，失眠健忘，面色无华，头晕目眩，神疲乏力，舌淡红，脉细弱。

［治法］补益气血，养心安神。

［方药］养心汤、归脾汤加减。

黄芪 20 g，茯苓 10 g，茯神 10 g，半夏 10 g，当归 10 g，川芎 10 g，远志 12 g，桂枝 10 g，柏子仁 20 g，酸枣仁 20 g，五味子 10 g，党参 10 g，龙眼肉 10 g，炒白术 10 g，炙甘草 10 g。

［加减］若血虚明显，症见面色无华、贫血，可加阿胶、熟地黄等。若心虚胆怯，症见善惊易恐、心悸不安，可加生龙骨、生牡蛎、石菖蒲等安神定志。

❸ 气郁瘀阻证

［症状］心悸，胸闷不舒，善太息，心前区刺痛，情绪波动加重，口苦咽干，少寐，唇甲青紫，舌质紫暗或有瘀斑，脉涩或沉细弱。

［治法］疏肝理气，化瘀通络。

［方药］小柴胡汤、丹参饮加减。

柴胡 10 g，黄芩 10 g，清半夏 10 g，党参 10 g，生甘草 10 g，丹参 15 g，檀香 10 g，砂仁 10 g。

［加减］若痰瘀互结，症见胸闷硬痛，可加瓜蒌薤白半夏汤；若大便秘结，舌有瘀斑，可加桃仁、红花，火麻仁、酒大黄等；若痰火扰心，症见心悸易惊，胸闷烦躁，失眠多梦，舌红苔黄腻，脉弦滑，可用温胆汤加减。

❹ 阴阳两虚证

［症状］心悸不宁，气短乏力，自汗盗汗，舌淡暗或舌光少苔，脉结代。

［治法］阴阳并补，益气宁心。

［方药］炙甘草汤加减。

生地黄 20 g，炙甘草 20 g，党参 10 g，麦冬 10 g，阿胶 10 g，火麻仁 20 g，桂枝 10 g，生姜 10 g，远志 10 g，甘松 20 g。

［加减］若阴虚火旺，症见心悸、五心烦热、脉促，可加苦参、石韦、大青叶；若气阴亏虚明显，可加生脉散。

（四）诊治特色

❶ 重视脉象，善用炙甘草汤

心悸为临床常见病，为本虚标实之证，以气、血、阴、阳亏虚为本，痰、瘀、饮为标。临床气血亏虚证最为多见，以养心汤加减论治。其他证型，如心阳不足证、气郁痰阻证、痰火扰心证、气阴亏虚证亦不少见。病情较重、病程较长者常常阴阳两虚，可见心悸。脉结代或促者，以炙甘草汤加减论治。

炙甘草汤的适用脉象并不局限在结代脉，促脉也可以用。炙甘草汤有炙甘草、桂枝、党参温补阳气，有生地黄、麦冬养阴，为阴阳并补之剂。心悸，脉促有热象者，在炙甘草汤基础上加石韦、黄连、苦参等清热药物，效果颇佳。

治疗心悸，应重视辨脉象，一般认为脉率快者为阳脉，如促脉、数脉。脉率慢者为阴脉，如结脉、代脉、迟脉。遇到脉象与整体辨证不相符的患者，触到阳脉者，可在整体辨证论治选方的基础上加用苦参、黄连、石韦、栀子等清热药物。触到阴脉者，常加麻黄、仙茅、人参等温热药物。

❷ 重视气机，从肝论治

近年观察，随着生活节奏的加快和工作压力的加大，由内伤七情导致心悸者越来越多。肝之疏泄，对调畅气机有着重要作用。肝失疏泄，情志变化失常可致心悸。肝既调畅气机又藏血，若气血失调，则心失所养，亦常发心悸。故从肝论治心悸，应该得到重视。肝气郁结者，可用柴胡疏肝散；气郁瘀阻者，可用小柴胡汤和丹参饮。

❸ 注重日常调护

保持情绪稳定，避免劳累及情绪刺激，注意清淡饮食，保持有规律的生活作息，忌烟酒及咖啡、浓茶等富含咖啡因的食物。

（五）医案

案1：安某某，男，78岁，初诊时间2019年12月26日。患冠心病、心悸5年，近1个月加重，伴面色发红、乏力，发作2～3次/日，持续数分钟，自觉有热感，口干，无胸闷、胸痛，无咽痛，失眠多梦，小便正常，大便偏干，舌稍红有裂纹、苔薄白，脉结。

中医诊断：心悸（阴阳两虚）。

治法：益气滋阴，通阳复脉。

方药：炙甘草汤加味。

炙甘草 15 g，党参 15 g，生地黄 20 g，桂枝 10 g，阿胶 10 g，麦冬 20 g，火麻仁 20 g，大青叶 15 g，石韦 10 g，甘松 30 g，红枣 15 g，生姜 10 g，三七粉 3 g（冲）。14 剂。

2020 年 1 月 9 日复诊：服药后心悸明显减轻，面色发红较前减轻，大便较前通畅，乏力、热感、口干等均减轻，睡眠一般，舌淡红、苔薄白，脉停歇情况较前减少。予上方加酸枣仁 30 g，14 剂。后电话随访，心悸、口干、热感等症状基本消失，病情稳定。

按：心主血脉，心藏神。患者久病阴阳两虚，心神失养，故见心悸；阴虚生内热，故见面色发红，自觉热感，舌红有裂纹；阳虚，则见脉结。病位在心，病性为虚，虚证为阴虚、阳虚。治以益气滋阴，通阳复脉。心律失常患者，常以脉象迟数分阴阳，迟脉、代脉、结脉为阴证，数脉、促脉为阳证，继而治疗上以热者寒之、寒者热之为法。但临床上心律失常的证型错综复杂，单一证型少见，而复合证型多见，脉证不一也甚为多见。如本患者面色发红，自觉有热感，口干，大便偏干，整体热象明显；但脉结，又与之矛盾。选用炙甘草汤，一是患者有"心动悸，脉结代"的特点；二是炙甘草汤本为阴阳气血并补之剂，须知本患者有热象而脉结，并非脉证不符，实为阴阳俱虚，而阴虚甚者也，故可以使用炙甘草汤。

案 2：任某，男，69 岁，初诊时间 2016 年 12 月 3 日。心悸 1 月余。1 个月前无明显诱因出现心悸气短，心电图提示快速心房颤动。刻下症见心悸气短，面色萎黄，食欲减退，睡眠差，时有咳嗽，咳白痰，大便无力，舌淡红，苔白腻，脉三五不调。

中医诊断：心悸（心血不足，痰阻胸阳）。

治法：补益心血，化痰通阳。

方药：养心汤加味。

黄芪 20 g，茯苓 10 g，茯神 10 g，半夏 10 g，当归 10 g，川芎 10 g，远志 12 g，桂枝 10 g，柏子仁 20 g，酸枣仁 30 g，五味子 10 g，党参 10 g，甘草 10 g，川贝母 10 g，莱菔子 20 g，枳壳 20 g，厚朴 20 g，甘松 20 g。14 剂。

2016 年 12 月 15 日复诊：心悸气短明显减轻，大便通畅，舌淡苔白，脉三五不调。原方继续服用 30 剂。患者服药后心悸气短症状基本消失，病情稳定。

按：心主血脉，主藏神。患者气血不足，心神失养，心神不宁，故见心悸气短、面色萎黄、睡眠差、大便无力。痰阻胸阳，则咳嗽咳痰。综合舌脉证，舌淡苔白腻，脉三五不调，乃气血亏虚、痰阻胸阳之证。病位在心，病性虚实夹杂，本虚为心血不足，标实为痰湿。法当补益心血，化痰通阳，以养心汤加减治疗。方中党参、黄芪、桂枝以补心气，川芎、当归以养心血，茯苓、茯神、远志、柏子仁、酸枣仁、五味子以宁心安神，更用半夏、厚朴、枳壳、莱菔子和胃化痰以助运，甘草调和诸药，共奏益气补血、养心安神之功。

二 胸痹

（一）概述

胸痹，又称为胸痹心痛，是由寒凝、瘀血、痰浊、气滞等导致心脉痹阻，从而以心胸憋闷、疼痛为典型表现的病症。轻者表现为胸口憋闷，轻微疼痛，或有发紧不适感。重者疼痛剧烈，呈压榨性，持续不解，可伴面色苍白、四肢厥冷、大汗淋漓等，称为"真心痛"。西医中的冠心病心绞痛、心脏神经症及心肌梗死等，可参考本病进行论治。

（二）病因病机

本病病因与饮食不节，情志失调，感受外邪，禀赋异常，久病劳损有关。胸痹的病位在心脉，与肝、脾、肾多脏相关。《金匮要略》记载"夫脉当取太过、不及，阳微阴弦，即胸痹而通"提出其病机为"阳微阴弦"，记载的瓜蒌薤白白酒汤、瓜蒌薤白半夏汤等方剂，沿用至今。本病主要病机为本虚标实，本虚为气阴两虚，甚至阴阳两虚，标实为寒凝、痰饮、瘀血、气滞，导致心脉痹阻。

（三）辨证论治

胸痹辨证首辨虚实，实证有痰湿、寒凝、气滞、血瘀，虚证有气虚、阴虚、阳虚、气阴两虚。张老根据常见病机将本病分为寒凝心脉证、气滞心胸证、瘀血痹阻证、痰浊痹阻证、气阴两虚证五个证型。治疗以急则治其标，缓则治其本为总原则。实证以活血化瘀、温阳散寒、理气宽胸、化痰散结为法。虚证以益气、养阴、温阳等为法。遇虚实夹杂，实邪兼夹，虚实转化者则随证治之。总之，常常通中有补，补中有通。

1 寒凝心脉证

［症状］猝然心痛如绞，形寒，天气寒冷易发或加重，甚则手足不温，短气心悸，冷汗自出，面色苍白，苔薄白，脉沉紧。

［治法］温通心阳，散寒止痛。

［方药］瓜蒌薤白白酒汤、当归四逆汤加减。

瓜蒌 20 g，薤白 10 g，当归 10 g，桂枝 10 g，白芍 10 g，羌活 10 g，细辛 3 g，炙甘草 10 g，白通草 10 g，厚朴 10 g，枳壳 10 g。

［加减］若胸阳不振，痰浊中阻，症见胸中痞满、气上撞心、舌苔白

腻、脉沉紧，可加枳实薤白桂枝汤。

② 气滞心胸证

[症状] 心胸满闷，隐痛，善太息，情志不畅时诱发或加重，可伴有自觉咽中不畅，胃脘腹胀闷，舌苔薄白，舌淡红，脉弦细。

[治法] 疏肝解郁，理气宽胸。

[方药] 柴胡疏肝散加减。

柴胡 12 g，陈皮 10 g，香附 10 g，厚朴 20 g，枳壳 20 g，清半夏 10 g，茯苓 10 g，川芎 10 g，桔梗 10 g，白芍 20 g，甘草 10 g。

[加减] 少阳证兼气滞血瘀证临床上非常多见，症见口干口苦、头晕、胸闷痛、心烦、舌红苔薄黄、脉弦者，方可用小柴胡汤、丹参饮加减，屡有佳效；若疼痛明显，可加元胡、川楝子增加行气止痛之力。

③ 瘀血痹阻证

[症状] 心胸疼痛，刺痛或绞痛，痛有定处，胸闷。舌质暗红或紫暗、有瘀斑、苔薄，舌下血脉青紫，脉涩弦。

[治法] 活血化瘀，通脉止痛。

[方药] 血府逐瘀汤、丹参饮加减。

当归 10 g，生地黄 10 g，桃仁 10 g，红花 10 g，枳壳 20 g，赤芍 20 g，柴胡 10 g，甘草 10 g，桔梗 10 g，川芎 10 g，牛膝 20 g，丹参 20 g，檀香 10 g，砂仁 10 g。

[加减] 瘀在胸部，胸痛明显者，重用赤芍、川芎，加元胡、青皮；血瘀阻滞胁肋部，症见胁痛者，加郁金、川楝子、元胡；若伴恶寒、肢冷等症，加细辛、桂枝、干姜等温通散寒之品。

④ 痰浊痹阻证

[症状] 胸闷重，心痛，体形肥胖，痰多，乏力倦怠，食欲减退，便溏，口黏，苔白腻或白滑，脉滑。

[治法] 通阳宽胸，化痰开结。

[方药] 瓜蒌薤白半夏汤加减。

瓜蒌 20 g，薤白 10 g，清半夏 10 g，枳壳 20 g，厚朴 20 g，丹参 10 g，檀香 10 g，砂仁 10 g。

［加减］若痰饮较重，症见下肢水肿、肠鸣，可加苓桂术甘汤；若痰浊化火，症见心烦、闷痛、失眠多梦、舌暗红、苔黄腻，可用温胆汤和小陷胸汤加减。

⑤ 气阴两虚证

［症状］胸闷气短，胸口隐痛，少气懒言，乏力，自汗，心悸，舌淡苔白，脉沉细。

［治法］益气养阴通脉。

［方药］生脉散加减。

人参 10 g，麦冬 20 g，五味子 10 g，茯苓 10 g，柏子仁 10 g，远志 12 g，丹参 10 g，当归 10 g。

［加减］若阴虚及阳，阴阳两虚，症见心悸而痛、胸闷、四肢欠温，兼见自汗或盗汗、舌淡胖苔白、脉结代或细，可用炙甘草汤加减。

（四）诊治特色

① 气血同调，善用丹参饮

胸痹急性发作期以标实为多，其中又以气滞血瘀最为多见；且不论寒凝、痰浊，均可导致气机不畅，血行不畅，故行气活血化瘀的治法经常用于各种证型之中。丹参饮，以丹参为君药，活血化瘀，而血之运行，全赖气的推动，故用檀香、砂仁行气，三药合用，气血同调，气行血畅，疼痛自除。

② 通中有补，补中有通

胸痹的病机可以概括为"不通则痛"和"不荣则痛"。临床上胸痹患者多为中老年人，病程较长，故常成虚实夹杂之候。治疗上应注意通补兼顾，常用当归、三七、丹参等祛瘀不伤正之药。补益时，常加陈皮、佛手以避免气机壅滞。

❸ 注重日常调护

在充分休息的基础上适度活动，避免劳累，清淡饮食，避免烟酒及肥甘厚腻之品。保持大便通畅，注意防寒保暖。

（五）医案

案1：董某，女，83岁，初诊时间2019年10月22日。胸闷痛8年，加重1个月。8年前患者因冠心病行支架植入手术，近1个月胸闷痛加重，遂来就诊。刻下症见胸闷痛，后背痛，头晕目眩，口苦，口臭，乏力，大便正常，小便泡沫多，舌白苔白腻，脉滑弦。心电图示窦性心律，房性期前收缩，短阵房性心动过速，T波改变。

中医诊断：胸痹（少阳证，气滞血瘀证）。

治法：和解少阳，行气活血。

方药：小柴胡汤、丹参饮加减。

柴胡10 g，法半夏10 g，党参10 g，黄芩10 g，生甘草10 g，丹参10 g，檀香10 g，砂仁10 g，葛根15 g，片姜黄10 g，生龙骨20 g，生牡蛎20 g，陈皮10 g。14剂，水煎服。

2019年11月7日复诊：服药后患者口苦、头晕、目眩好转，胸背痛好转，依然乏力，舌脉如前。上方加生黄芪20 g，桂枝10 g。14剂。

长期服药后不适进一步好转。

按：患者口苦咽干、头晕目眩提示少阳病，又有胸闷、乏力、胸痛，属于胸痹气滞血瘀证。故以和解少阳，行气活血为法，选方小柴胡汤、丹参饮。丹参饮源于陈修园《时方歌括》："丹参一两，檀香、砂仁各一钱，水一杯半，煎七分服。"原书记载丹参饮的作用为："治心胃诸痛，服热药不效者宜用"。丹参活血祛瘀止痛而不伤气血，又能凉血养血、除烦安神，檀香调气止痛，砂仁温脾理气，故丹参饮为调气活血法的代表方。

案2：孙某，男，59岁，初诊时间2018年11月12日。胸闷1年余。1年前患者因冠心病接受支架植入术，时有胸闷、疲乏，遂来就诊。刻下症见胸闷，心胸有热感，口干，活动后胸部刺痛，食欲和睡眠一般，二便调，面色黧黑，唇舌紫暗，舌有瘀点，苔白，脉细。

中医诊断：胸痹心痛（气滞血瘀）。

治法：活血行气。

方药：血府逐瘀汤加减。

桃仁10 g，红花10 g，当归10 g，生地黄10 g，牛膝10 g，川芎10 g，桔梗10 g，赤芍10 g，枳壳10 g，甘草10 g，柴胡12 g，丹参15 g，檀香10 g，地龙20 g。14剂，水煎服。

2018年11月26日复诊：服药后患者胸闷明显减轻，胸痛发作次数明显减少，舌暗苔白，脉细。上方加炒鸡内金20 g。

其后，长期坚持服用中药，无胸闷胸痛等不适。

按：气为血帅，血为气母，气行则血行，气滞则血瘀。气血循行不畅，则可见胸闷刺痛；血瘀化热则心胸有热感，口干。综合舌脉，舌暗有瘀点，脉细，乃气滞血瘀之证。病位在心，病性虚实夹杂，虚为气虚，实为血瘀、气滞，故治以活血行气。

患者在冠心病支架植入术后，出现胸闷时痛，面色黧黑，舌暗有瘀点，辨证为气滞血瘀证。血府逐瘀汤出自清代医家王清任《医林改错》，是治疗气滞血瘀证的代表方，具有活血化瘀而不伤血、疏肝解郁而不耗气的特点。胸痹日久，瘀血致使经脉运行不畅，阻滞脉络，即"久病入络"，故在此方基础上加丹参、檀香、地龙以加强活血行气，通络止痛之力。胸痹患者，以气滞血瘀证最为常见，症见心胸刺痛、固定不移、胸闷，唇色紫暗，脉象弦涩，常用血府逐瘀汤为基本方治疗。若气滞较重、胸闷明显，可加檀香、沉香、青皮、陈皮理气；气虚明显，表现为气短乏力、自汗，可加黄芪、党参、白术益气健脾；寒凝明显者，表现为畏寒肢冷，可加桂枝、细辛等温通散寒之品；血瘀明显者，表现为胸痛较剧，可加乳香、没药、郁金、元胡等。

三　不寐

（一）概述

不寐是以经常不能获得正常睡眠为主症的病证。主要表现为睡眠时间不足或睡眠后不能消除疲劳。轻者入睡困难，睡眠深度不足，时寐时醒，或醒后不能入睡，重者则彻夜不眠。西医学中的神经症、高血压病、更年期综合征等以失眠为主要表现者，可参考本病论治。

（二）病因病机

不寐的病因有体质因素、情志失调、饮食劳倦、感受外邪、年老体衰等。不寐的病位主要在心、肝，与脾、胃、肾等脏器关系密切。本病的核心病机为肝郁气滞、心神不安。

（三）辨证论治

临床上首辨虚实。不寐虚证多由血虚导致心神失养，临床表现为面色无华、少气懒言、心悸，多是心血不足所致。实证多为火扰心神，临床表现为心烦易怒、口干口苦、便秘，多是肝郁化火或痰火扰心所致。

不寐的病位在心、肝，与脾、胃、肾等脏关系密切。如情志不畅而失眠，多为肝郁气滞；易受惊吓、多梦易醒，多为心虚胆怯。胁肋不适、胃胀而失眠，多为肝胃不和；心烦、心悸而失眠，多为心肾不交。

张老根据病机将本病分为心脾两虚证、痰热内扰证、肝郁血虚证、瘀血内阻证、胃气失和证五个证型。治疗上以补虚泻实、解郁安神为大法。

实证宜泻其有余，运用疏肝、活血、化痰清热等法，虚证宜补其不足，运用健脾、益气、养血等法。虚实夹杂者宜攻补兼施。

① 心脾两虚证

［症状］失眠，心悸，善忘，面色少华，神疲乏力，食欲欠佳，舌淡苔薄，脉细无力。

［治法］补益心脾，养心安神。

［方药］归脾汤加减。

党参 10 g，白术 10 g，黄芪 20 g，当归 10 g，龙眼肉 10 g，远志 12 g，炒枣仁 30 g，柏子仁 10 g，茯神 10 g，木香 10 g，炙甘草 10 g。

［加减］若心血不足，症见心悸明显、面色无华者，可配合养心汤；若心虚胆怯，症见遇事易惊、多梦易醒者，可配合安神定志丸；若脾胃不足，症见痞满、食欲减退、苔腻者，可加陈皮、清半夏、枳壳、厚朴、鸡内金等。

② 痰热内扰证

［症状］心烦不寐，泛恶，胸闷嗳气，头目不清，口苦，舌红苔黄腻，脉滑数。

［治法］清化痰热，和中安神。

［方药］黄连温胆汤加减。

清半夏 10 g，陈皮 10 g，黄连 10 g，竹茹 10 g，茯苓 10 g，枳实 10 g，生甘草 10 g，生栀子 10 g，黄芩 10 g。

［加减］若不寐日久，症见做怪梦、大便秘结、苔黄厚腻、脉滑数有力，可用礞石滚痰丸。

③ 肝郁血虚证

［症状］虚烦失眠，心烦易怒或抑郁不畅，心悸不安，自汗或伴盗汗，头目眩晕，咽干口燥，神疲食少，情绪波动加重，舌淡红，脉弦细。

［治法］疏肝清热，养血安神。

［方药］加味逍遥丸、酸枣仁汤加减。

牡丹皮 10 g，生栀子 10 g，当归 10 g，白芍 10 g，柴胡 10 g，茯神 10 g，炒白术 10 g，炒枣仁 30 g，知母 10 g，川芎 10 g，生甘草 10 g。

［加减］方用加味逍遥丸以疏肝清虚热，酸枣仁汤以养血安神除烦；若肝郁化火明显，症见烦躁不寐、目赤耳鸣、口干口苦、大便秘结，可用龙胆泻肝汤；若心烦明显，可配合栀子豉汤加减。

④ 瘀血内阻证

［症状］失眠多梦，心烦易怒，夜间潮热，胸不任物，面色暗沉，唇色紫暗，舌暗红，有瘀斑、瘀点，脉涩。

［治法］活血行气，化瘀清热。

［方药］血府逐瘀汤加减。

当归 10 g，赤芍 10 g，川芎 10 g，桃仁 10 g，红花 10 g，生地黄 10 g，牛膝 10 g，柴胡 10 g，枳壳 10 g，桔梗 6 g，川芎 10 g，生甘草 10 g。

［加减］血府逐瘀汤可以看作是桃红四物汤和四逆散的加减方，有行气化瘀清热之效，适用于瘀久化热所致的失眠；若阴虚火旺，症见心烦失眠、心悸、腰膝酸软、耳鸣、口干、五心烦热，可用黄连阿胶汤。

⑤ 胃气失和证

［症状］不寐，脘腹胀满，胸闷嗳气，嗳腐吞酸，或见恶心呕吐，大便不爽，舌苔腻，脉滑。

［治法］和胃化滞，宁心安神。

［方药］保和丸加减。

山楂 30 g，神曲 12 g，半夏 10 g，茯苓 10 g，陈皮 10 g，连翘 10 g，莱菔子 20 g，夜交藤 15 g，酸枣仁 20 g。

［加减］若脾胃虚弱，症见面色发白、四肢乏力、精神不振，可用四君子汤；胃阴不足，症见口干舌燥、食欲不振、舌红少苔、脉细数，可用益胃汤。

（四）诊治特色

❶ 结合脏腑辨证与气血辨证治疗不寐

不寐病位在心，心藏神，若心神不宁，可发生不寐。心神不宁的原因有许多方面，心之本脏虚、心血不足、心神不得滋养可致；肝胆、脾胃、肾等他脏患病传变可致；痰浊、瘀血、火热扰心可致。

故应结合脏腑辨证及气血辨证治疗不寐。不寐伴心悸、面色发白属心脾两虚者，可用归脾汤加减；不寐伴虚烦、乏力、烦躁易怒等属肝郁化火者，可用加味逍遥丸、酸枣仁汤加减；不寐伴面色晦暗、辗转不眠、胸中烦闷等属瘀血内阻者，可用血府逐瘀汤加减；不寐伴痰多、舌苔黄腻等属痰火扰心者，可合用黄连温胆汤加减；痰火盛，出现夜间胡言乱语、狂躁不安，甚至神志失常者，可合用礞石滚痰丸。

因不寐的核心病机为心神不宁，故均可合用安神养心之柏子仁、炒枣仁、夜交藤、合欢花、合欢皮、茯苓、茯神等药。

❷ 注重日常调护

避免忧思焦虑，保持心情舒畅。注意作息规律，进行适度的体育锻炼。

（五）医案

案1：李某某，女，53岁，初诊时间2015年6月8日。近2个月来失眠严重，头晕目眩，心悸不安，胸闷胁痛，口干而苦，平素急躁易怒，舌红苔白，脉弦数。

中医诊断：失眠（肝郁化火）。

治法：疏肝清热，养血安神。

方药：加味逍遥丸、酸枣仁汤加减。

黄芩15 g，生栀子15 g，牡丹皮15 g，生姜10 g，薄荷10 g，柴胡10 g，当归10 g，白芍10 g，炒白术15 g，川芎10 g，炒枣仁30 g，

茯神 15 g，知母 20 g，夜交藤 30 g，生龙骨 30 g，生牡蛎 30 g，甘草 10 g。7 剂，水煎服。

2015 年 6 月 22 日复诊：患者服用 7 剂后失眠好转，心烦、胸闷等症状减轻，继续服用，在此方基础上加合欢花 15 g、合欢皮 15 g，患者症状明显减轻。

按：患者平素急躁易怒，气郁化火，热扰心神，加之心血不足，心神失养，故见失眠心悸；脾胃不和，肝郁脾虚，故见胸闷胁痛，口干而苦。综合舌脉，乃肝郁脾虚化热之证，病性本虚标实，本虚为脾虚、血虚，标实为郁热。治以疏肝清热、养血安神。故以加味逍遥丸、酸枣仁汤疏肝清热，养血安神。此方为治疗女性更年期以不寐、心烦为主症的常用方。

案 2：王某，男，56 岁，初诊时间 2017 年 5 月 7 日。患者 2 个月以来因工作压力大出现失眠、心烦易怒，伴脘腹胀满、食欲欠佳，遂来就诊。刻下症见失眠，脘腹胀满，食欲欠佳，大便秘结。舌质暗，苔黄白腻，脉象弦滑。

中医诊断：不寐（肝胃不和）。

治法：疏肝健脾和胃，清心安神。

方药：越鞠保和丸加减。

香附 10 g，苍术 12 g，川芎 10 g，六神曲 12 g，栀子 10 g，槟榔 10 g，木香 10 g，山楂 15 g，半夏 10 g，茯神 10 g，陈皮 10 g，连翘 10 g，莱菔子 30 g，炒麦芽 30 g，黄芩 10 g，炒鸡内金 20 g。14 剂，水煎服。

服药即效，失眠、腹胀均明显减轻，继续服用 30 剂，诸症消失。

按：《黄帝内经》云："胃不和则卧不安""营卫之行，不失其常，故昼精而夜瞑"。脾胃居中焦，气机升降之枢纽。脾胃不和，影响营卫出入，进而导致阳不入阴，引发不寐。患者精神紧张，肝气郁结，气郁化热，热扰心神，故失眠、心烦易怒；脾胃失和，故见脘腹胀满、食欲欠佳、大便秘结。综合舌脉，乃肝胃不和之证。病位在胃，病性以实为主，表现为气滞、郁热。治以疏肝健脾和胃，清心安神，故投以越鞠保和丸解六郁、和脾胃。

四　郁证

（一）概述

郁证是由情志不舒、肝郁气滞引起，以情绪低落为特征的一类病证。临床表现为精神抑郁，情绪低落，面色暗滞，胸胁满闷，善太息；或烦躁易怒，多思善疑，悲伤欲哭；或自觉胃脘胀满，咽喉部常有异物感，咳之不出，吞之不下。西医学的抑郁症、神经症、更年期综合征等疾病可参考本病证论治。

（二）病因病机

本病由情志不畅、肝失疏泄、气滞于里、气血失和引起脏腑功能失调而发病。郁证的病位在肝，与心脾有关。基本病机是肝失疏泄，气机郁滞。肝郁日久化火则为肝火，可灼伤阴津、扰动心神；肝郁气滞，脾失健运，津液流动失常，则可聚湿成痰或形成血瘀。

（三）辨证论治

郁证基本病机为肝郁气滞。张老据病机将本病分为肝郁气滞证、气郁化火证、痰气郁结证、心神失养证四个证型。基本治则为疏肝理气。血属阴，对于实证，病程不长者，以疏肝理气为主，同时肝藏血，故疏肝不要过于香燥，避免伤阴；病程日久者，肝郁易化火，也可能兼有血瘀、痰结、食积等，采用清热、活血、化痰、消食等治法。对于虚证，根据所损脏腑及气血津液的情况补之。

① 肝郁气滞证

[症状] 精神苦闷，情绪低落，胸背胁肋胀满或窜痛，嗳气，或干呕恶心，食欲减退，脘腹胀满（与进食无关），大便不爽，脉沉弦。

[治法] 疏肝理气，行气解郁。

[方药] 柴胡疏肝散加减。

柴胡 10 g，白芍 10 g，枳实 10 g，制香附 10 g，川芎 10 g，陈皮 10 g，青皮 10 g，郁金 10 g，合欢花 10 g，甘草 10 g。

[加减] 此方为肝郁气滞证基本方。痛甚加元胡、川楝子、郁金；若心烦身热、舌红、口苦、脉数，为肝气郁久化火之象，加黄芩、栀子；若舌淡苔白兼寒者，加桂枝、吴茱萸；若女子月事不调，舌色暗，脉沉涩，则为气滞血瘀，可加桃仁、红花、茜草等；若口燥咽干，咽喉不利，倦怠喜卧，舌红，脉细，为肝肾阴亏，可用一贯煎加减治疗。

② 气郁化火证

[症状] 烦躁易怒，面红目赤，胸胁闷胀，头目眩晕，嘈杂吐酸，头痛耳鸣，口苦咽干，大便干结，尿黄，舌红苔黄，脉弦数。

[治法] 疏肝解郁，清肝泻火。

[方药] 丹栀逍遥散加减。

丹皮 10 g，栀子 10 g，当归 10 g，茯苓 10 g，白芍 10 g，赤芍 10 g，白术 10 g，柴胡 10 g，夏枯草 20 g，生甘草 10 g。

[加减] 若肝火旺盛，症见口苦、耳鸣、大便难，加龙胆草、大黄、青黛、黄柏、黄连等；若胁痛反酸，可用左金丸加减；若头痛、头晕、目赤、口苦，可用羚羊钩藤汤加减。

③ 痰气郁结证

[症状] 精神抑郁，咽中不适如有炙脔，咳之不出，咽之不下，胸胁闷胀，苔白腻，脉弦滑。

［治法］行气开郁，化痰散结。

［方药］半夏厚朴汤加减。

半夏 10 g，厚朴 20 g，茯苓 15 g，紫苏叶 10 g，生姜 15 g，元参 20 g，桔梗 10 g，生甘草 10 g。

［加减］若痰郁化热，症见失眠心烦、舌苔黄腻，可用黄连温胆汤加减；若胸胁胀满、胁肋气痛，可配合四逆散加减；若痰火扰心，症见睡觉胡言乱语、大便秘结，可用礞石滚痰丸加减。

❹ 心神失养证

［症状］病程日久，面色不华，多疑善虑，头昏，怔忡，健忘，失眠，舌淡，脉细弱。

［治法］补益心脾，调和气血。

［方药］归脾汤加减。

人参 10 g，生甘草 10 g，黄芪 20 g，白术 10 g，茯神 10 g，当归 10 g，枣仁 20 g，龙眼肉 10 g，炙远志 10 g，木香 10 g。

［加减］若心神失养，症见精神恍惚、悲伤欲哭，可用甘麦大枣汤加减；若失眠多梦明显，加柏子仁、合欢花、夜交藤、珍珠母等。

（四）诊治特色

❶ 本病肝郁为本，善用丹栀逍遥散

本病基本病机为肝郁气滞。病程较长者，肝郁气滞，日久化火，火热伤阴，又肝郁乘脾，脾失健运，木郁脾虚。临床上中年妇女发病最多，症见烦躁易怒、潮热、失眠、目赤干涩、胸闷、胁胀，可用丹栀逍遥散、酸枣仁汤加减治疗。丹栀逍遥散可以疏肝解郁，清肝泻火；酸枣仁汤可以养血安神，清热除烦。此两方相合，可针对肝郁日久而可能引起的各种病理变化进行治疗，故临床上经常以此为基本方加减治疗本病。

❷ 肺主一身之气，善用宣肺解郁法

《黄帝内经·素问·至真要大论》指出："诸气膹郁，皆属于肺。"《黄

帝内经·素问·阴阳应象大论》中指出："肺在志为悲。"肺居上焦，主一身之气，肺主治节，是协调气机升降出入的重要机制，故治疗以悲伤欲哭、情绪低落为特征的郁证，在疏肝理气、调理气机时应注意通过调节肺的宣发肃降功能，进而疏通全身气机，常用桔梗、川贝母、杏仁、陈皮等。

❸ 注重日常调护

医生应与患者耐心交流，详细了解病史，解释病情，并给予语言安慰引导患者正确面对。患者应积极参加体育活动，避免忧思。

（五）医案

案1：刘某，女，36岁，初诊时间2017年9月21日。患者因婆媳失和，情绪低落，心烦抑郁，口干口苦，目赤，失眠，舌边尖红，苔白，脉稍弦。

中医诊断：郁证（气郁化火）。

治法：疏肝解郁，清肝泻火。

方药：丹栀逍遥散加减。

牡丹皮10g，生栀子10g，柴胡10g，黄芩10g，赤芍10g，生甘草10g，当归10g，川芎10g，白术10g，茯神10g，炒枣仁30g，夜交藤15g，枳壳10g，厚朴10g，菊花10g。14剂，水煎服。

2017年10月8日复诊：患者服药后情绪稳定，睡眠一般，原方加珍珠母30g、合欢花15g。28剂，水煎服。随访情绪稳定。

按：肝主疏泄。患者因家庭原因情志不畅，肝气郁结，故见情绪低落、心烦抑郁；气郁化火故口干口苦、目赤、失眠。综合舌脉，舌边尖红、苔白、脉稍弦，乃肝郁气滞化火证，方用丹栀逍遥散加减治疗。口苦口干、目赤，加黄芩、菊花清热，失眠加炒枣仁、夜交藤安神助眠，再加枳壳、厚朴行气。要注意治郁不忘固护脾胃，因久郁容易伤脾，以致气血不足、心脾两虚，故可在逍遥散基础上加归脾汤治疗。另久郁化火，耗伤阴血，遂成阴虚火旺之证，可成种种虚损之候。

案2：郭某，女，48岁，初诊时间2016年5月19日。患者近半年喉中有异物感，咳之不出，咽之不下，行喉镜检查未见明显异常，胁痛，腹胀，胸闷，嗳气则舒，舌红苔薄，脉弦滑。

中医诊断：郁证（气滞痰凝）。

治法：行气开郁，化痰散结。

方药：半夏厚朴汤加减。

半夏10 g，厚朴10 g，紫苏叶10 g，茯苓10 g，陈皮10 g，桔梗10 g，元参20 g，生甘草10 g，枳壳10 g，川楝子10 g，元胡20 g，川贝母10 g。14剂，水煎服。

2016年6月3日复诊：患者服药后喉中异物感减轻，胁痛、腹胀感减轻。夜寐欠安。上方加生栀子10 g、炒枣仁30 g。14剂，水煎服。

2016年6月17日三诊：患者喉中异物感渐消，睡眠转佳。仍守上方为法，服14剂。诸症递减。

按：患者肝气郁结，肺胃失于宣降，凝津成痰。痰气交结于咽喉，故喉部有异物感；气郁阻滞中焦，则胁痛、腹胀、胸闷。综合舌脉，舌红苔薄，脉弦滑，为气滞痰凝证。患者表现为喉中异物感，吞之不下，吐之不出，中医称为梅核气。主要病因为七情不畅、气滞痰凝结于喉部。常用《金匮要略》之半夏厚朴汤。肺主通调水道，肺气郁闭，通调失职，津液停滞，痰浊内生。治疗梅核气，要注意宣肺化痰，常用桔梗、川贝母、杏仁、陈皮等。

五 头痛

（一）概述

头痛是以风邪、风等外邪袭扰所致经脉拘急，或血瘀、痰浊阻滞，上扰清空窍，或脏腑气血亏虚不能充养清窍，导致以头部疼痛为主症的病证。西医学中的紧张性头痛、偏头痛、高血压病等，可参考本病论治。

（二）病因病机

头痛的病因可分为外感和内伤两大类。外感头痛以风邪为主，也会夹寒、湿、热等外邪；内伤头痛与肝、脾、肾三脏有关。此外，外伤跌仆、情志失调、饮食不节亦可导致头痛。本病病位在头，基本病机为风、痰、瘀等邪阻脉络，清窍不利；脏腑气血不足，脑失所养。

（三）辨证论治

头痛首辨外感与内伤。风为百病之长，外感头痛一般有受风史，一般起病较急，疼痛因外感风寒、风热及风湿之不同呈现不同特点，如风寒疼痛较剧，风热头痛常为胀痛，风湿头痛会感觉头痛如裹、头目不清，同时伴随相应的表证；内伤头痛，一般起病较缓，多表现为隐痛、空痛，与情绪有关，休息不好则加重。总之因气虚、阳虚、阴血不足及肾精亏虚的不同，呈现不同的疼痛特征。

辨头痛的所属部位。一般太阳头痛，多在头后部，并连及项部；阳明头痛，多在前额部及眉棱等处；少阳头痛，多在头之两侧；厥阴头痛，则在巅顶部位。

根据病机，张老将本病分为外感风邪证、肝阳上亢证、痰湿证、瘀血内阻证、气血亏虚证五个证型。外感头痛治疗首当祛邪，据邪气性质之不同，分别采用疏风、散寒、化湿、清热等法，诸邪多以风邪为首，常用川芎茶调散为基本方。内伤头痛治疗应祛邪兼顾扶正，采用平肝、化痰、活血、益气、养血、滋阴等法；后期病久及肾，肾精亏耗，则当益肾填精补髓。

①　外感风邪证

［症状］头痛，常有吹风史，畏风，苔薄白，脉浮紧。

［治法］疏风祛邪。

［方药］川芎茶调散加减。

川芎 20 g，羌活 10 g，荆芥 10 g，防风 10 g，白芷 15 g，细辛 3 g，当归 10 g，赤芍 10 g，薄荷 6 g，甘草 10 g。

［加减］若有热象，症见头胀痛、口渴欲饮、面红、舌红苔黄、脉数，可加石膏、菊花等；若外受暑湿，症见头痛沉重、胸闷呕恶、苔白腻，可用藿香正气散加减。

②　肝阳上亢证

［症状］头胀头痛，随情志变化而诱发加重，或伴眩晕，持续性头痛或阵发性加剧，心烦易怒，少寐多梦，面红目赤，口苦，舌红苔薄黄，脉弦有力。

［治法］平肝潜阳。

［方药］羚羊钩藤汤加减。

水牛角 3 g，钩藤 10 g，桑叶 10 g，川贝母 10 g，竹茹 10 g，生地黄 15 g，菊花 15 g，白芍 20 g，茯神 10 g，生甘草 10 g，生石膏 30 g。

［加减］若头痛头晕、口苦咽干、心烦喜呕，可用小柴胡汤加减；若阴虚阳亢，症见头痛眩晕、腰膝酸软，可用建瓴汤加减。

③　痰湿证

［症状］头痛且闷重，咳吐痰涎，胸膈满闷，舌胖嫩，苔白腻，脉缓或濡滑，每遇阴天发作或加剧。

［治法］化痰平肝。

［方药］半夏天麻白术汤加减。

黄柏 10 g，干姜 10 g，天麻 10 g，苍术 10 g，茯苓 10 g，黄芪 10 g，泽泻 10 g，党参 10 g，白术 10 g，炒神曲 12 g，半夏 10 g，陈皮 10 g。

［加减］若痰郁化火，症见头痛头晕、失眠多梦、心胸烦闷、舌尖红、苔黄腻，脉滑，可用黄连温胆汤加减；若水湿盛，症见舌苔水滑，合用五苓散；若脾失健运，症见脘腹胀满、苔白腻而厚，合用平胃散。

④ **瘀血内阻证**

［症状］头痛经久不愈，痛如锥刺，固定不移，妇人多在经期发作并伴痛经，舌质紫暗或有瘀斑，脉弦或细涩。

［治法］活血通窍，通络止痛。

［方药］通窍活血汤加减。

桃仁 10 g，红花 10 g，赤芍 10 g，川芎 20 g，当归 10 g，细辛 3 g，川牛膝 20 g，枳壳 10 g，柴胡 10 g。

［加减］麝香昂贵，常用细辛、石菖蒲替代。头痛甚者，加全蝎、地龙，川芎可重用 30 g；若气滞血瘀化火，症见头痛或两颞部疼痛，胸胁胀满，心烦易怒，口干口苦，耳鸣耳聋，面红目赤，妇女经前乳胀，舌红、苔白或黄，脉弦数，可用加味逍遥丸加减。

⑤ **气血亏虚证**

［症状］头痛隐隐，痛势绵绵不绝，或伴头晕，神疲乏力，食欲减退，面色少华，气短心悸，遇劳加重，舌淡苔白，脉细或细弱。

［治法］补养气血。

［方药］补中益气汤、四物汤加减。

炙黄芪 30 g，生黄芪 30 g，熟地黄 10 g，白术 10 g，党参 10 g，当归 10 g，白芍 10 g，陈皮 10 g，川芎 20 g，白芷 12 g，升麻 10 g，柴胡 10 g。

［加减］若气虚，清气不升，症见头痛头晕、乏力倦怠、耳鸣耳聋，可用益气聪明汤；若肾虚头痛，症见头空痛、眩晕耳鸣、腰膝酸软、尿频、舌苔薄白、脉沉细无力，可用河车大造丸加减。

（四）诊治特色

外感头痛中，以风邪侵袭最为多见，故川芎茶调散为治疗外感头痛的基本方，不论风寒还是风热，在川芎茶调散上加减均可。外感风邪头痛并非都病程短暂，有的中年患者在少年时期有受风史，头痛屡犯不止，风邪潜在体内可达数十年，依然可以用川芎茶调散治疗。

根据头痛的部位辨证论治，太阳经头痛可用葛根汤加减治疗，常用药为羌活、蔓荆子、川芎；阳明经头痛可用白虎汤，常用药为白芷；少阳经头痛常用小柴胡汤；厥阴经头痛可用吴茱萸汤。

治疗头痛有一些要药，如川芎、细辛、白芷。川芎以其"上行头目，下行血海"之功，可引清阳上升，可重用至 30 g。热证头痛常用石膏、菊花，石膏可用 30～50 g。对于头痛顽症，可投以虫类药以破血逐瘀、搜风通络。

在生活调护方面，在头痛发作期，应注意休息，清淡饮食，避免辛辣刺激的食物及烟酒，保持情绪稳定，避免紧张与情绪波动。

（五）医案

案 1：左某，女，38 岁，初诊时间 2021 年 4 月 22 日。头痛数年，每周发作 1～2 次，需服用止痛片，头痛以巅顶痛为甚，呈跳动性，恶心欲呕，二便调，舌淡苔白，脉沉细涩。

中医诊断：头痛（厥阴头痛）。

治法：温胃散寒，平肝降逆。

方药：吴茱萸汤、清空汤加减。

菊花 10 g，生甘草 10 g，白芷 15 g，元胡 10 g，防风 10 g，羌活 10 g，黄连 6 g，黄芩 10 g，柴胡 10 g，川芎 10 g，红枣 10 g，党参 15 g，炙吴茱萸 9 g。14 剂，水煎服。

2021 年 5 月 6 日复诊：服药后头痛大减，再投 14 剂，诸症消失。

按：足厥阴肝经与督脉会于巅顶，寒气从经脉上乘，足厥阴肝经属风主动，故疼痛呈阵发性且为跳动性。胃中阴寒，阻滞气机，故见恶心欲呕。综合舌脉证，舌淡苔白，脉沉细涩，为虚寒上逆之证。病位在头，病在足厥阴肝经，颇合张仲景"干呕、吐涎沫，头痛者"之意，另外，患者偏头痛多年，故用吴茱萸汤配合善治诸般头痛的清空汤。羌活、防风、柴胡皆为辛轻上升、祛风胜湿之药，川芎为通阴阳血气之使，黄芩、黄连苦寒，以羌活、防风之属升之则能去湿热于高巅之上矣。

案2：李某，男，38岁。初诊时间2021年3月15日。两周前，在擦窗户时头部受风，现头痛3天，头痛呈游走性且以侧头痛甚，畏寒怕冷，口干口苦，目眩，食欲和睡眠尚可，二便调，舌淡红、苔薄白，脉弦细。

中医诊断：头痛（邪中少阳）。

治法：疏风散寒，和解少阳。

方药：川芎茶调散、小柴胡汤加减。

川芎15 g，羌活10 g，白芷10 g，细辛3 g，荆芥10 g，防风10 g，薄荷10 g，生甘草10 g，柴胡10 g，黄芩10 g，清半夏10 g，党参10 g。14剂，水煎服。

2021年3月29日复诊：患者服药后头痛缓解，口干口苦、目眩好转。坚持治疗月余，症状基本消失。

按：头痛的辨证治疗中，患者的头痛性质、部位、诱因等是重要的辨证依据。患者有受风史，风寒袭头，故头痛、畏寒怕冷。患者又有"口苦咽干，目眩"的少阳证，故用川芎茶调散、小柴胡汤治疗。川芎茶调散善疏风散寒，方中川芎可"上行头目，下行血海"，为"血中气药"，善于活血祛瘀、祛风止痛，为治疗头痛的要药。

六　眩晕

（一）概述

眩晕是指因肝肾亏虚，气血不能上荣于头，或因风阳、火热上扰，痰浊、瘀血阻滞，清阳被遏自觉头晕眼花、视物旋转的病证。西医学中的梅尼埃病、高血压病、贫血、脑动脉硬化症等以眩晕为主症者，可参考本病论治。

（二）病因病机

眩晕的病因主要有情志、饮食、体虚、年高等方面。眩晕病位在头窍，脏腑定位与肝、脾、肾密切相关。基本病机为脏腑亏虚、气血不足所致髓海不足、清窍失养，或痰火、水饮上扰清窍。

（三）辨证论治

1　辨脏腑

眩晕虽病在清窍，但与肝、脾、肾三脏关系密切。肝阴不足、肝郁化火均可导致肝阳上亢，如头晕目眩、头胀痛、面色潮红等症状。脾失健运，痰湿中阻，眩晕兼见食欲减退、呕恶、头重、耳鸣等；肾精不足之眩晕，多兼腰酸腿软、耳鸣等。

2　辨虚实

眩晕以虚证为多，挟痰挟火亦兼有之；一般新病多实，久病多虚；体壮者多实，体弱者多虚；呕恶、面赤、头胀痛者多实，体倦乏力、耳鸣者多虚；病久常虚中夹实，虚实夹杂。

张老将本病辨为肝阳上亢证、痰湿中阻证、气血亏虚证、肾精不足证四个证型。治疗原则以补虚泻实，调整阴阳为主。本病的主要治疗原则是补虚泻实，调整阴阳。实证以平肝潜阳、化痰逐瘀为主，虚证则以补益气血，填精益肾为主。

③ 肝阳上亢证

［症状］眩晕耳鸣，头痛且胀，遇劳、恼怒加重，失眠多梦，腰膝酸软，或颜面潮红，舌红苔黄，脉弦细数。

［治法］平肝潜阳，滋养肝肾。

［方药］天麻钩藤饮加减。

天麻 10 g，川牛膝 20 g，钩藤 10 g，石决明 20 g，生栀子 10 g，杜仲 15 g，黄芩 10 g，益母草 10 g，桑寄生 20 g，夜交藤 20 g，茯神 15 g。

［加减］若阴虚较甚，症见口干、舌红少苔、脉弦细数，可选加生地黄、麦冬、元参等；若肝火亢盛，症见眩晕、头痛较甚，耳鸣、耳聋，目赤，口苦，便秘，舌红苔黄燥，脉弦数，可选用龙胆泻肝汤加减；若为少阳证，症见口苦、咽干、目眩，可用小柴胡汤加减。

④ 痰湿中阻证

［症状］眩晕，头重昏蒙，胸闷恶心，呕吐痰涎，食欲一般，嗜卧，多寐，舌苔白腻，脉濡滑。

［治法］化痰祛湿，健脾和胃。

［方药］半夏白术天麻汤加减。

清半夏 10 g，炒白术 20 g，黄柏 10 g，干姜 10 g，天麻 20 g，炒苍术 10 g，茯苓 10 g，生黄芪 20 g，泽泻 10 g，党参 10 g，生甘草 10 g，陈皮 10 g，炒神曲 20 g。

［加减］若视物旋转、呕吐频作，可加代赭石、旋覆花、竹茹等。若伴耳鸣，可加石菖蒲、郁金等。若痰郁化火，症见头痛头胀、心烦口苦，可用黄连温胆汤加减。若有痰饮者，可用苓桂术甘汤加减。

⑤ 气血亏虚证

［症状］眩晕，动则加剧，劳累即发，面色不华，唇色淡，神疲乏力，舌淡苔薄白，脉细弱。

［治法］补益气血，调养心脾。

［方药］八珍汤加减。

党参 10 g，炒白术 10 g，茯苓 10 g，炙甘草 10 g，熟地黄 15 g，白芍 10 g，当归 10 g，川芎 10 g。

［加减］若心悸失眠明显，可用归脾汤加减；若中气不足，清阳不升，兼见气短乏力、便溏下坠，可用补中益气汤加减；若耳鸣耳聋明显，可用益气聪明汤加减；若自汗时出，易感冒，可配合玉屏风散加减；若脾虚湿盛，腹泻或便溏，腹胀、食欲减退，可配合参苓白术散加减。

⑥ 肾精不足证

［症状］眩晕日久，腰膝酸软，耳鸣齿摇，双目干涩，舌淡苔白，脉弱。

［治法］滋养肝肾，益精填髓。

［方药］左归丸加减。

熟地黄 10 g，山萸肉 10 g，山药 20 g，龟板 10 g，鹿角片 20 g，炒杜仲 20 g，枸杞子 20 g，菟丝子 20 g，桑寄生 30 g，牛膝 20 g。

［加减］若肾虚不固者，症见尿频、遗精，可用桑螵蛸散加减；若阴虚火旺，症见五心烦热、颧红潮热、咽干口燥，可用知柏地黄丸加减；若肾阳虚，症见四肢不温、畏寒、舌淡脉沉迟，可用金匮肾气丸加减。

（四）诊治特色

① 重视调肝

《黄帝内经》云："诸风掉眩，皆属于肝。"眩晕一病，病机属于肝者，以肝阳上亢、肝胆湿热、肝胃不和最为多见。中年高血压患者常表现为肝阳上亢，症见头胀眩晕、耳鸣、面色潮红、脉弦等。治宜平肝熄风，可用天麻钩藤饮、羚羊钩藤汤加减，屡获嘉效。

② 强调补虚

对于老年患者来说，"虚"是最常见的病机。脾胃亏虚导致气血不足、清阳不升，症见头晕、耳鸣、眼花、记忆力下降、反应迟缓等，可用益气聪明汤加减治疗。本方黄芪、人参、甘草健脾益气，巩固气虚生化之源；升麻、葛根、蔓荆子升阳举陷，使脾胃生化之气血更好地上濡清窍；白芍、黄柏滋阴柔肝，益肾固本。本方健脾、调肝、益肾兼顾，是治疗眩晕的常用方。

❸ 注意祛痰

中医素有"无痰不作眩"之说。痰湿证之眩晕，症见眩晕、胸闷、恶心呕吐、舌苔白腻，治宜祛痰化湿，可选用半夏天麻白术汤。生活中少食寒凉、油腻、甜黏食物，避免痰湿内生。

（五）医案

案1：白某，男，73岁，初诊时间2017年2月15日。患者发现血压升高5年，服用西药治疗，近1个月头晕昏沉，动则尤甚，耳鸣，听力下降，记忆力减退，食欲尚可，睡眠一般，夜尿频数，舌暗苔腻，脉弦滑。血压160/90 mmHg。

中医诊断：眩晕（肝阳上亢）。

治法：平肝潜阳，健脾化痰。

方药：天麻钩藤饮、二陈汤加减。

天麻15 g，钩藤10 g，石决明30 g，生栀子10 g，黄芩10 g，川牛膝30 g，杜仲20 g，益母草30 g，桑寄生30 g，夜交藤15 g，茯神15 g，陈皮10 g，清半夏10 g，苍术12 g，生龙骨、生牡蛎各30 g，丹参10 g，山药30 g，枸杞子20 g，白果10 g。14剂，水煎服。

2017年3月2日复诊：患者服药月余后开始显效。坚持治疗半年余，症状逐渐好转消失，血压平稳。

按：患者年老体衰，肝肾阴亏，水不涵木，肝阳上亢，则眩晕、耳鸣耳聋、夜尿频多。脾虚失于健运，则内生痰湿、上蒙清窍，故头晕昏沉、记忆力减退。结合舌脉，考虑为肝阳上亢证。病位在头窍，病性本虚标实，本虚为肝、脾、肾亏虚，标实为痰湿。故以天麻钩藤饮、二陈汤两方治疗，平肝潜阳与化痰药同用。加生龙骨、生牡蛎增强平肝潜阳之力，配合山药、枸杞子、白果补肾固涩，以治疗夜尿频数。

案 2：胡某，男，78 岁，初诊时间 2019 年 10 月 11 日。患者头晕 1 年加重 1 个月求诊，头颅 CT 示腔隙性脑梗死。刻下症见头晕，面色无华，乏力气短，食欲欠佳，腰酸腿软，双下肢水肿，二便调，舌淡苔白，脉沉细弱。

中医诊断：眩晕（脾肾亏虚）。

治法：健脾益肾，气血并补。

方药：补中益气汤加减。

黄芪 30 g，白术 10 g，陈皮 10 g，升麻 10 g，柴胡 10 g，党参 10 g，甘草 10 g，当归 10 g，茯苓 10 g，防己 20 g，山药 20 g，熟地黄 10 g，炒鸡内金 20 g，炒神曲 10 g，三七粉 6 g（冲服），水蛭 2 g（冲服）。14 剂，水煎服。

2019 年 10 月 25 日复诊：患者服药后乏力气短、头晕略有好转，食欲转佳。上方改黄芪 50 g，防己 30 g，14 剂。后续在上方基础上加减调整服药半年余，头晕、双下肢水肿、腰酸腿软等症陆续好转。

按：脾主运化，为"气血生化之源"。患者年高久病，脾虚则气血生化乏源，故头晕、面色无华、乏力气短；肾气虚则腰酸腿软，肾阳不化，水湿内停，故见双下肢水肿。综合舌脉，舌淡苔白，脉沉细弱，为脾肾亏虚之证。病位在头窍，病性为虚。治疗当气血双补。方用补中益气汤，方中增加生黄芪用量便是当归补血汤，以补益气血；再加防己，即防己黄芪汤，用于治疗气虚不固所致的水肿；加三七粉、水蛭粉，活血化瘀，以改善大脑供血。

第四节　肾系病证

一　淋证

（一）概述

淋证是以小便频急、淋沥涩痛、欲出未尽、小腹拘急、痛引腰腹为主要临床表现的病症。本病相当于现代医学泌尿系感染、泌尿系结石等疾病。

（二）病因病机

本病常反复发作，且多见于已婚女性，每因久病、疲劳、情志变化、感受外邪而诱发。张老认为淋证多是肾虚、膀胱湿热、气化失司、水道不利所致。膀胱湿热与嗜食辛热黏腻，或嗜酒太过，或下阴秽浊之邪侵入膀胱有关。若小便灼热刺痛，为热淋；湿热蕴结，尿液受熬，结为砂石则为石淋；热伤血络，迫血妄行则为血淋；久淋不愈，耗伤正气，或久病体弱，劳累过度，则易出现脾肾亏虚或见虚实夹杂之证为劳淋。

（三）辨证论治

辨证首需审查虚实，如初起多实证，以膀胱湿热、气滞不利为主，久病多虚证，以脾虚、肾虚为主。有些属于虚实夹杂，如劳淋。

张老认为本病治疗总原则为实则清利，虚则补益。如膀胱湿热宜清热利湿，脾虚、肾虚宜益气健脾补肾。张老临床治疗淋证通常分为以下四个证型：热淋证、石淋证、血淋证、劳淋证。

1 热淋证

［症状］尿频尿急，溺时涩痛，淋沥不畅，尿色浑赤，甚则癃闭不通，小腹急满，口燥咽干，舌苔黄腻，脉滑数。

［治法］清热泻火，利水通淋。

［方药］八正散、导赤散加减。

车前子 30 g，瞿麦 15 g，萹蓄 15 g，滑石 20 g，生栀子 10 g，甘草 10 g，白通草 10 g，大黄 15 g，灯芯草 6 g，淡竹叶 30 g，生地黄 15 g，琥珀粉 5 g。

［加减］发热者，加蒲公英、野菊花；气虚乏力者，加黄芪；伴血尿者，加小蓟、白茅根、生侧柏叶。

2 石淋证

［症状］尿中夹沙石，小便艰涩，排尿时突然中断，尿道窘迫疼痛，还有少腹疼痛，腰腹部绞痛，痛引到小腹或者连及外阴，甚至尿中有血；病久如果结石无法排出，可出现面色少华，精神委顿，少气乏力，舌质红，苔薄黄，脉弦细数。

［治法］清热利湿，通淋排石。

［方药］四金汤加减。

广金钱草 30 g，海金沙 30 g，炒鸡内金 30 g，郁金 15 g，萹蓄 15 g，瞿麦 15 g，石韦 20 g，白通草 10 g，酒大黄 20 g，芒硝 20 g，竹叶 20 g，炒青皮 15 g，炒枳壳 20 g，厚朴 20 g，赤芍 20 g，生甘草 10 g。

［加减］湿热重者，加茵陈、生栀子；尿痛者，加川楝子；伴血尿者，加四生丸。

3 血淋证

［症状］实证表现为小便热涩刺痛、尿色深红或伴血块，一般疼痛特

别急剧或兼有心烦；虚证表现为尿色淡红、尿痛、滞涩不明显，伴腰膝酸软、神疲乏力，舌淡红苔黄，脉滑细数。

［治法］实证清热通淋，凉血止血；虚证滋阴清热，补虚止血。

［方药］实证用小蓟饮子；虚证用知柏地黄汤。

小蓟饮子：小蓟 30 g，竹叶 30 g，生蒲黄 15 g，滑石 30 g，藕节 20 g，生地黄 20 g，生栀子 10 g，当归 10 g，白通草 6 g。

知柏地黄汤：知母 15 g，黄柏 15 g，生地黄 15 g，山药 15 g，山萸肉 15 g，牡丹皮 12 g，茯苓 15 g，泽泻 15 g，白茅根 30 g。

［加减］尿血色红，口干者，加四生丸；尿痛者，加瞿麦、萹蓄；血虚证，可加二至丸、阿胶补虚止血。

④ 劳淋证

［症状］小便不甚赤涩，但淋漓不已，时作时止，遇劳加重。

［治法］健脾益肾。

［方药］无比山药丸加减。

山药 30 g，肉苁蓉 30 g，五味子 15 g，菟丝子 20 g，杜仲 30 g，牛膝 20 g，泽泻 15 g，干地黄 15 g，山茱萸 15 g，茯苓 15 g，巴戟天 15 g，赤石脂 30 g。

［加减］肝肾虚热者，加地骨皮；心肺虚热者，加麦冬、黄芩；心火旺盛者，加石莲子。

（四）诊治特色

① 清心火以治热淋

张老认为，心火下移膀胱则导致尿频、尿急、尿痛等热淋症状，因此治疗热淋多注重清心火，张老常选用竹叶、黄芩、生栀子等清泻心火。竹叶清心除烦、利尿通淋，为治疗热淋之要药，其用量通常在 30 g 以上，张老还往往配伍灯心草、甘草梢协助竹叶清泻心火。

② **化石善用芒硝**

石淋在临床也比较多见，张老经过多年临床经验在四金汤基础上总结出经验方：广金钱草 30 g，海金沙 30 g，炒鸡内金 30 g，郁金 15 g，萹蓄 15 g，瞿麦 15 g，石韦 20 g，白通草 10 g，酒大黄 20 g，芒硝 20 g，竹叶 20 g，炒青皮 15 g，炒枳壳 20 g，厚朴 20 g，赤芍 20 g，生甘草 10 g。"四金"利水通淋，消坚排石；萹蓄、瞿麦、石韦、白通草清热泻火，利尿通淋；炒青皮、厚朴、炒枳壳疏肝理气，顾护脾胃。张老选用大量芒硝、大黄，因为芒硝能化七十二石，泻下更能促进结石排出，并且选用大量赤芍，可以起到扩张平滑肌的作用。

③ **安神利尿用琥珀**

琥珀粉性味甘平无毒，有镇惊安神、活血散瘀、利尿通淋的作用。治疗淋证时，张老常用琥珀粉 3～5 g 冲服以利尿通淋。淋证患者因小便不利，往往精神紧张、失眠多梦，琥珀粉兼有安神定志之功。血淋患者用之更有活血散瘀之疗效。

④ **注重日常调护**

张老强调淋证患者宜主动饮水、主动排尿。饮食宜清淡，忌辛辣刺激食物、发物。黏性食物（糯米、粽子等）因有收敛作用不宜多吃。玉米须茶清热利尿，适用于饮用。劳淋易于反复发作，尤其需注意休息，相对延长治疗时间。

（五）医案

案 1：王某某，女，45 岁，初诊时间 2021 年 3 月 12 日。患者由于近几日工作忙碌，饮水量少出现尿频、尿急、尿痛，淋沥不畅，伴随小腹疼痛，口燥咽干，舌苔黄腻，脉滑数。

中医诊断：热淋。

治法：清热泻火，利尿通淋。

方药：八正散、导赤散加减。

车前子 30 g，瞿麦 15 g，萹蓄 15 g，滑石 20 g，生栀子 10 g，甘草 10 g，白通草 10 g，大黄 15 g，灯心草 6 g，淡竹叶 30 g，生地黄 15 g。7 剂，水煎服。

2021 年 3 月 19 日复诊：症状明显改善。

按：萹蓄、瞿麦、车前子，三者均为清热利水通淋之常用品。佐以生栀子清泄三焦，通利水道，以增强君、臣药清热利水通淋之功；大黄荡涤邪热，并能使湿热从大便而去；加灯心草以增利水通淋之力；生地黄甘寒而润，入心经、肾经，凉血滋阴以制心火；淡竹叶甘淡，清心除烦，淡渗利窍，导心火下行；甘草调和诸药，兼能清热、缓急止痛，是为佐使之用。张老多年临床经验总结出多数热淋是由喝水少引起，多饮水、多排尿可有效避免热淋发生。

案 2：李某某，女，26 岁，初诊时间 2019 年 5 月 10 日。患者经期劳累后出现尿频、尿急、尿痛，伴随腰膝酸软，小腹下坠，乏力，舌淡，脉虚弱。

中医诊断：劳淋。

治法：健脾益肾。

方药：知柏地黄丸、无比山药丸加减。

知母 20 g，黄柏 20 g，生地黄 20 g，山药 20 g，山萸肉 20 g，泽泻 15 g，茯苓 20 g，牡丹皮 15 g，黄芪 20 g，菟丝子 20 g，巴戟天 20 g，怀牛膝 20 g，酒黄精 20 g。7 剂，水煎服。

2019 年 5 月 17 日复诊：服药 7 剂后患者症状有所改善，但仍然尿痛、腰膝酸软。上方去牡丹皮，加杜仲 20 g，叮嘱患者继续服药 14 剂。

2019 年 5 月 30 日三诊：患者小腹下坠、腰膝酸软症状明显改善，偶有尿痛，劳累后加重，张老叮嘱患者继续服药，2 个月后患者症状消失。

按：该患者尿频尿急，为肝肾阴虚火旺引发膀胱气化不利所致；乏力、小腹下坠、劳累后加重，为脾气亏虚之象；腰膝酸软、舌淡、脉虚弱为肝肾亏虚、腰府失养之象。治以健脾益肾，选用知柏地黄丸、无比山药丸加减，其中知柏地黄丸滋肾清热，无比山药丸配合黄芪、酒黄精健脾益肾。诸药并用，标本兼治，共奏健脾益肾、固涩精气之功。

二　水肿

（一）概述

水肿是体内水液潴留，泛滥肌肤，表现以头面、眼睑、四肢、腹背，甚至全身肿胀为临床特征的一类病证。现代医学急慢性肾小球肾炎、充血性心力衰竭、内分泌失调，以及营养障碍等疾病出现的水肿，可以参照本病论治。

（二）病因病机

水肿多是感受外邪、饮食失调，或劳倦过度，使肺失宣降通调、脾失健运、肾失开合、膀胱气化失常所致。

 风邪外袭，肺失通调

风邪外袭，内舍于肺，肺失宣降通调，上则津液不能宣发外达以营养肌肤，下则不能通调水道而将津液的代谢废物变化为尿，以致风遏水阻，风水相搏，水液潴留体内，泛滥肌肤，发为水肿。

② 湿毒浸淫，内归肺脾

肺主皮毛，脾主肌肉。痈疡疮毒生于肌肤，未能清解而内归肺脾，脾伤不能升津，肺伤失于宣降，以致水液潴留体内，泛滥肌肤，发为水肿。《济生方·水肿》谓："又有年少，血热生疮，变为肿满，烦渴，小便少，此为热肿。"

③ 水湿浸渍，脾气受困

脾喜燥而恶湿。久居湿地，或冒雨涉水，水湿之气内侵；或平素饮食不节，过食生冷，均可使脾为湿困而失其运化之职，致水湿停聚不行，潴留体内，泛滥肌肤，发为水肿。

④ 饮食劳倦，伤及脾胃

饮食失调，或劳倦过度，或久病伤脾，脾气受损，运化失司，水液代谢失常，引起水液潴留体内，泛滥肌肤，而成水肿。

⑤ 肾气虚衰，气化失常

"肾者水脏，主津液。"生育不节，房劳过度，或久病伤肾，以致肾气虚衰，不能化气行水，遂使膀胱气化失常、开合不利，引起水液潴留体内，泛滥肌肤，而成水肿。

（三）辨证论治

水肿辨证首需辨别阴阳：起病较急，病程较短，继发于外感之后者多为阳水。其肿多先起于头面，后延及全身，或上半身肿甚，按之凹陷即起，多属表、实、热证。起病缓，病程长，多因脾肾亏虚所致者为阴水。其肿多先起于下肢，渐及全身，或腰以下肿甚，按之凹陷不易恢复，多属里证、虚证、寒证。

张老将本病分为风邪外袭证、水湿浸渍证、湿热壅盛证、气虚水溢证、脾阳虚衰证、肾阳衰微证五个证型。治疗原则以补虚泻实，利水消肿为主。治疗阳水，以祛邪为主，以宣肺发汗、运脾利尿为法；治疗阴水，则宜扶正以祛邪，以益气温阳，健脾补肾，利水消肿为法。亦可根据水肿部位确定治法，正如《金匮要略·水气病脉证并治》中所言："诸有水者，腰以下肿，当利小便；腰以上肿，当发汗乃愈。"

① 风邪外袭证

［症状］眼睑水肿，继则四肢及全身皆肿，来势迅速，兼有恶寒发热，肢节酸痛，小便不利。偏于风热者，伴咽喉红肿疼痛，舌质红，脉浮滑数；偏于风寒者，兼恶寒，咳喘，舌苔薄白，脉浮滑或紧。

［治法］疏风利水。

［方药］越婢加术汤加减。

麻黄 10 g，羌活 10 g，防风 10 g，防己 10 g，桂枝 10 g，白术 10 g，猪苓 20 g，茯苓 20 g，泽泻 20 g，车前子 30 g，炙甘草 10 g。

［加减］风寒者，加紫苏叶；风热者，去羌活、桂枝，加生石膏、金银花、白茅根、芦根；汗出恶风、卫阳已虚、复感外邪者，可用防己黄芪汤加渗利之品，以补气固卫、行水消肿；脾胃气虚者，加大枣、甘草、太子参。

② 水湿浸渍证

［症状］起病缓慢，病程较长，全身水肿，按之没指，以下肢为甚，小便短少，身体困重，胸闷，食欲减退，泛恶，苔白腻，脉濡缓。

［治法］通阳化湿利水。

［方药］五皮饮、五苓散加减。

泽泻 30 g，桂枝 10 g，苍术 20 g，白术 15 g，陈皮 15 g，桑白皮 15 g，生姜皮 20 g，大腹皮 20 g，猪苓 20 g，茯苓皮 20 g。

［加减］肿甚而喘者，可加麻黄、杏仁、葶苈子；寒湿偏盛、中焦不运、脘痞腹胀者，可加厚朴、干姜、川椒目温脾化湿，行气宽中；卫表阳虚、汗出怕风者，加生黄芪、防风以护卫固表。

③ 湿热壅盛证

［症状］遍身水肿，皮肤绷紧发亮，胸脘痞闷，烦热口渴，小便短赤，或大便干结，苔黄腻，脉沉数或濡数。

［治法］分利湿热。

［方药］疏凿饮子加减。

槟榔 15 g、赤小豆 30 g、黄柏 15 g、白通草 15 g、茯苓皮 20 g、大腹皮 20 g、泽泻 20 g、生姜 15 g、炙甘草 10 g、羌活 9 g、椒目 10 g、秦艽 10 g。

［加减］湿热下注膀胱，伤及血络，见尿痛、尿血等症者，加大蓟、小蓟、白茅根以凉血止血；腹满不减、大便不通、体质尚实者，可加生大黄、牵牛子攻逐二便；肿势严重，兼见气粗喘满、倚息不得卧、脉弦有力者，为水在胸中，上迫于肺，肺气不降，宜泻肺行水，可用五苓散、五皮饮等方合用葶苈大枣泻肺汤、三子养亲汤以泻胸中之水；湿热久羁，化燥伤阴，水肿兼见口咽干燥、大便干结等津液亏耗之症状者，可用猪苓汤，既能滋阴，又可清利水邪。

❹ 气虚水溢证

［症状］水肿，尤以下肢明显，按之凹陷，有时晨起面浮较甚，食欲减退，便溏，倦怠无力，动则气短，尿有余沥，舌淡红，舌边常见齿痕，苔薄白，脉细弱。

［治法］补气利水。

［方药］防己黄芪汤、参苓白术散加减。

生黄芪 30 g，党参 15 g，防风 10 g，防己 30 g，炒白术 15 g，茯苓皮 20 g，生薏苡仁 20 g，山药 20 g，车前子 30 g，杜仲 20 g，炙甘草 10 g。

［加减］若脾虚气滞，加木香、香橼、佛手、大腹皮；若腹水明显，腹胀难忍，步履艰难，甚则腹大不能起床，加大腹皮、生姜皮、陈皮、鸡内金等以运脾利水、消滞疏中；以肾气不足为主者，可加济生肾气丸治疗；心气不足为主者，用归脾汤或炙甘草汤加赤小豆、丹参、益母草等。

❺ 脾阳虚衰证

［症状］身肿，腰以下为甚，按之凹陷不易恢复，脘腹胀闷，食欲减退，便溏，面色萎黄，神倦肢冷，小便短少，舌淡苔白滑或白腻，脉沉缓

或沉弱。

［治法］温阳健脾利水。

［方药］实脾饮加减。

炮附子 10 g，干姜 6 g，白术 10 g，桂枝 10 g，茯苓皮 15 g，车前子 30 g，大腹皮 20 g，木香 10 g，生姜 10 g，大枣 15 g，炙甘草 10 g。

［加减］若湿邪内盛，脘闷腹胀，苔厚腻，可加苍术、厚朴、木香以燥湿健脾、理气消胀；若气短声弱，气虚甚，可加人参、黄芪健脾补气；若小便短少，可加猪苓、薏苡仁、泽泻增强渗利水湿之功；若脾胃虚弱明显，治当健脾化湿，以健脾为主，不宜过于分利，可用参苓白术散加减。

⑥ 肾阳衰微证

［症状］面浮身肿，腰以下尤甚，按之凹陷不起，心悸，气促，腰部冷痛酸重，尿量减少或增多，四肢厥冷，怯寒神疲，面色灰滞或㿠白，舌淡胖苔白，脉沉细或沉迟无力。

［治法］温肾利水。

［方药］济生肾气丸、真武汤加减。

熟附片 10 g，鹿角片 6 g，巴戟天 20 g，仙灵脾 20 g，熟地黄 20 g，山药 20 g，山茱萸 20 g，白术 15 g，茯苓 15 g，泽泻 20 g，车前子 30 g，桂枝 10 g。

［加减］小便清长量多者，去泽泻、车前子，加菟丝子、补骨脂温固下元；心悸、唇绀、脉虚数或结代者，重用附子、桂枝，加炙甘草、丹参以温阳化瘀；喘促、汗出、脉虚浮而数者，可加人参、蛤蚧、五味子、煅牡蛎；若病程缠绵，病至后期，如水肿反复发作，精神疲惫，腰酸遗精，口咽干燥，五心烦热，舌红，脉细弱，用左归丸加泽泻、冬葵子；若兼有头晕头痛、心悸失眠者，可用左归丸加重镇潜阳之品，如龙骨、牡蛎、珍珠母、鳖甲等；若见神倦欲睡、泛恶，甚至口有尿味者，宜用炮附子、大黄、吴茱萸、黄连、陈皮、竹茹、代赭石等。

（四）诊治特色

① 重视调肺

肺、脾、肾三脏与人体水液代谢密切相关。其中肺为水之上源，功主通调水道。肺气充盛，宣发肃降正常，则水液外可输布皮毛，内可下输膀胱。因此，张老治疗水肿时，尤其重视调节肺的功能。治疗肺气不足、宣降失司、水液停积引起的水肿，张老用大量黄芪补气利水，最多可用至100 g。治疗外邪袭肺、肺气失宣、水液潴留体内、泛滥肌肤引起的面目水肿，则法《黄帝内经·素问·汤液醪醴论》提出的"开鬼门"和《金匮要略·水气病》指出的"腰以上肿，当发汗乃愈"，张老常以越婢汤宣肺发汗以利水。在治疗其他证型引起的水肿时，张老亦常配伍肺经用药，如川贝母，以其清泻肺热，助其肃降，以利水道。

② 利水以治标，调脏以治本

水肿病多属本虚标实，以肺、脾、肾虚损为本，以风、寒、湿、热、瘀、气滞、水液为标。若肿势较甚，水邪上逆，则可出现凌心射肺之危象。因此，张老治疗水肿往往遵循急则治标、缓则治本的原则。若起病急、肿势较甚，常以利水消肿为主，予五皮饮、五苓散配合疏风、清热、健脾、温肾等法，猪苓、茯苓最多可用到30 g。起病较缓，或经治疗肿势不甚时，则以调节脏腑功能为主，或理肺，或健脾，或疏肝，或温肾，以治疗水肿之本，预防疾病复发。

③ 行气以助利水

张仲景《金匮要略·水气病脉证并治》中所述"气强则为水，难以俯仰"，指出气行即水行、气滞即水停的道理。吴鞠通《温病条辨》指出："善治水者，不治水而治气。"可见，水肿病的治疗要点在于疏泄气机，达到行水的目的。张老治疗水肿病时强调治"水"不忘治气，行气以助利水。

人体脏腑中，肺、肝、脾、胃均有调节气机的作用。因此，张老在治疗本病时常配伍宣肺、降气、疏肝、和胃的药物，以调节人体气机，使三焦水道通畅,水液输布恢复正常。此外,在诸多利水药中张老常配伍理气药物以助行水,如大腹皮、木香。大腹皮,味辛,性微温,既可下气宽中,又有行水消肿之效。《本草纲目》记载:"降逆气,消肌肤中水气浮肿,脚气壅逆,瘴疟痞满,胎气恶阻胀闷。"尤其适用于水肿伴有腹胀的患者,常用量15~30 g。木香,味辛、苦,性温,有行气止痛、健脾消食的作用。《本草纲目》记载:"心腹一切滞气。和胃气,泄肺气,行肝气。凡气郁而不舒者,宜用之。"尤其适用于伴有脘腹胀满、大便欠畅的患者。然而脾虚泄泻者慎用。

④ 注重日常调护

水肿患者宜限盐,每天少于3 g。控制饮水,可适当补充高蛋白食物,忌食生冷、黏腻食物。注意避风寒,预防感染的发生。属气虚者可饮用黄芪鲤鱼赤小豆汤。

(五)医案

> 案1:王某某,女,42岁,初诊时间2016年5月16日。患者外出旅游回来后出现眼睑水肿,迅速蔓延全身,伴恶寒、发热、小便不利,舌淡苔薄白,脉浮紧。
>
> 中医诊断:水肿(风邪外袭)。
>
> 治法:疏风解表,宣肺利水。
>
> 方药:越婢汤、五苓散加减。
>
> 麻黄10 g,桂枝10 g,茯苓20 g,猪苓20 g,炒白术15 g,泽泻20 g,羌活15 g,防风10 g,大枣10 g。14剂,水煎服。
>
> 2016年6月2日复诊:症状消失,停药。

按:患者发病急骤,为风邪袭表,肺失其通调水道之功,水液停留发为水肿,治疗以疏风解表、宣肺利水为主,方用越婢汤、五苓散。张老认为,风邪袭表证往往发病急骤,病情变化迅速,治疗及时可快速缓解症状，故应及时用药。方中麻黄为君药，发汗解表，宣肺行水；佐以生姜、大枣则增强发越水气之功效，不仅使风邪水气从汗而解，尤可借宣肺通调水道之力，使水邪从小便而去；因肺胃有热，故加石膏以清其热；使以甘草，调和药性，与大枣相伍，和脾胃而运化水湿。

案2：马某某，男，78岁，初诊时间2018年3月7日。患者咳嗽、有痰、喘憋伴水肿1月余，患有肺源性心脏病10年余。全身水肿，腰以下尤甚，按之凹陷不起，尿量减少，畏寒，舌淡苔白，脉沉细无力。

中医诊断：水肿（痰阻气逆，气虚水停）。

治法：益气化湿，通阳平喘。

方药：防己黄芪汤、五苓散、苏子降气汤加减。

黄芪60 g，防己30 g，炒白术30 g，干姜皮30 g，猪苓30 g，泽泻20 g，大腹皮30 g，木香10 g，当归尾10 g，桂枝10 g，白果10 g，葶苈子30 g，法半夏10 g，鱼腥草15 g，红景天30 g，川贝母10 g，炒苏子20 g，桔梗10 g，炙桑皮15 g，炒瓜蒌子20 g。14剂，水煎服。

2018年3月22日复诊：咳嗽、喘憋症状明显减轻，下肢水肿明显改善，加茯苓皮20 g，继续服药1个月。

2018年4月23日三诊：水肿症状消失。

按：患者年事已高，素有心肺疾患，周身水肿、下半身为甚、脉无力为脾肾气虚水湿停聚；畏寒、小便不利为肾脏阳气虚弱，膀胱气化不利；咳嗽、有痰、喘憋为痰阻气逆，虚不纳气；患者证属痰阻气逆，气虚水停，治以益气化湿、通阳平喘。方中防己、黄芪祛风行水、益气固表；炒白术补气健脾祛湿；猪苓、泽泻利水渗湿；桂枝温阳化气；白果、葶苈子、法半夏、鱼腥草、川贝母、炒苏子、桔梗、炙桑皮、炒瓜蒌子降气止咳平喘；红景天益气活血，改善心血管供血。全方补利兼施，标本同治，故患者喘憋症状缓解，水肿逐渐消失。

第五节　内分泌系统病证

一　消渴

（一）概述

消渴是以多饮、多尿、多食及消瘦、疲乏、尿甜为主要特征的疾病。消渴之名，首见于《黄帝内经·素问·奇病论》，《黄帝内经》还有消瘅、膈消、肺消、消中等名称的记载。现代医学的糖尿病可参考消渴辨证论治。

（二）病因病机

消渴的病因比较复杂，禀赋不足、饮食失节、情志失调、劳欲过度等原因均可导致消渴。张老认为消渴的病机主要为阴津亏耗，燥热偏盛。阴虚为本，燥热为标，两者互为因果。消渴日久，病情失控，则阴损及阳，而致气阴两伤，阴阳俱虚；肾气亏虚，清浊不分，可致湿浊下注；热灼津亏血瘀，络脉瘀阻，经脉失养，气血逆乱，脏腑器官受损而出现疖、痈、目盲、肢体麻痛、下肢坏疽、肾衰水肿、中风昏迷等兼症。

（三）辨证论治

消渴自古多按照上中下三消辨证。以肺燥为主，多饮症状较突出者，称为上消；以胃热为主，多食症状较为突出者，称为中消；以肾虚为主，多尿症状较为突出者，称为下消。张老在临床实践中发现，疾病日久，胃热阴虚兼有，气阴同病者多见。症见腰酸膝软，小便频数，四肢不温者属肾阳亏虚者，小便混浊，白如米泔者证属湿浊下注亦为常见。故将本病分为胃热阴虚证、肾阳亏虚证、湿浊下注证三个证型。治疗以滋阴清热，温阳化气，分清化浊为主。由于本病常发生血脉瘀滞，以及易并发痈疽、眼疾等症，故还应针对具体病情，及时合理地选用活血化瘀、清热解毒等治法。

① 胃热阴虚证

［症状］尿频量多，混浊如脂膏，腰膝酸软，乏力，头晕耳鸣，口干唇燥，皮肤干燥，舌红少苔，脉细数。

［治法］滋阴清热，益肾润燥。

［方药］白茯苓丸加减。

白茯苓 15 g，覆盆子 15 g，黄连 10 g，人参 10 g，天花粉 30 g，生地黄 30 g，鸡内金 30 g，萆薢 30 g，元参 30 g，石斛 20 g，蛇床子 30 g，知母 30 g。

［加减］肺有燥热，加地骨皮、黄芩；气短汗多，加五味子、山萸肉；食少腹胀，加砂仁。

② 肾阳亏虚证

［症状］小便频数，混浊如膏，饮一溲一，面容憔悴，耳轮干枯，腰膝酸软，四肢欠温，畏寒肢冷，舌苔淡白，脉沉细无力。

［治法］滋阴温阳、补肾固涩。

［方药］金匮肾气丸加减。

山药 30 g，山萸肉 30 g，茯苓 15 g，丹皮 10 g，泽泻 15 g，熟地黄 20 g，桂枝 10 g，附子 15 g，牛膝 20 g，车前子 20 g。

［加减］阳痿，加巴戟天、淫羊藿、肉苁蓉；阳虚畏寒，加鹿茸；气短乏力，加党参、黄芪、黄精。

③ 湿浊下注证

［症状］小便频数，混浊不清，白如米泔，凝如膏糊，舌淡苔白，脉沉。

［治法］温肾利湿，分清化浊。

［方药］萆薢分清饮加减。

益智仁 30 g、川萆薢 15 g、石菖蒲 15 g、乌药 10 g、炒苍术 30 g、炒白术 30 g、炒薏苡仁 30 g。

［加减］尿量多而混浊，加桑螵蛸、覆盆子、金樱子；伴有皮肤湿疹，加四妙丸。

（四）诊治特色

① 活用养阴清热

张老认为，消渴初期以阴虚燥热为本。中焦燥热耗伤脏腑阴液，而致肺、胃、肾阴亏虚，故尤其注重滋阴清热治法的运用。张老擅长灵活运用养阴生津药物，如元参、麦冬、知母、生地黄、天花粉、石斛等。麦冬、天花粉适用于口干、咽燥，证属肺胃津伤者；元参、生地黄适用于手足心热、咽干、便结，证属肾阴不足、阴虚火旺者；石斛适用于目干涩、腰腿无力，证属肝肾阴虚者。燥热较甚，口渴多饮者，可加石膏清热泻火；阴虚火旺，潮热汗出者，予知母、黄柏清虚热；口臭牙痛、食欲旺盛者，加黄连清胃热；热毒蕴结，皮肤痈肿，则用金银花、连翘清热解毒。张老组方中往往叠用养阴生津药物，且剂量较大（一般在 30 g 左右），为了避免胃肠道反应，常常加用厚朴、枳壳、木香、砂仁理气和中，顾护脾胃。根据临床经验，张老认为白茯苓丸下滋肾阴、上养肺阴，中清胃热，临床疗效尤佳，且有降糖作用，故常以本方加减治疗胃热阴虚证的消渴患者。

② 久病尤重脾肾

张老认为，消渴日久多损及脾肾，治疗注重补肾健脾；阳虚患者选用金匮肾气丸，既能滋阴温阳，又能补肾固涩。脾为后天之本，肾为先天之本，二脏关系密切，互相影响。肾气不足，清浊不分，湿浊弥漫，下自小便而出，中可困阻脾胃，故用萆薢分清饮加大量苍术、薏苡仁、白术，益肾分清，健脾祛湿，脾肾同调，往往收效明显。

❸ 重视兼夹证、合并症

张老认为，消渴患者出现单一证型少见，常多种证型间杂出现，故经常多方连用取得显著治疗效果。对于消渴后期下肢血管病变、皮肤色深者，张老多选用活血化瘀的方剂，如血府逐瘀汤加丹参、三七；手足冰凉、肢体麻木疼痛者，加当归四逆汤、鸡鸣散、全蝎、蜈蚣、乌梢蛇等温经活血、通络止痛。

❹ 注重日常调护

消渴患者宜避免辛辣厚味食物，控制含糖、含脂肪量高的食物。消渴症状明显者宜进食性质凉润的食物，如百合、藕等。

（五）医案

案1：王某某，女，84岁，初诊时间2020年5月10日。患者糖尿病10年，口干唇燥，皮肤干燥，夜尿多，腰膝酸软，伴头晕耳鸣，舌红少苔，脉细数。

中医诊断：消渴（胃热肾虚）。

治法：滋阴清热，益肾润燥。

方药：白茯苓丸加减。

天花粉30 g，黄连10 g，绵萆薢15 g，元参30 g，生地黄30 g，覆盆子15 g，山药30 g，枸杞子30 g，山萸肉15 g，麦冬15 g，知母20 g。7剂，水煎服。

2020年5月17日复诊：患者自觉口干明显改善，乏力、腰酸明显减轻。加怀牛膝30 g。继续服药2周，患者诸症缓解。

按：该患者为80多岁老人，糖尿病多年，肾阴虚症状明显，故选用白茯苓丸加山药、山萸肉、枸杞子增加补肾功效。白茯苓丸来源于《太平圣惠方》卷五十三。本方证是胃热失治、灼伤阴津、肾阴耗伤、蒸化失常所致，故肾阴亏虚、胃有炽热是本方的主证。黄连降心火而交肾；生地黄、元参、知母、天花粉养阴清热；覆盆子、山药、枸杞子、山萸肉固肾精；绵萆薢清热利湿。

案 2：刘某某，女，60 岁，初诊时间 2020 年 8 月 12 日。患者糖尿病 20 年，目前小便频数、混浊不清，口干，乏力，腰膝酸软，食欲减退，伴有咳嗽，舌质红、苔白腻，脉细数。

中医诊断：消渴（湿浊内蕴）。

治法：健脾利湿，滋补肾阴。

方药：萆薢分清饮、白茯苓丸加减。

绵萆薢 15 g，盐益智仁 20 g，石菖蒲 15 g，乌药 10 g，薏苡仁 30 g，山药 30 g，炒苍术 30 g，生地黄 20 g，天花粉 20 g，元参 20 g，知母 20 g，黄连 10 g，耳环石斛 10 g，制何首乌 20 g，川贝母 10 g，桔梗 10 g，生甘草 10 g。14 剂，水煎服。

2020 年 8 月 26 日复诊：患者症状明显减轻，张老嘱其继续服药 1 个月。

按：该患者脾肾阴虚兼有湿邪，故张老萆薢分清饮与白茯苓丸连用，方中绵萆薢为君善于利湿、分清化浊，是治白浊之要药；盐益智仁温肾阳、缩小便，为臣药；乌药温肾祛寒、暖膀胱以助气化；石菖蒲芳香化浊，分利小便；炒苍术、薏苡仁、白术健脾祛湿；又因该患者咳嗽，故选用川贝母、桔梗、生甘草利咽止咳。

案 3：张某某，男，49 岁，初诊时间 2019 年 10 月 10 日。患糖尿病 12 年，高血压 10 年，平时吸烟、喝酒、熬夜、不注意饮食，目前依靠胰岛素控制血糖，空腹血糖维持在 7.0 mmol/L 左右，刻下症见目红赤，接近失明状态，手指麻木，耳鸣，皮肤瘙痒，口苦，尿赤，舌质红、苔黄腻，脉弦数有力。

中医诊断：消渴（肝火上炎证）。

治法：清肝明目。

方药：龙胆泻肝汤加减。

黄芩 10 g，生栀子 10 g，龙胆 10 g，车前子 15 g，炒决明子 30 g，川贝母 10 g，木贼 10 g，当归 10 g，生地黄 15 g，泽泻 10 g，柴胡 10 g，白通草 10 g，天麻 10 g，盐蒺藜 15 g，龟板 10 g，白鲜皮 30 g。14 剂，水煎服。

2019 年 10 月 24 日复诊：患者服药 14 剂后耳鸣、头痛、目赤症状明显改善，视力改善不明显，张老叮嘱该患者继续服药，防止并发症进行性加重。服药 2 个月后患者头痛、目赤症状明显改善。

按：因为该患者平时不控制饮食，长期以来血糖并未积极控制，导致失明、皮肤瘙痒等提示糖尿病并发症的发生。患者眼睛红赤，耳鸣，皮肤瘙痒，舌质红、苔黄腻，为肝火上炎证，治拟清肝泻火明目，用龙胆泻肝汤加减。方中龙胆草善泻肝胆之实火，并能清下焦之湿热为君，黄芩、生栀子、柴胡苦寒泻火，车前子、白通草、泽泻清利湿热，使湿热从小便而解，均为臣药；肝为藏血之脏，肝经有热则易伤阴血，故佐以生地黄、当归养血益阴。配合成方，共奏泻肝胆实火、清肝经湿热之功。

第六节　妇科病证

一　月经过少

（一）概述

月经过少指月经周期正常，经量明显少于平时正常经血量的 1/2 或少于 20 mL，或行经时间不足 2 天，甚至点滴即尽者称为月经过少，又称经水涩少。现代医学所指的性腺功能低下、刮宫过深等引起的月经过少可以参照本病进行论治。

（二）病因病机

张老认为本病病机有实有虚，实者寒凝瘀血阻滞，冲任气血不畅；虚者精亏血少，冲任气血不足，经血乏源。

经期产后，感受寒邪，或过食生冷，寒凝血滞；或经期产后，瘀血未净，或情志内结，气滞血瘀，是导致月经量少的常见实证。先天禀赋不足，或房劳多产，久病伤肾；或出血后营血亏虚，或思虑过度，饮食劳倦，为导致月经量少的常见虚证。

（三）辨证论治

本病首需辨别虚实，实证多瘀，除可见月经量少色暗，小腹疼痛，舌有瘀斑等症，卵巢囊肿、内膜异位症等疾病亦可提示瘀阻病机的存在；虚证腹痛不甚，血虚证多见血色淡，面色萎黄等；肾虚证则可见月经后延，潮热盗汗等症。治疗需分辨虚实，虚证者重在补肾或补血以滋经血之源；实证者重在活血化瘀以通调冲任。然而临证虚实夹杂者多见，以实证为主者宜先通后补，虚实兼见者则可根据月经周期进行"补虚—活血"续贯治疗。

1 血瘀证

［症状］经血量少，色深，有血块，或见小腹胀痛，舌质紫暗，或有瘀斑、瘀点，脉沉涩。

［治法］活血化瘀通经。

［方药］牡丹皮散加减。

牡丹皮 10 g，元胡 15 g，当归尾 15 g，桂枝 10 g，川牛膝 10 g，炒三棱 10 g，莪术 10 g，赤芍 15 g。

［加减］兼痛经、小腹畏寒下坠、经血色暗、有血块者，予少腹逐瘀汤加减；经前加泽兰、益母草、鬼箭羽活血通经；有卵巢囊肿、多囊卵巢综合征的患者，常见瘀阻之象，可酌情加入活血化瘀药物，如水蛭、土鳖虫、三七、血竭等；兼肝郁气滞者，加用加味逍遥丸。

2 血虚证

［症状］经血量少，色淡，质稀；或伴小腹隐痛，头晕眼花，心悸，面色萎黄，舌淡，脉细。

［治法］养血调经。

［方药］妇宝汤加减。

生地黄 15 g，当归 15 g，白芍 10 g，川芎 10 g，桃仁 10 g，红花 10 g，香附 10 g。

［加减］兼气虚者，可用八珍汤、当归补血汤加减；血虚肾亏者，可用补益肝肾之枸杞子、菟丝子，或加用血肉有情之品，如阿胶等。

❸ 肾虚证

［症状］月经量少，甚或闭经，手足骨肉烦痛，日渐羸瘦，渐生潮热，舌淡红，脉象微数。

［治法］养血益阴，通经化瘀。

［方药］柏子仁丸加减。

柏子仁 15 g，熟地黄 30 g，牛膝 20 g，卷柏 20 g，川断 15 g，泽兰 20 g，炒三棱 15 g，莪术 15 g，水蛭 6 g，土鳖虫 10 g。

［加减］月经量少、色暗者，加桃仁、红花各 15 g、当归 15 g、川芎 10 g；闭经日久、肝肾亏虚、腰膝酸软无力者，加二至丸补益肝肾，二仙汤、龟板胶、鹿角胶、枸杞子等填精益肾。

（四）诊治特色

❶ 重视活血化瘀

对于月经量少、经行不畅有血块、月经色紫暗，尤其见舌下静脉瘀滞的实证患者，张老善用活血痛经药对桃仁、红花。对于月经量少甚至闭经患者，尤其伴有癥瘕疾病，如子宫内膜异位症、输卵管梗阻、多囊卵巢综合征的患者，张老常用散结消癥药对三棱、莪术，水蛭、土鳖虫。对于虚实夹杂的患者，张老注重因实致虚的因素，如癥瘕日久，耗伤气血，或经络阻滞、血不归经而致出血，此类患者倡导以通为补，通补结合。补血亦多以平补为主，少用滋腻，使补而不壅滞。

❷ 注重经期服药

子宫在《黄帝内经》中称女子胞，为"奇恒之腑"，不同于一般的脏腑，女子胞亦泻亦藏，藏泻有时。它行经、蓄经、育胎分娩，藏泻分明，各依其时，经期胞宫经血下泄，气血运行较平日通畅，应以通为顺、以通为补。张老认为，此时服药有更好的活血化瘀效果，因此主张月经量少的患者经期前后必坚持服药。证属虚证为主或虚实夹杂的患者，可于月经期服用活血化瘀的方剂，如妇宝汤或少腹逐瘀汤加减等，经期过后再行补益。

③ 调气以治血

气血二者之间是互相依存、互相协调、互相为用的，有"气为血之帅，血为气之母"的说法。张老在治血的同时往往配伍理气药物以助血行。患者若平日多忧郁，导致肝郁气滞、气血瘀阻冲任、血行不畅，表现为经前或伴随腹痛者，多加柴胡、香附、沉香、乌药等。

④ 注重日常调护

月经量少属血瘀证者，张老强调宜避免受寒，平时注意运动，心情保持舒畅。对于血虚或肾虚证患者，则要注意保证休息，避免熬夜，饮食注意营养。两次月经之间可食用阿胶膏滋阴养血。

（五）医案

案1：王某某，女，32岁，初诊时间2019年8月6日。患者半年来月经量少，1～2天结束，色黑伴有血块，周期正常，经常伴有牙痛等上火现象，舌苔薄黄，舌下静脉瘀滞且脉细涩。

中医诊断：月经过少（血瘀证）。

治法：理气活血通经。

方药：牡丹皮散加减。

牡丹皮10 g，元胡15 g，当归尾10 g，肉桂3 g，赤芍15 g，川牛膝20 g，炒三棱15 g，莪术15 g，炒桃仁10 g，红花15 g，玫瑰花20 g，炒香附10 g，乌药10 g，甘草10 g。7剂，水煎服。

2019年8月13日复诊：患者服用7剂后月经量少明显改善，血块减少，继续服用7剂。

按：患者月经量少且色黑伴有血块，是属于血瘀的表现，经血亏虚，阴虚易火旺，故可见牙痛。火旺不及时控制反加重耗伤阴血，舌苔薄黄，脉细涩且舌下静脉瘀滞均为血瘀证表现。

方中牡丹皮配以赤芍、当归尾活血化瘀，炒桃仁、红花增强活血通经之力，炒三棱、莪术破血行瘀，元胡活血理气，川牛膝、肉桂通经祛寒，香附、乌药行血中气滞、气中血滞。经常上火，故减少肉桂用量。全方共益理气活血通经之功。牡丹皮散出自《妇人良方》，方中以味苦微寒、活血化瘀之牡丹皮为主药。张老认为，牡丹皮散为治疗血瘕方剂，活血散瘀作用强。

案 2：群某，女，32 岁，初诊时间 2021 年 7 月 20 日。患者月经量少，性急，易生气，自诉工作压力较大，两肋胀满，气短，乏力，头晕头痛，白天没有精神，面部颜色不均有黄褐斑，月经来潮时伴有腰酸，舌红苔白脉弦。既往有乳腺增生病史。

中医诊断：月经过少（血虚肝旺证）。

治法：补肾养血，疏肝调经。

方药：加味逍遥丸加减。

当归 10 g，白芍 15 g，柴胡 12 g，茯苓 10 g，炒白术 15 g，薄荷 12 g，牡丹皮 10 g，川芎 10 g，夏枯草 15 g，山慈菇 10 g，郁金 10 g，炒三棱 15 g，莪术 15 g，桔梗 10 g，酸枣仁 10 g，夜交藤 15 g，甘草 10 g，天花粉 15 g，白芷 10 g，狗脊 20 g。7 剂，水煎服。

按：患者工作压力较大，易生气，肝气郁结，木克脾土，气血生化乏源，故见月经量少；气虚摄血无力，故见月经提前；精血同源，患者经血亏少，肾精亏虚，故可见月经来潮时腰酸。

方中柴胡疏肝，当归、芍药养血滋阴，茯苓、白术健脾，薄荷解郁舒肝，调畅气机。患者有乳腺增生，张老用夏枯草、山慈菇散结治疗。治黄褐斑，张老用白芷、天花粉净面。狗脊以治腰脊僵痛擅长，兼入督脉，具有补肝肾、强腰膝、祛风湿、止痛、利尿之功效，临床常用其治疗腰膝酸痛、手足麻木、半身不遂、白带异常、遗精、血崩等症，以及用于治疗多种肿瘤。

案3：齐某某，女，35岁，初诊时间2021年11月12日。患者近2个月来月经量过少，色紫暗，伴有血块，小腹疼痛拒按，血块排出后痛减，职业为模特，着装较新潮，经常因拍摄需求着露脐装，四肢不温，怕冷，舌紫暗，脉涩。月经周期正常。

中医诊断：月经过少（寒凝血瘀证）。

治法：活血祛瘀，温经止痛。

方药：少腹逐瘀汤加减。

赤芍、白芍各15 g，当归10 g，川芎10 g，小茴香10 g，肉桂10 g，干姜10 g，五灵脂15 g，生蒲黄15 g，元胡10 g，红花15 g，桃仁10 g，玫瑰花15 g，鬼箭羽30 g，泽兰15 g，三七粉6 g，炙甘草10 g。7剂，水煎服。

2021年11月19日复诊：服药期间月经量稍有改善，服用1个月后患者症状明显改善，并嘱咐患者继续调理3个周期，即月经前1周开始吃药至月经结束后停药，3个月后患者症状完全消失。

按：患者平素着装新潮，腹部受寒，寒凝胞宫，气血凝滞，可见月经量少，伴有血块，而且颜色紫暗。不通则痛，可见痛经，拒按；通则不痛，可见血块排出后痛减。四肢不温，怕冷，舌紫暗，脉涩均为寒凝血瘀之象。方中桃仁、红花、川芎、赤芍、当归、生蒲黄、五灵脂活血祛瘀止痛；小茴香、肉桂、干姜温经止痛。全方共奏温经散寒、养血活血止痛之功。该患者恰逢月经期，张老嘱咐其经期服药，事半功倍。

案4：肖某，女，43岁，初诊时间2019年5月4日。月经3个月未至就诊，患者2胎后2年，腰酸，大便干，舌淡暗苔薄黄。

中医诊断：闭经（肾虚血瘀证）。

治法：补肾养血，化瘀调经。

> 方药：当归芍药散、柏子仁丸加减。
>
> 当归 20 g，赤芍、白芍各 15 g，川芎 10 g，炒白术 15 g，茯苓 10 g，泽泻 10 g，鹿角胶 10 g，阿胶 10 g，鳖甲 15 g，泽兰 20 g，香附 10 g，柏子仁 15 g，熟地黄 30 g，牛膝 20 g，卷柏 20 g，甘草 10 g，火麻仁 30 g。

按：该患者年过四十，肾气不足，2 年前刚生二胎，肾气消耗，肾虚血亏，经候微少，渐至不通，胞脉失养故见闭经，腰酸亦为肾虚之象。经血不通，脉络血滞，可见血瘀之象，舌可见淡暗。

方中用熟地黄补肾养血，张老加用阿胶、鹿角胶，有时加上龟甲胶，血肉有情之品可以达到迅速补血的作用；当归、芍药、川芎养血和血；茯苓、炒白术、泽泻健脾运湿，使气血生化有源。张老本方中柏子仁丸加当归芍药散加减，补肾养血通经。张老喜欢临证加鳖甲和香附，可以解郁活血，牛膝、泽兰可用至 30 g，闭经时间长者可加三棱、莪术、土鳖虫、水蛭。

二　月经过多

（一）概述

月经较正常明显增多，而周期基本正常，称为"月经过多"。本病可与月经先期、经期延长等并发。西医学排卵性功能失调性子宫出血、子宫肌瘤、子宫内膜异位症等疾病引起的月经过多，可参考本病治疗。

崩漏是指经血非时暴下不止或淋漓不尽，前者称崩中或经崩，后者为漏下，是月经经期、经量、周期严重紊乱的月经病。因崩漏与月经量多的病机和治法有相似之处，故在本部分一起介绍。

（二）病因病机

月经量多的主要病因病机为冲任不固，经血失于制约。常见气虚证、血热证、血瘀证三个证型。

1 气虚证

多见于久病、大病或体弱过劳，或是思虑过多引起的脾气不足、中气下陷、冲任不固而血失统摄，久之可见气血两虚。

2 血热证

多见于素体阳热或肝郁日久化火，热扰冲任，迫血妄行，经血量多。

3 血瘀证

多见于肝郁气滞，日久血行不畅，或经期产后余血未尽，瘀血内停，冲任受阻，血不归经，经血量多。

（三）辨证论治

1 气虚证

［症状］经行量多，色淡红，质清晰，神疲乏力，气短懒言，小腹空坠，面色㿠白，舌淡苔薄，脉细弱。

［治法］补气摄血固冲。

［方药］固冲汤加减。

生黄芪 20 g，炒白术 40 g，煅龙骨 30 g，煅牡蛎 30 g，山萸肉 30 g，白芍 15 g，海螵蛸 15 g，茜草 10 g，棕榈炭 10 g，五倍子 2 g。

［加减］中气下陷，症见小腹空坠，宜补中益气汤加减，补中气以摄血；心脾两虚，症见失眠多梦、心悸怔忡，宜归脾汤加减，益气养血，宁心安神；若月经量多，严重至崩漏之势，则宜固冲汤益气收涩。

2 血热证

［症状］经行量多，血色鲜红或深红，质黏稠，伴口渴，心烦，面色发红，舌红苔黄，脉滑数。

［治法］清热凉血，固冲止血。

［方药］两地汤加减。

生地黄 30 g，元参 30 g，白芍 15 g，麦冬 15 g，地骨皮 12 g，阿胶 12 g。

［加减］若严重至崩漏之势，宜用固经丸；若月经过多，则加丹皮、青蒿、柴胡。

3 血瘀证

［症状］经行量多，色紫暗，有血块，经行腹痛，平时小腹胀痛，舌紫暗或有瘀点，舌下静脉迂曲，脉涩。

［治法］活血止血。

［方药］桃红四物汤。

桃仁 10 g，红花 10 g，川芎 10 g，生地黄 10 g，当归 10 g，白芍 10 g，泽兰 10 g，益母草 20 g。

［加减］气滞血凝，痛经严重者，加元胡、香附理气止痛；少腹刺痛，经行量多色暗者，可加蒲黄、五灵脂活血止痛、化瘀止血；血瘀化热者，可加生地黄、荷叶凉血止血。

（四）诊治特色

1 活用止崩三法

崩漏的治疗过程一般主张遵循"急则治其标，缓则治其本"的原则。在《丹溪心法附余》中提出治崩三法："初用止血以塞其流，中用清热凉血以澄其源，末用补血以还其旧。"张老师古而不泥古，强调治崩三法的内涵，如塞流不应单纯理解为止血，有瘀血、热邪或阴虚的患者，单纯或过量运用止血药物，往往不能达到止血治漏止崩的作用，还应因势利导、标本兼治。如肾虚血崩则益肾止血同用；血热者则治以凉血止血；气虚所致者，则益气与固摄止血同用。澄源亦不只是清热，亦可是益气化瘀，复旧可为养血，亦可为益气滋肾。

② 补气不忘升提，滋肾不忘固涩

年过半百，或劳损之人，或伴有贫血病史，或疾病日久者，均可见中气下陷。患者往往月经过多的同时，伴有小腹部空坠感，此时张老在人参、黄芪等补益药物的基础上，注重升麻、柴胡，取其升提之功。升麻、柴胡用于升提时剂量不宜过大，一般 10 g 以内。月经过多属肾虚有热者，张老常用固经丸加减滋阴清热固经，方中椿根白皮固涩止血，常用量 30 g，配伍运用可起到很好的止血效果。

③ 药性平和，审慎用温

《难经·二十二难》云："血得温而行。"张老认为，药性过于温热有动血之弊，加上月经过多的患者多有瘀血化热、血虚内热等证，因此，张老在治疗月经过多时运用温热类药物非常审慎。需要运用时，往往也是寒温并用，如四生丸中反佐之艾叶。气虚崩漏需加用收涩止血药物时，性偏温热的炭类也仅挑选 1 ~ 2 味，以防药性偏热。

④ 止血不留瘀，凉血不寒闭

张老认为，瘀血既是月经过多的原因，又是发病过程中的常见兼证，因此在治疗的过程中要重视对瘀血的预防和处理。如止血过程中，收敛止血药物、凉血止血药物均可致血行迟滞、瘀血形成，因此，张老常在收敛止血药中配伍茜草、三七化瘀止血，或在凉血止血药中配伍温经止血之艾叶，以防寒凉药物凝滞气血运行，导致血瘀形成。

⑤ 注重日常调护

月经量多患者往往伴有气血两虚，故在生活中要注意避风寒，预防外感疾病的发生。月经淋漓不尽容易引起妇科感染，因此要注意及时清洁。饮食上，可以食用一些血豆腐、肉类等营养丰富的食物以补益气血。生活中还要避免剧烈运动，注意充分休息。

（五）医案

案1：刘某，女，43岁，初诊时间2019年7月31日。近6个月月经不规律。末次月经：7月6日至今。经血淋漓不尽，每天时多时少，色鲜红，血块较多，无痛经。孕1产1。面色稍红，舌淡红、苔薄白，脉弦滑，舌下静脉迂曲。

中医诊断：崩漏（肾阴不足，虚热内炽）。

治法：清热止崩。

方药：两地汤加减。

生地黄10 g，元参15 g，白芍10 g，麦冬10 g，地骨皮15 g，牡丹皮10 g，青蒿15 g，银柴胡10 g，仙鹤草20 g，旱莲草20 g，三七3 g，生侧柏叶20，荷叶10 g，小蓟15 g。7剂，水煎服。

2019年8月6日复诊：月经量有所减少，但依然淋漓不尽，小腹空坠，大便干。

改方：固冲汤加减。

生黄芪30 g，焦白术20 g，五倍子10 g，茜草10 g，棕榈炭15 g，白芍15 g，山萸肉15 g，海螵蛸20 g，煅龙骨20 g，煅牡蛎20 g，火麻仁30 g，煅赤石脂20 g，仙鹤草20 g。7剂，水煎服。

2019年8月13日三诊：月经量进一步减少，小腹空坠，乏力，睡眠差。

方药：归脾汤加减。

炒白术10 g，党参10 g，生黄芪15 g，当归10 g，炙甘草10 g，茯神10 g，远志12 g，炒枣仁15 g，木香6 g，龙眼肉15 g，地榆炭20 g，棕炭15 g，红枣10 g，三七3 g，黄芩炭15 g，小蓟15 g，仙鹤草20 g，旱莲草20 g。7剂，水煎服。

2019年8月20日四诊：阴道出血止。

按：患者年过四十，阴气自半，精血亏虚易生内热，则月经色鲜红，淋漓不尽，脉弦滑。《妇人秘科》云："经水来太多者，不问肥瘦皆属热也。"所以初诊运用两地汤加减，然而患者崩漏日久出现气虚不固，症见淋漓不尽、小腹空坠，运用固冲汤固冲摄血、益气健脾，药后血量减少。三诊出现乏力、睡眠差，为心血不足、心脾两虚之象，方用归脾汤益气健脾摄血，体现了张老治疗先塞流、澄源，后复旧的诊治原则，取得了良好的临床疗效。

案 2：王某，女，39 岁，初诊时间 2018 年 12 月 6 日。11 月 19 日宫内节育器置入术后，月经至今未净，量大，有血块，色黑，现面色发红，乏力，舌质暗，舌下络脉迁曲，脉沉细。红斑狼疮病史 10 余年，服用甲泼尼龙 16 mg 治疗。有子宫肌瘤病史。10 月 30 日曾因月经量多来诊，予两地汤治疗后好转。

中医诊断：崩漏（中气不足，瘀热互结）。

治法：清热化痰，补气止崩。

方药：固冲汤、固经丸加减。

生黄芪 15 g，炒白术 10 g，山萸肉 10 g，白芍 15 g，生龙骨 30 g，生牡蛎 30 g，五倍子 5 g，海螵蛸 15 g，茜草 10 g，炒椿皮 20 g，醋龟板 20 g，黄柏 20 g，黄芩 15 g，血竭 2 g，三七 3 g，生地黄 20 g。7 剂，水煎服。

2018 年 12 月 13 日复诊：服药后，患者月经量减少，脉沉细，舌质紫暗，舌下络脉迁曲。上方改山萸肉 20 g，加棕榈炭 20 g。7 剂，水煎服。

2018 年 12 月 20 日三诊：月经较之前量多，晨起为甚，色为红褐色，无血块，面色发红，舌紫暗，舌下络脉曲张。辨证为肾虚血瘀血热，在 12 月 6 日方上加青蒿 15 g，地骨皮 10 g。7 剂，水煎服。

2019 年 1 月 17 日四诊：上次服药后月经量明显减少，末次月经：1 月 2—17 日，量多。上方加垂盆草 20 g，石榴皮 30 g，小蓟 20 g，生地榆 20 g，炒芡实 30 g。7 剂，水煎服。

2019 年 1 月 24 日五诊：月经不止，末次月经：1 月 2—22 日。面色偏红，脉滑，舌红有瘀点。上方去茜草、血竭，加生侧柏叶 15 g，炙槐花 30 g。7 剂，水煎服。

2019 年 2 月 14 日六诊：末次月经：2 月 5 日至今，月经不止。固经丸加减。

棕榈炭 20 g，地榆炭 30 g，熟三七 6 g，炒椿皮 30 g，侧柏炭 30 g，炙龟板 30 g，山萸肉 30 g，白芍 15 g，黄柏 15 g，香附 10 g，海螵蛸 20 g，石榴皮 30 g，赤石脂 30 g，生甘草 10 g。7 剂，水煎服。

2019 年 2 月 21 日七诊：诊月经量明显减少，上方加女贞子 15 g。7 剂后月经止。

按：此病例为崩漏患者，病因复杂。

病因 1：宫内节育器置入术后，放置节育器引起的创伤，包括宫颈钳的钳夹和节育器对宫颈的擦伤，通常导致术后出血。根据放置的节育器不同，置入后 3 个月依然会有 30% ～ 70% 的使用者出血加重。

病因 2：子宫肌瘤患者为经期严重出血的最常见病因。

病因 3：患者有红斑狼疮病史，服用激素治疗。激素为火热之品，最易动血。

故瘀、热、虚互结，在使用固经丸加固冲汤这一强力治疗崩漏的方剂后，虽出血量有所减少，但病情依然反复。在三诊时，增加了青蒿、地骨皮，增强清热力后有所缓解。提示在治疗崩漏时注意清热力量的把握。在六诊时，最终去掉了所有活血药，控制了病情。提示在难治性病例中，祛瘀要灵活把握。

固经丸临床主要用于月经不调，表现为行经量多，淋漓不止。方中重用龟板咸甘性平，益肾滋阴而降火；白芍苦酸微寒，敛阴益血以养肝；黄芩苦寒，清热止血，三药共为君药，用量偏大，滋阴清热止血。臣以黄柏苦寒泻火坚阴，既助黄芩以清热，又助龟板以滋阴。炒椿皮苦涩而凉，固经止血，为佐药。佐以少量香附辛苦微温，调气活血，防止寒凉太过止血留瘀。诸药合用，使阴血得养、火热得清、气血调畅，则诸症自愈。

案 3：刘某，女，43 岁，初诊时间 2020 年 5 月 12 日。患者 1 个月来月经淋漓不尽，经量时多时少，色淡红，无血块，无痛经史，乏力，头晕，面色白，舌淡红、苔薄白，脉细。

中医诊断：崩漏（脾气虚弱，冲任不固）。

治法：补气健脾，固冲调经。

方药：固冲汤加减。

黄芪 30 g，焦白术 20 g，山萸肉 15 g，白芍 15 g，生龙骨 20 g，生牡蛎 20 g，五倍子 10 g，棕榈炭 15 g，茜草 10 g，煅赤石脂 20 g，六神曲 10 g，海螵蛸 30 g。14 剂，水煎服。

2020 年 5 月 26 日复诊：自诉血量减少，患者面红，口干，查体发现手心热，上方加固经丸。

黄芪 30 g，焦白术 20 g，山萸肉 15 g，白芍 15 g，生龙骨 20 g，生牡蛎 20 g，五倍子 10 g，棕榈炭 15 g，茜草 10 g，龟板 30 g，黄芩 10 g，黄柏 12 g，椿根皮 30 g，香附 12 g。14 剂，水煎服。

2020 年 6 月 9 日三诊：患者经血已止。原方继续服用 2 周停药。

按：《医学衷中参西录》中记载："治妇女血崩。徒然下血，气息奄奄。气血将脱，急用此汤。"张锡纯曾治一妇人，血崩甚剧。其脉象虚而无力，遂重用黄芪、白术，辅以龙骨、牡蛎、山萸肉诸收涩之品，服后病稍见愈，遂即原方加海螵蛸四钱、茜草二钱，服后其病顿愈。遂拟此方。

患者脾虚气陷，统摄无权，故月经淋漓，时多时少；脾虚中气下陷，故见乏力；脾虚气血生化无源，加上月经淋漓，流血过多，故见面白；舌淡红、苔薄白、脉细均为脾虚之象。此方予黄芪、焦白术补气健脾，助中焦气化健运统摄，进而巩固下焦；白术入脾经，本方用焦白术增强补气健脾之功；山萸肉补益肝肾，收敛固涩；茜草、海螵蛸止血固摄冲任；棕榈炭、五倍子、赤石脂收涩止血固冲；六神曲健脾，防止汤药碍胃；白芍养血调经。

患者年过四十，阴气自半，经血淋漓日久，精血亏虚日久易生内热，加之益气温补之品，故见面红、口干、手心热等虚火上升之象。固经丸清热凉血、固摄冲任，使阴血得养，火热得清，气血调畅，则诸症自愈。

案 4：熊某，女，35 岁，初诊时间 2019 年 4 月 10 日。患者月经量多，行经时间长，淋漓不净可至 20 余天。二便调，食欲和睡眠尚可，腰酸，舌淡苔白，脉沉。

中医诊断：月经过多（阴虚血热）。

治法：滋阴清热，补肾摄血。

方药：固经丸加减。

五倍子 10 g，墨旱莲 20 g，仙鹤草 20 g，煅赤石脂 20 g，艾叶 6 g，生地黄 15 g，侧柏炭 20 g，棕榈炭 15 g，白芍 15 g，黄芩 15 g，醋龟甲 20 g，黄柏 20 g。14 剂，水煎服。

2019 年 4 月 24 日复诊：药后行经 10 天血止，未见淋漓不尽，嘱继续服用 14 剂巩固。

按：患者月经量多，淋漓不尽，腰酸，脉沉，为肾虚血热之象。治以滋阴清热，补肾摄血。方用固经丸清热凉血、固摄冲任，另加生地黄、墨旱莲补肾凉血，侧柏炭凉血止血，仙鹤草收敛止血，五倍子、棕榈炭、煅赤石脂收敛止血，艾叶反佐，温经止血而防药过寒闭。

三 带下病

（一）概述

带下的量明显增多，色、质、气味发生异常，或伴全身、局部症状者，称为"带下病"，又称"下白物""流秽物"。相当于西医学的阴道炎、子宫颈炎、盆腔炎、妇科肿瘤等疾病引起的带下增多。

（二）病因病机

《女科撮要》说："带下多由脾胃虚损，阳气下陷，或痰湿下注，蕴积而成。"《傅青主女科》说："妇人忧思伤脾，又加怒气伤肝，于是肝经郁火内炽，下克脾土，脾土不能运化，致湿热之气蕴于带脉之间。"《女科证治约旨》说："若外感六淫，内伤七情，酝酿成病，致带脉纵弛，不能约束诸脉经，于是阴中有物，淋漓下降，绵绵不断，即所谓带下也。"

张老认为，带下的产生与肝、脾、肾三脏气血功能失调有密切关系。脾虚运化失职，以致水湿内停；肾阳不足，气化失常，肾关不固，津液下滑；素体阴虚，感受湿热之邪，伤及任带以致带下。

总之，带下病系湿邪为患，而脾肾功能失常又是发病的内在条件，临床上以白带、黄带、赤白带为常见。

（三）辨证论治

引起带下的原因很多，证型又有寒热虚实之分，寒证则白带清稀如水，量多；热证必兼口苦咽干，小便短黄。虚证可见面色苍白，量多而有冷感；实证大都黏浊腥秽，胸闷苔腻。临证根据症状、病因，拟定治疗方法。脾虚证宜补脾健胃，肾虚证宜温补元阳，湿热证宜清热渗湿。脾失健运是产生带下的重要原因，所以，治疗带下证多以健脾、调气、升阳、除湿为主。临床常见分型有脾阳虚证、肾阳虚证、湿热下注证、湿毒蕴结证。

① 脾阳虚证

［症状］带下量多，色白或淡黄，质稀薄，无臭气，绵绵不断，神疲倦怠，四肢不温，食欲减退，便溏，两足跗肿，面色㿠白，舌淡苔白腻，脉缓弱。

［治法］健脾益气，升阳除湿。

［方药］完带汤加减。

白术 15 g，山药 20 g，人参 10 g，白芍 10 g，苍术 15 g，陈皮 10 g，芥穗 10 g，柴胡 10 g，车前子 15 g，炒芡实 30 g，白果 10 g，甘草 10 g。

［加减］若患者气虚症状明显，伴有头晕、食欲减退、大便溏，可用参苓白术散加减健脾益气；若脾虚日久化热，带下色黄者，可加用易黄汤加减；脾虚久伤及肾，可加用续断、菟丝子等固肾之品。

② 肾阳虚证

［症状］带下量多，色白清冷，稀薄如水，淋漓不断，头晕耳鸣，腰痛如折，畏寒肢冷，小腹发凉，小便频数，夜间尤甚，大便溏薄，面色晦暗，舌淡润，苔薄白，脉沉细而迟。

［治法］温肾助阳，涩精止带。

［方药］右归丸加减。

熟地黄 15 g，黑附子 10 g，肉桂 5 g，山药 15 g，山萸肉 15 g，菟丝子 15 g，炒杜仲 15 g，茯苓 15 g，当归 10 g，鹿角胶 10 g。

［加减］若患者肾阳虚衰，出现带下不止的情况，可用金锁固精丸加减；若湿浊偏盛，出现豆渣样白带，可用萆薢分清饮利湿化浊。

③ 湿热下注证

［症状］带下量多，色黄黏稠，有臭气，或伴阴部瘙痒，胸闷心烦，口苦咽干，食欲较差，小腹或少腹作痛，小便短赤，舌红，苔黄腻，脉濡数。

［治法］清热利湿止带。

［方药］四妙丸加减。

黄柏20 g，苍术30 g，薏苡仁30 g，泽泻10 g，滑石30 g，丹皮10 g，茵陈20 g，甘草10 g。

［加减］若带下量多，色黄或黄绿如脓，质黏稠有臭味，口苦咽干，烦躁易怒者，用龙胆泻肝汤加减，清肝经郁热。

④ 湿毒蕴结证

［症状］带下量多，黄绿如脓，或齿白相兼，或五色杂下，状如米泔，臭秽难闻，小腹疼痛，腰骶酸痛，口苦咽干，小便短赤，舌红，苔黄腻，脉滑数。

［治法］清热解毒除湿。

［方药］五味消毒饮加减。

金银花10 g，野菊花20 g，蒲公英30 g，地丁10 g，连翘10 g，苍术12 g，黄柏10 g，生薏米20 g，柴胡10 g，黄芩10 g，茵陈30 g，苦参30 g。

［加减］若白带臭味明显，可加用半枝莲、鱼腥草、虎杖等清热解毒之品。

（四）诊治特色

① 祛湿为主，补益为辅

张老认为带下一病，虽有脏腑虚实寒热的辨证，但湿邪为患是带下病的主要病机，《傅青主女科·带下篇》卷首开宗明义指出的"带下俱是湿证"，可谓一语中的。张老临证重视扶正与祛邪兼施，多以完带汤、易黄汤加减。重用山药、薏苡仁、白扁豆各30 g，芡实、生牡蛎各30 g，白术、茯苓各15 g，泽泻、车前子、椿白皮、白果各10 g，莲须6 g，同时佐以扶正之品。如脾气虚明显，加党参、黄芪；脾虚兼气陷，加升麻、柴胡等；肾气虚，加补骨脂、菟丝子等；兼证肝郁腹胀，加木香、香附、乌药；湿热重带下臭秽，加土茯苓、萆薢、黄柏等；带下赤白，加椿根皮、丹皮等；

阴虚内热，加生地黄、白薇、地骨皮等；带下清稀，加益智仁、海螵蛸等；腰膝酸软，加川断、桑寄生、杜仲、狗脊等。

② 中病即止，不可过用寒凉

带下病为湿邪下注带脉所致，湿邪为患，郁久化热，所以带下病多表现为湿热之象，临床治疗多用清热燥湿之品，然而寒凉之品久用损伤脾阳，进而助湿，会导致带下缠绵不愈或病情反复。因此，湿热之象一去，寒凉药就要减量以免伤正。并可加入一些理气药，如香附、青皮等，气化则湿除。

③ 肺肾同治，肝脾同调

带下病乃湿邪为患，肺为水之上源，张老在治疗时常佐以川贝母开肺气，通调水道，以利祛湿，并加香附、柴胡等以助脾胃运化、调畅气机。

④ 祛湿不离治血

湿邪稽留体内，损伤脾肾，影响气化，气化不行则易留血瘀，带下病与月经不调常同时发生，因肝经绕阴器而行，肝主冲脉藏血，肝气条达、疏泄有常则血脉流畅，因此，治久病之带下或带下月经不调并举者，可加用一些理血化瘀之品。张老临床多在治湿之品中加入当归芍药散加减以养血调肝，避免血瘀损伤胞宫影响月经。

⑤ 注重日常调护

带下病为本虚标实之证，发病期的饮食也要注意，寒证少食生冷，热证少食辛辣油腻，对于带下病反复发作的患者，张老叮嘱要畅情志，适度运动，以求肝调血顺。

（五）医案

案1：张某，女，33岁，初诊时间2005年4月7日。患者诉阴道炎病史3～4年，妇科诊为霉菌性阴道炎，每于月经前后及劳累后及生气时加重，反复发作，发作时用阴道栓剂可缓解。现患者带下量多，黄白相间呈豆渣样，稍有腥味，瘙痒，腰酸膝软，食欲尚可，大便偏干，舌红、苔白腻微黄，右寸滑大，尺稍沉弱。

中医诊断：带下病（湿热下注）。

治法：清热利湿，固本止带。

方药：程氏萆薢分清饮加减。

萆薢 20 g，石菖蒲 15 g，石韦 10 g，乌药 15 g，薏苡仁 30 g，芡实 30 g，苍术 30 g，黄柏 20 g，苦参 30 g，车前子 30 g，夏枯草 20 g，炒蒺藜 15 g。14 剂，水煎服。

2005 年 4 月 21 日复诊：药后觉黄带及瘙痒异味减轻，白带量依然较多，近期工作繁忙，觉疲劳及腰酸加重。

生黄芪 30 g，太子参 15 g，炒白术 30 g，柴胡 15 g，菟丝子 30 g，金樱子 30 g，肉苁蓉 15 g，苦参 30 g，僵蚕 10 g，车前子 15 g，白通草 10 g。继续服用 14 剂。

2005 年 5 月 10 日三诊：白带量明显减少，但出现豆渣样白带，量不多，稍有瘙痒。上方加土茯苓 30 g，马齿苋 30 g，败酱草 15 g，继续服用 14 剂。

2005 年 11 月 4 日四诊：自诉上次复诊后白带减少，未出现豆渣样白带，无瘙痒及异味，后因工作调动出差外地无法复诊，诉工作环境在南方城市闷热潮湿，小腿长湿疹瘙痒难忍，黄带卷土重来，伴有瘙痒及异味。

知母 20 g，黄柏 30 g，茯苓 20 g，薏苡仁 30 g，山药 30 g，土茯苓 30 g，车前子 30 g，萆薢 15 g，芡实 30 g，山萸肉 20 g，蒲公英 15 g，金银花 15 g，益智仁 15 g，虎杖 10 g。服 14 剂。患者药后电话告知症状减轻，嘱其遵原方继续服用。

按：患者病程较长，湿邪化热，出现黄白相间豆渣样白带，热邪久滞下焦，损伤肾元，腰酸膝软，故给予萆薢分清饮清热化湿、补肾止带。初诊用药多以清热燥湿之品治其标，复诊时湿热之象已褪，本虚浮现，给予白术、黄芪、肉苁蓉等补益之品，固本止带；湿邪黏滞，出现病情反复时及时加入清热药，以固疗效。

案2：程某，女，53岁，初诊时间2011年6月7日。患者诉47岁绝经，近半年白带增多，无色透明，无异味，伴有腰痛，腰部及小腹怕凉，冬天四肢冰凉，后背怕风，饮食尚可，夜间小便频，大便可，日1次。妇科就诊，超声显示少量盆腔积液，余未见明显异常。舌红苔薄白，脉沉细。

中医诊断：带下病（肾阳虚）。

治法：温补脾肾，固本止带。

方药：右归丸加减。

生黄芪15 g，炒白术15 g，熟地黄15 g，黑附子10 g，肉桂5 g，山药20 g，山萸肉20 g，菟丝子15 g，炒杜仲15 g，茯苓15 g，当归10 g，鹿角胶10 g。14剂，水煎服。

2011年6月21日复诊：药后白带较前减少，出现胃口变差，不欲饮食，考虑补肾之品多滋腻碍胃，原方去鹿角胶，改熟地黄为10 g，加木香6 g、砂仁6 g，健脾胃之气。14剂。

2011年7月1日三诊：诸症俱减，上方继续服用14剂，诸症消失。

按：患者绝经后肾阳虚损，命门火衰，上不能温脾阳，下不能温膀胱，故用温补肾阳、健脾固带之法。生黄芪、白术健脾益气，黑附子、肉桂等温肾助阳。补肾之品多滋腻碍胃，应用之时多佐用开胃之品，临证用药需注意。

四 产后身痛

（一）概述

产褥期内，出现肢体、关节酸痛、麻木、沉重者，称为产后身痛，亦称遍身痛、产后关节痛。

（二）病因病机

本病的发生总与产后营血亏虚，感受风、寒、湿邪有关。产后百节空虚，卫表不固，腠理不密，起居不慎，风、寒、湿邪乘虚而入，客于经络、关节、肌肉，经脉痹阻，则气血运行不畅，瘀滞作痛。《校注妇人良方》说："产后遍身疼痛者，由气虚百节开张，血流骨节，以致肢体沉重不利，筋脉引急。"《黄帝内经·素问·调经论》记载："血气不和，百病乃变化而生。"产后失血过多，阴血亏虚，四肢百骸、筋脉关节失养，则肢体麻木、酸痛。《傅青主女科》提及："产后百节开张，血脉流散，气弱则经络间血多阻滞，累日不散，则筋牵脉引，骨节不利，故腰背不能转侧，手足不能动履。"产后恶露去少，瘀血留滞于经络、筋骨之间，气血运行受阻，故使身痛。《叶天士女科》指出："产后遍身疼痛，因气血走动，升降失常，留滞于肢节间，筋脉引急，或手足拘挛不能屈伸，故遍身肢节走痛……若瘀血不尽，流于遍身，则肢节作痛。"

张老认为，产后风与产褥期生理特点有关，本病病因是由于产后休息不当，过早持久地活动或端坐，致使松弛的关节韧带不能恢复，造成劳损而致病。本病病机为产伤气血不足，虚损未复，或因经脉失养，不荣则痛；或由风、寒、湿邪乘虚而入，不通则痛。然不荣而痛，又有素体血虚，产时或产后失血过多，气血不足，或素体肾虚，因产伤动肾气之异；不通则痛又有产后百节开张，卫阳不固，腠理不密，起居不慎，风寒之邪乘虚而入，致气血运行不畅，经脉失养，或产后气血虚弱，血为寒凝成瘀，或余血未尽留滞络脉，或产后感受热邪，灼伤阴血为瘀，或气滞血瘀，瘀阻而痛之不同。

（三）辨证论治

本病辨证以疼痛的部位、性质，结合兼证与舌脉。若肢体关节酸痛，麻木，伴面色萎黄，头晕心悸，舌淡，脉细弱，属气血虚弱；若肢体关节肿胀，疼痛剧烈，或痛无定处，或遇热则舒，伴恶寒畏风，舌苔薄白，脉濡细，属外感风寒；若疼痛较重，痛有定处，麻木，屈伸不利，伴恶露量少，舌暗，苔白，脉弦涩，属血瘀；若产后腰酸，足跟疼痛，伴头晕耳鸣，舌淡暗，脉沉细弦，属肾虚。

本病以内伤气血为主，而兼风寒湿瘀，临床表现往往本虚标实，治疗当以养血柔筋为主，兼活血通络、祛风止痛。产后身痛主要分为以下四型进行辨证论治。

❶ 气血亏虚证

［症状］产后遍身酸痛，肢体麻木，关节酸痛，头晕心悸，舌淡，苔少，脉细无力。

［治法］补血益气，宣络止痛。

［方药］黄芪桂枝五物汤加减。

黄芪 15 g，桂枝 10 g，芍药 15 g，生姜 10 g，大枣 10 g，龙眼肉 10 g，党参 10 g，川芎 10 g，生甘草 10 g。

［加减］若血虚明显，乏力头晕，加当归、鸡血藤以养血祛风；若关节疼痛较重，加威灵仙、羌活、独活等疏风止痛之品。若手足厥寒，口不渴，舌淡苔白，脉沉细，可用当归四逆汤。

❷ 气滞血瘀证

［症状］产后遍身疼痛或关节刺痛，按之痛甚，恶露量少色暗，小腹疼痛拒按，舌紫暗，苔薄白，脉弦涩。

［治法］养血活络，行瘀止痛。

［方药］身痛逐瘀汤加减。

秦艽 10 g，川芎 10 g，桃仁 10 g，红花 10 g，甘草 10 g，羌活 9 g，没药 9 g，当归 10 g，五灵脂 10 g，香附 9 g，牛膝 15 g，地龙 10 g。

［加减］肩背痛者，加姜黄 15 g；上肢疼痛者，加桂枝 10 g，桑枝 15 g，牵及下肢者，可加用木瓜 15 g，薏苡仁 15 g，川牛膝 15 g；腹痛，腰痛，心烦失眠，大便不畅，舌暗有瘀斑者，可用桃核承气汤加减。

❸ 风寒外感证

［症状］产后遍身疼痛，项背不舒，关节不利，或痛处游走不定，或冷痛剧烈，恶风畏寒，或关节肿胀、沉重，或肢体麻木，舌淡，苔薄白，脉浮紧。

［治法］养血祛风，散寒除湿。

［方药］葛根汤加减。

葛根 10 g，麻黄 10 g，桂枝 10 g，白芍 10 g，生姜 10 g，红枣 10 g，羌活 10 g，白芷 10 g。

［加减］风胜者，加羌活；寒胜者，加草乌；湿胜者，加生薏苡仁、苍术、木瓜；痛甚者，加海风藤、威灵仙等。

❹ 肝肾亏虚证

［症状］产后身痛，以腰膝关节酸痛为主，或足跟痛，可伴头晕耳鸣，夜尿多，舌淡暗，苔薄白，脉沉细。

［治法］补肾，强腰，壮筋骨。

［方药］独活寄生汤加减。

独活 10 g，桑寄生 10 g，杜仲 10 g，牛膝 10 g，细辛 10 g，秦艽 10 g，茯苓 10 g，桂枝 10 g，防风 10 g，川芎 10 g，甘草 10 g，当归 10 g，芍药 10 g，生地黄 10 g。

［加减］若腰痛明显，下肢身重，加川断、黄精、狗脊；偏阴虚者，可加用女贞子、墨旱莲各 15 g；偏阳虚者，可合用右归丸；足跟痛明显者，

重用牛膝 30 g。

（四）诊治特色

张老认为产后身痛一病，为产后气血损伤导致脉络空虚，风、寒、湿痹等邪气易乘虚深陷导致经络不通而疼痛，应以补益气血为主兼以祛邪。对于气血亏虚患者，张老常用黄芪桂枝五物汤，益气温阳，调和营卫；上肢疼痛者，加桑枝、片姜黄、羌活；下肢疼痛者，加独活、牛膝、木瓜等。此证多血虚，宜滋养，张老临证常佐以芍药甘草汤以养血滋阴，筋脉得养则舒，痛自止，不可峻投风药，少量佐治，中病即止。

（五）医案

案 1：郑某，女，39 岁，初诊时间 2019 年 1 月 25 日。产后 3 个月，现手指麻木，胀痛，腰腿酸软、疼痛，其他未见明显不适，舌质紫暗，脉沉细涩。

中医诊断：产后身痛（风寒湿痹）。

治法：祛风散寒止痛。

方药：麻黄细辛附子汤、当归四逆汤加减。

麻黄 10 g，细辛 3 g，黑附片 10 g，木瓜 30 g，片姜黄 30 g，薏苡仁 30 g，生黄芪 30 g，桂枝 10 g，白芍 30 g，桑枝 20 g，当归 10 g，川芎 10 g，炙甘草 10 g，防己 20 g，羌活 10 g，防风 10 g，白通草 10 g，全蝎 6 g，牛膝 30 g。14 剂，水煎服。

2019 年 2 月 8 日复诊：患者症状有所减轻，偶有头晕，上方加天麻 20 g，继续服用 14 剂。诸症明显减轻。

按：麻黄细辛附子汤辛温发散，助阳解表；木瓜舒筋活络，祛湿除痹，尤为湿痹筋脉拘挛之要药，常用于腰膝关节酸重疼痛；片姜黄温通经脉能去除关节经络之风寒湿邪，通行气血而通络止痛，尤长于行上肢而除痹痛；桂枝、桑枝温经散寒，养血通脉，治疗手足厥寒，关节疼痛。患者手指麻木故加黄芪、防己、薏苡仁祛湿消肿；全蝎善于搜风、通络止痛，用于风寒湿痹日久不愈，筋脉拘挛，甚则关节变形之顽痹。

产后身痛以虚为主，不可过用辛散发表之药，中病即止，过则伤阴，驱邪深入。方中白芍重用至 30 g，组成芍药甘草汤，滋阴血亏虚，荣筋脉失养，血旺则筋骨得养，荣而不痛。

案 2：赵某，女，30 岁，初诊时间 2017 年 3 月 2 日。人工流产术后 2 个月，诉后背、肩颈、手腕、足踝关节处酸麻、冷痛、怕风，伴乏力、气短，动则汗出，时有头晕、睡眠欠安，舌淡苔白，脉沉细。

中医诊断：产后身痛（气血亏虚）。

治法：补血益气，和络止痛。

方药：黄芪桂枝五物汤加减。

黄芪 15 g，党参 15 g，桂枝 10 g，芍药 20 g，鸡血藤 30 g，忍冬藤 30 g，大枣 10 g，当归 10 g，煅龙骨、煅牡蛎各 30 g，炙甘草 10 g。12 剂，水煎服。

2017 年 3 月 14 日复诊：患者服药后身痛、汗出明显减轻，手腕、足踝关节仍有酸麻、冷痛，睡眠欠佳，多梦，上方加防己 10 g，酸枣仁 15 g，继续服用 14 剂。同时嘱其第三煎药渣泡手泡脚，月底随访时诸症已基本痊愈。

按：该患者在人工流产术后未充分休息，属劳倦内伤，耗血伤气，经脉、关节失于濡养，见项背、多关节酸痛麻木、凉痛不适；正元虚损，腠理不固，可见汗出；舌淡苔白润、脉细均为气血亏虚之征。故选方当以黄芪桂枝五物汤为主，五药相合，温、补、通、调并用，共奏益气通阳、合营行痹之效；鸡血藤、当归养血活血通经；忍冬藤、防己祛风除湿、通络

止痛；酸枣仁养血安神；煅龙骨、煅牡蛎固表止汗。全方扶正祛邪兼顾，补通并行，药到病除。

五　痛经

（一）概述

痛经是指妇女正值经期或月经前后，出现的周期小腹疼痛，或伴腰骶酸痛，甚则剧痛昏厥，影响正常工作及生活的疾病。亦称"经行腹痛"，相当于西医学的原发性痛经和继发性痛经。

（二）病因病机

痛经的病因多和素体虚弱、感受寒邪、情志不和有关，病位在冲任和胞宫，其发生与冲任、胞宫周期性生理变化密切相关。病因病机可概括为不荣则痛或不通则痛。不荣则痛由精血素亏、胞宫失于濡养所致，不通则痛由精血亏虚或邪气内伏，经期前后冲任气血变化、胞宫气血不畅所致。

（三）辨证论治

本病以伴随月经来潮的周期性小腹疼痛作为辨证要点，可根据其疼痛发生的时间、部位、性质、喜按或拒按等不同情况，辨别虚实寒热。一般痛在经前、经期，多属实；痛在经后，多属虚。小腹痛胀、拒按，多属实；隐隐作痛、喜揉喜按，多属虚。痛甚于胀，多为血瘀，胀甚于痛多为气滞。其治疗大法以活血理气止痛为主。本病常见的分型有寒凝血瘀证、气血亏虚证、气滞血瘀证。

1 寒凝血瘀证

［症状］经前或经期，小腹冷痛拒按，得热痛减，或经期后延，经量少，色暗有块，畏寒肢冷，面色青白，舌暗，苔白，脉沉紧。

［治法］温经散寒，化瘀止痛。

［方药］少腹逐瘀汤加减。

小茴香 10 g，炮姜 10 g，肉桂 10 g，当归 12 g，川芎 10 g，赤芍 10 g，蒲黄 15 g，五灵脂 15 g，没药 10 g，元胡 20 g。

［加减］症见月经后期、月经色暗、血块多，证属瘀血阻滞者，加香附、泽兰、水蛭、土鳖虫破血通经，逐瘀消癥；症见少腹里急、腹满、月经量少、傍晚发热、手心烦热、唇口干燥，证属冲任虚寒、瘀血阻滞者，可予《妇人大全良方》温经汤温经散寒，养血去瘀；患有子宫肌瘤属中医癥瘕病者，加三棱、莪术、海藻、昆布活血破气，软坚散结。

❷ 气血亏虚证

［症状］经前或经期，小腹隐痛喜按，月经量少，色淡质稀，神疲乏力，头晕心悸，面色苍白，失眠多梦，舌淡苔薄，脉细弱。

［治法］益气养血，调经止痛。

［方药］妇宝汤加减。

熟地黄 15 g，当归 15 g，川芎 10 g，白芍 10 g，香附 9 g，阿胶 10 g，艾叶 10 g。

［加减］少腹冷痛兼胀，证属气滞寒凝者，予乌药、沉香、干姜温经行气止痛；少腹冷痛，喜温喜按者，可予黄芪建中汤补气养血，和中止痛；少腹痛甚者，加金铃子散、乳香、没药理气活血止痛。

❸ 气滞血瘀证

［症状］经前或经期，小腹胀痛拒按，月经量少，经行不畅，色紫暗有血块，块下痛减，或伴乳房胀痛，舌质暗，脉弦涩。

［治法］行气活血，化瘀止痛。

［方药］膈下逐瘀汤加减。

当归 15 g，川芎 10 g，赤芍 12 g，桃仁 10 g，红花 10 g，枳壳 10 g、元胡 15 g，五灵脂 15 g，乌药 10 g，香附 9 g，牡丹皮 9 g。

［加减］伴情绪郁怒、两胁胀满者，可予血府逐瘀汤理气活血；伴子宫

肌瘤、子宫内膜异位症，表现有小腹胀痛、月经量少、月经后延等证属气滞血瘀者，可予牡丹皮散加减理气活血。

（四）诊治特色

❶ 重视血瘀病机

张老认为，痛经病因虽有虚实寒热之不同，本质却均为冲任气血不调，不通则痛，即多见气滞血瘀证。然而根据个体差异，可见气血亏虚、寒凝血瘀等证。一些继发性痛经，如子宫内膜异位症、子宫腺肌病，在中医属"血瘕"证。《诸病源候论》记载："为血瘕之聚，令人腰痛，不可以俯仰……小腹里急苦痛，背脊疼，深达腰腹下挛，阴里……月水不时，乍来乍不来"与本病症状极为相似。血瘕证也以瘀阻络脉为基本病机。因此，活血法是治疗痛经必用之法。

治疗痛经之血瘀证，张老常用少腹逐瘀汤、膈下逐瘀汤、血府逐瘀汤、牡丹皮散等方剂。其中少腹逐瘀汤长于温经活血止痛，对于寒凝血瘀引起的痛经疗效显著；膈下逐瘀汤活血效佳，长于理气止痛，尤其适用于小腹胀满疼痛者；血府逐瘀汤长于疏肝理气，活血化瘀，适用于情绪急躁，寒象不显者。

对于活血药物的运用张老亦有独到的经验。如月经量少色暗伴瘀块，可加桃仁、红花活血调经；月经淋漓不尽，可加失笑散活血止血；痛经剧烈伴小腹下坠感，加乳香、没药活血止痛；伴有癥瘕积聚，常予三棱、莪术、水蛭、土鳖虫破血理气，逐瘀散结。水蛭、土鳖虫，二药功在破血，主要用于瘀血重证而体质不虚者。因其均为有毒药物，临证应用时需严格掌握适应证和剂量，以防中毒及意外。三棱、莪术二药长于破血祛瘀，行气消积止痛。三棱长于破血，莪术善于破气中之血，且破气之力大于破血，二药配对，则相须为用，破血去瘀、行气消积止痛之力更雄。张锡纯谓："以治男子痃癖，女子癥瘕，月经不通，性非猛烈而建功甚速。"张老临床多用之于治疗血瘀经闭、痛经、癥瘕、子宫内膜异位症、输卵管梗阻、产后蜕膜残留等。用量为三棱 10 ~ 20 g，莪术 10 ~ 20 g。

② 止痛以治标，理气以行血

调和气血可治疗痛经之根本，亦需要配合止痛以治标症。张老常用活血止痛药对，如蒲黄、五灵脂，对痛经伴血块、月经淋漓不尽者效佳；乳香、没药，对小腹下坠者疗效明显；川楝子、元胡适用广泛，尤其适用于肝郁气滞患者。

气为血之帅，气行血亦行，气滞血亦滞，因此，血瘀常兼气滞，理气方能活血。正如《医贯》有云："治血必先理气。"张老在治疗痛经时多配伍理气药物以助血行。如香附，药性平，无寒热之偏，为血中气药，被称为"气病之总司""妇科之主帅"，往往于经前运用，有调气通经，行气止痛之功。沉香，苦辛芳香，性温质重，在上醒脾祛湿浊，行气止痛，可治痞胀腹痛、吐逆；在下降气纳肾，常与乌药相伍理气止痛。乌药辛开温通，上走脾肺，下通肝肾，既能疏理上下诸气，又能温暖下元，有顺气散寒止痛之功，多用于气滞兼寒凝者。

③ 重视经期治疗

胞宫为奇恒之腑，藏泻有时，亦藏亦泻。经期时，胞宫泻血，此时运用活血法有助于胞宫行经泻血，从而有利于保持胞宫胞络的通畅、改善胞宫的生理功能，对冲任气血的瘀滞亦可起到更好的治疗作用往往更能改善患者的临床症状。因此，张老常强调痛经患者应于经前 1 周开始服药，持续到月经结束，一般需坚持 3 ~ 6 个周期。

④ 注重日常调护

经期女性气血虚弱，应避免受寒，忌食生冷寒凉食物，注意小腹、腰腿、足部保暖。注意休息，防止过劳，调畅情志，避免郁怒。

（五）医案

案1：患者，女，48岁，初诊时间2020年4月15日。主因痛经2年，加重1个月就诊。患者2年前无明显诱因出现痛经，小腹疼痛，以经期前2天较重，伴乳房胀痛。月经量尚可，有血块。二便调，舌暗红苔白，脉弦涩。检查发现子宫肌瘤，多囊卵巢综合征。

中医诊断：经行腹痛、癥瘕（气滞血瘀证）。

治法：行气活血，散结止痛。

方药：血府逐瘀汤加减。

赤芍20 g，当归15 g，川芎10 g，桃仁15 g，红花15 g，川牛膝20 g，枳壳15 g，醋柴胡10 g，桔梗10 g，川楝子10 g，元胡15 g，三棱15 g，莪术20 g，鳖甲30 g，香附15 g，泽兰30 g，水蛭10 g，地鳖虫10 g，海藻30 g，昆布30 g。14剂，水煎服。

2020年4月29日复诊：患者月经至，腹痛好转，未见乳房胀痛，月经量正常，血块减少，舌暗红苔薄，脉弦滑。继续服用上方1个月，痛经未作。

按：患者经期小腹胀痛、乳房胀痛、脉弦，提示实证、气滞证；月经有血块，舌暗脉涩为血瘀之象，且子宫肌瘤、多囊卵巢综合征属于癥瘕病，以"瘀阻络脉"为基本病机，因此患者证属气滞血瘀。治拟理气活血化瘀，方用血府逐瘀汤加减。方中当归、川芎、甘草养血活血通经；桃仁、红花、赤芍、牛膝活血化瘀；柴胡、枳壳、桔梗宣通上下气机，配伍香附、金铃子散理气疏肝止痛，使气调血和，瘀去痛除。患者素有癥瘕，提示胞宫瘀阻日久，故加用破血消癥之水蛭、土鳖虫；三棱、莪术具有破血祛瘀，行气消积止痛之功效；鳖甲、海藻、昆布具有活血化痰，软坚散结。全方共奏活血化瘀、调经止痛、软坚散结之功，患者服药后血瘀得化，气滞得通，故疼痛自止。

案2：患者，女，48岁，初诊时间2020年5月12日。患者主因痛经1年就诊。1年前，患者郁怒后出现痛经，此后每逢经期，小腹胀痛发凉，伴有乳房胀痛，月经量不多，有血块，块下痛减。舌暗红苔白，脉弦涩。

中医诊断：经行腹痛（气滞血瘀证）。

治法：行气活血，化瘀止痛。

方药：膈下逐瘀汤加减。

桃仁20 g，丹皮20 g，赤芍20 g，乌药15 g，元胡15 g，当归20 g，川芎12 g，五灵脂20 g，香附20 g，红花20 g，甘草10 g。7剂，水煎服。

按：患者因郁怒起病，气滞血瘀，阻滞胞络，故见行经期小腹胀痛，乳腺胀痛为肝郁气滞之象；瘀阻脉络，气血不畅，故小腹发凉，月经量少，有血块；舌暗脉弦涩为气滞血瘀之象。治疗以行气活血，化瘀止痛，方用膈下逐瘀汤加减，《医林改错》云："凡肚腹疼痛，总不移动，是血瘀。"方中当归、川芎、桃仁、红花、赤芍、丹皮活血化瘀，祛瘀生新，消积止痛；五灵脂、香附、乌药、元胡行气散结止痛，且增加祛瘀之功；甘草缓急止痛，调和诸药。诸药合用，共奏活血化瘀、理气止痛之功。

案3：齐某某，女，35岁，初诊时间2019年6月10日。患者近2个月受寒后出现经行腹痛，小腹寒凉，疼痛拒按，血块排出后痛减，伴月经量少，色紫暗，有血块，舌紫暗，脉涩。

中医诊断：经行腹痛（寒凝血瘀）。

治法：温经散寒，化瘀止痛。

方药：少腹逐瘀汤加减。

赤芍、白芍各15 g，当归10 g，川芎10 g，小茴香10 g，肉桂

10 g，干姜 10 g，五灵脂 15 g，生蒲黄 15 g，元胡 10 g，红花 15 g，桃仁 10 g，玫瑰花 15 g，鬼箭羽 30 g，泽兰 15 g，三七粉 6 g，炙甘草 10 g。

2019 年 6 月 17 日复诊：患者自诉本次月经痛经减轻，月经量稍增加。继续服用 3 个月，仅月经前后服药，患者痛经症状消失，月经量恢复正常。

按：患者经行腹痛，疼痛拒按，属实证；月经色暗，血块多，排出痛减，舌紫暗，脉涩，为血瘀之象；小腹寒凉疼痛，为寒凝胞络，阻滞气血之征。因此，患者证属寒凝血瘀，治疗以温经散寒、化瘀止痛为主。方药以少腹逐瘀汤加减，方中桃仁、红花、川芎、赤芍、当归、生蒲黄、五灵脂活血祛瘀止痛；小茴香、肉桂、干姜，温经散寒，调经止痛；另加元胡、三七粉活血止痛，泽兰、鬼箭羽破血通经，玫瑰花和血解郁。诸药同用，共奏活血化瘀、温经止痛之功。初诊时患者恰逢月经期，张老嘱咐患者经期坚持服药，血瘀得化，寒邪得除，胞络通畅，故痛经止，月经量恢复正常。

六　不孕症

（一）概述

不孕症，是指婚后同居 2 年以上而未能受孕，也称为原发性不孕。曾经受孕而 2 年以上再不受孕，称为继发性不孕。古称前者为"全不产"，后者为"断绪"。张老认为，晚婚在 30 岁以上者，同居 1 年未能受孕者，亦可参照不孕症论治。

（二）病因病机

《黄帝内经·素问·上古天真论》有云："女子七岁肾气盛，齿更发长。二七而天癸至，任脉通，太冲脉盛，月事以时下，故有子。"指出肾气为孕育的物质基础。唐代《备急千金要方》记载的"凡人无子，当为妻俱有五劳七伤，虚羸百病所致，故有绝嗣之殃"指出虚劳性疾病亦为女子不孕原因。《针灸甲乙经》记载的"女子绝子，坏血在内不下"及《医宗金鉴》记载的"因宿血积于胞中，新血不能成孕"指出瘀血阻于胞宫可导致不孕。元代《丹溪治法心要》记载的"肥者不孕，因躯脂，闭塞子宫而致。……瘦者不孕，因子宫无血，精气不聚故也"提出痰湿导致不孕。明代《石室秘录》记载的"女子不能生子者，有十病。"指出不孕原因诸多，虚实兼有。十病，即胞宫冷、脾胃寒、带脉急、肝气郁、痰气盛、相火旺、肾水衰、督脉病、膀胱气化不利、气血虚。张老认为，肾虚是不孕症的主要原因。肾虚导致冲任气血失调，引起不孕。另外，血虚、肝郁、痰湿、湿热、血瘀等亦是不孕症的常见病因。

（三）辨证论治

不孕症的辨证，主要依据月经、带下的变化、全身症状及舌脉，进行综合分析，明确脏腑、气血、寒热、虚实，以指导治疗。张老治疗不孕症以补肾气，益精血，养冲任，调月经为总体治疗原则，并将不孕症主要分为以下三型进行辨证论治。

1 寒瘀阻滞证

［症状］婚久不孕，月经量少，有血块，甚或闭经，小腹凉痛，或有经行腹痛，拒按，舌紫暗或边有瘀斑，脉弦涩。

［治法］活血祛瘀，温经止痛。

［方药］少腹逐瘀汤加减。

当归尾 15 g，没药 10 g，红花 10 g，肉桂 10 g，生蒲黄 10 g，五灵脂

10 g，元胡 15 g，川芎 10 g，赤芍 15 g，炮姜 10 g，小茴香 15 g。

［加减］小腹坠胀、疼痛，或月经衍期，证属气滞瘀阻者，加香附、沉香、金铃子散、三七、血竭等行气活血止痛；兼有子宫内膜异位症、子宫肌瘤等属癥瘕积聚，可用牡丹皮散、桂枝茯苓丸加减以活血消癥，或用三棱、莪术、水蛭、土鳖虫、鳖甲活血利气，软坚散结；小腹寒凉痛甚者，可加吴茱萸、附子温阳散寒止痛。

②肾虚血瘀证

［症状］婚久不孕，月经量少，有血块，月经衍期，甚或闭经。或伴腰膝酸软，小便频数。舌淡红苔薄，脉沉涩尺脉无力。

［治法］补肾填精，化瘀助孕。

［方药］柏子仁丸加减。

柏子仁 12 g，熟地黄 20 g，川牛膝 15 g，卷柏 15 g，泽兰 15 g，川断 15 g，甘草 10 g。

［加减］月经量少，头晕，面色淡白，证属血虚者，加妇宝汤；脱发、腰酸、月经量少，肾虚较甚者，加枸杞子、菟丝子、川断、淫羊藿等益精填髓；月经后延，腹部冷坠，证属阳虚者，加桂枝、附子；月经色暗、量少，血块多，甚或闭经，或有癥瘕者，加桃红四物汤、三棱、莪术、水蛭、土鳖虫活血化瘀，散结消症。

③血虚兼热证

［症状］婚久不孕，月经量少，月经期提前，经血色红，伴面红或五心烦热，皮肤干燥，口干，舌红少苔或薄黄，脉弦细或涩。

［治法］清热养血，调经助孕。

［方药］当归散加减。

当归 10 g，黄芩 10 g，川芎 6 g，白芍 15 g，炒白术 15 g。

［加减］症见腰酸、尿频，月经量少，或反复流产，证属肾精亏虚者，加川断、桑寄生、艾叶补肝肾、安胎，菟丝子、淫羊藿、肉苁蓉补肾益精。

（四）诊治特色

1 重视活血

张老认为，女子受孕与两个因素密切相关：一是精血充盛，肾精是胚胎形成的基础，肾气、精血充盛，胞宫藏泻有时，是受孕的基础；二是胞络通畅，胞络是分布于胞宫的络脉，胞络畅通，则肾气输精于胞宫，是受孕的重要条件。其中胞络血瘀证在临床较为多见，既可为肾虚、肝郁、痰湿等证发展而来，又可与诸证兼见。因此，张老治疗不孕症尤其重视运用活血法，对活血药物的运用也独具特色。

对瘀血证的辨识，张老指出一可看局部症状；二可看全身症状，常见症状有腰腹疼痛，经行腹痛，面色紫暗，或有蝶斑，舌边青紫有瘀斑，舌下络脉曲张，口唇色暗或有黑斑等。

（1）疼痛：痛处固定拒按，多呈刺痛，往往经久不愈。常见于痛经、子宫内膜异位症、盆腔炎等引起的疼痛。

（2）肿块：按之有形，推之不移。如子宫肌瘤、卵巢囊肿、巧克力囊肿、盆腔炎性包块等。

（3）出血：血色紫，夹有瘀块。如崩漏、恶露不绝、宫外孕、月经量多等。

（4）不孕：如输卵管阻塞导致的不孕。

对活血法的运用，张老治疗有以下特点。

（1）擅长运用成方。张老常用的活血方有少腹逐瘀汤、牡丹皮散、桂枝茯苓丸等。少腹逐瘀汤尤其适用于小腹冷痛拒按、月经色暗，证属寒凝血瘀者；牡丹皮散、桂枝茯苓丸多用于月经量少伴痛经的患者，由于其有化瘀消癥的作用，也常用于子宫内膜异位症、子宫肌瘤、输卵管不畅等属于中医癥瘕的病症。

（2）灵活运用活血药对。为了达到更理想的临床疗效，张老非常重视活血药物的配伍运用。药对是中药配伍中的最小单位，多使药效增强，或作用全面，或减低、消除毒副作用。张老常用的活血药对按功能分为四类：散结消癥药对、化瘀止血药对、活血调经药对、活血止痛药对。

散结消癥药对是活血药中药力最强的，不仅可以活血，更有散结的功效。主要针对癥瘕积聚，如子宫肌瘤、子宫内膜异位症、输卵管梗阻、产后蜕膜残留等病症。其中三棱、莪术强于行气消积止痛，适用于气滞血瘀所致的经闭、痛经、癥瘕。水蛭、土鳖虫擅长破血消癥，可治疗妇女血瘀经闭、月经不调、癥瘕积聚及产后瘀血腹痛，适用于瘀血重而体不虚者。

化瘀止血药对长于止血。蒲黄、五灵脂，二者生品合用，有活血止痛功效，可治疗气滞血瘀诸痛症；炒炭合用，则可止血，适用于瘀血引起的出血症。常用于瘀阻型崩漏、痛经。

桃仁、红花属于活血调经药对，擅长活血调经，适用于月经量少，经行不畅而有血块、色紫暗，闭经，痛经，瘀阻癥瘕，尤见舌下络脉瘀滞者。助孕阶段禁用。

张老常用的活血止痛药对是乳香、没药。乳香善于调气，止痛力强。没药偏入血分，而长于散瘀。二药合用，气血并治，共奏活血祛瘀、消肿止痛之功，适用于痛经、盆腔炎、内膜异位症腹痛的治疗。然而乳香、没药有特别气味，易致胃弱者恶心、呕吐，因而常与半夏、竹茹等和胃止呕药物同用。

（3）以通为补，通补结合。孙思邈《千金翼方》记载的"夫人求子者，服药须有次第……女服荡胞汤及坐药，并服紫石门冬丸，则无不得效矣"指出先通后补的治疗方法对促孕的有效性。张老认为，胞络通畅对于受孕过程尤为重要。虚实夹杂证或因实致虚者可先通再补，以活血理气等法治之，待瘀血征象减轻再行补益，补亦不宜过于壅滞，以防阻碍血行。

（4）重视经期服药。胞宫为奇恒之腑，藏泻有时。经期时，胞宫泻血，张老认为此时服用活血药物，常有事半功倍之效。因此，张老多于经期给予活血化瘀方药，如少腹逐瘀汤、膈下逐瘀汤等，并叮嘱患者坚持经期服药。

② 调经助孕，分期论治

月经正常，需要肾精充盛，冲任气血旺盛，因此其是孕育的基础。《证治准绳》记载的"胎前之道，始于求子，求子之法，莫先调经"提出调经是助孕的首要任务。而不孕症的患者，往往存在各种月经紊乱，如月经先期、后期，月经量少、量多，痛经等，因此治疗不孕，首先要调经。

除了诸多月经紊乱的症状，诸如多囊卵巢综合征、输卵管阻塞等原发病也是不孕症的重要原因。因此，调经阶段的治疗目的是调整月经，改善临床症状，治疗基础病。如畏寒痛经伴血块色深者，多予少腹逐瘀汤治疗；月经量少伴痛经者，多用牡丹皮散治疗；属癥瘕积聚者，可予桂枝茯苓丸；月经量少属血虚者，予妇宝汤；月经后延、闭经证属肾虚血瘀者，予柏子仁丸加减。

经治疗月经规律，痛经等症状缓解，准备怀孕者，则可以安胎助孕。施治原则为平调脏腑，序贯用药。根据女性所处月经周期的不同，张老主张经前期要理气活血，如牡丹皮散、正气天香散；月经期要活血逐瘀温经，譬如用少腹逐瘀汤、血府逐瘀汤、桃红四物汤、牡丹皮散等；经后期和血养血助孕，常用具有补血养精的温经汤、妇宝汤、柏子仁丸、当归散、五子衍宗丸等。

（五）医案

案 1：雷某某，女，31 岁。初诊时间 2020 年 3 月 19 日。患者主因月经后 1 年余不孕来诊。患者既往月经正常，2012 年产后月经后延，60～90 日 1 次，经期为 6 天，血块少，无痛经。2019 年 1 月因子宫内膜息肉行宫腔镜下息肉摘除术，术后自觉小腹发凉，月经有血块，未避孕，一直未怀孕。末次月经为 2020 年 3 月 1 日。生育史为孕 1 产 1。刻下症见腰痛时有，食欲尚可，大便调，舌淡红少齿痕、苔薄白，脉沉细无力、尺脉沉弱。

中医诊断：月经不调合并不孕（肾虚血瘀）。

治法：补益肝肾，养血通经。

方药：柏子仁丸加减。

柏子仁 30 g，熟地黄 30 g，牛膝 20 g，卷柏 20 g，泽兰 20 g，川断 15 g，三七粉 3 g（分冲），炒白术 10 g，山药 20 g，枸杞子 20 g，三棱 15 g，莪术 15 g，桃仁 10 g，红花 15 g，水蛭粉 6 g。14 剂，水煎服。

2020 年 4 月 2 日复诊：腰痛好转，大便偏稀，上方加土鳖虫 10 g，干姜 10 g。

2020 年 4 月 22 日三诊：大便较前成形，月经后延，上方加沉香 10 g，炒白扁豆 15 g。

2020 年 5 月 12 日四诊：末次月经为 5 月 8 日至 5 月 13 日，量正常，色深无血块，原方继续服用。

2020 年 7 月 21 日五诊：月经 2 个月未至，子宫 B 超示内膜厚 1 cm，子宫附件未见明显异常。腰痛好转，小腹发凉感，舌淡苔薄，脉细弦。予患者胶艾四物汤加减。阿胶珠 10 g，艾叶 10 g，熟地黄 20 g，当归 10 g，川芎 10 g，白芍 20 g，水蛭粉 6 g，炮姜炭 15 g，沉香 10 g，陈皮 20 g，桃仁 15 g，红花 15 g。14 剂。

2020 年 8 月 4 日六诊：月经仍未至，小腹仍发凉，加桂枝 10 g，三棱 15 g，莪术 15 g。14 剂。

2020 年 8 月 20 日七诊：末次月经为 8 月 9 日至 8 月 15 日，有血块，小腹凉好转，大便偏稀，上方去三棱、莪术，加藿香 20 g，白豆蔻 15 g，炒白术 15 g。本方加减服用至 9 月底。

2020 年 10 月 26 日子宫 B 超示宫内早孕，相当于孕 6 周，双侧附件区未见明显异常。

按：患者产后月经后期，有血块，子宫内膜息肉术后小腹发凉、腰酸、脉沉弱，考虑冲任受损，瘀血阻滞胞络致不孕。治疗以益冲任、调周期、去除瘀血为主，方予柏子仁丸、枸杞子、山药补益肝肾，养血调经，辅以桃仁、红花、三棱、莪术、水蛭、土鳖虫等增强活血化瘀之力，并予沉香粉降气、引血下行。药后患者腰酸症状缓解，查B超显示子宫内膜偏厚，结合小腹凉症状，考虑患者有寒凝血瘀的病机，改以养血活血、温经化瘀为主，方用胶艾四物汤加桃红、水蛭、沉香、炮姜、桂枝，冲任得养，血瘀得化，胞络得畅，得以受精怀孕。本病患者虚实夹杂，张老重视瘀血病机，坚持通补结合，养血益肾化瘀并举，收效显著。

案2：廖某某，女，30岁，2020年5月13号初诊。患者婚后同居1年半未孕，求子。患者2013年行卵巢巧克力囊肿切除术，2020年5月复发，月经先后不定期，提前或延后5～7天，经行腰痛，血量少，色暗，有血块，少腹畏寒，平时脾气暴躁易怒，不思饮食，睡眠欠佳，二便正常。刻下症见月经期，舌质暗红，舌边有瘀斑、瘀点，脉细涩。婚产史：孕0产0。

中医诊断：不孕症、癥瘕病（寒瘀阻滞）。

治法：温经活血，化瘀调经。

方药：少腹逐瘀汤加减。

沉香10 g，当归尾15 g，醋莪术20 g，枳壳20 g，炙甘草10 g，三七粉6 g，没药10 g，红花15 g，桂枝10 g，醋三棱20 g，醋五灵脂15 g，蒲黄10 g，川芎10 g，赤芍15 g，元胡15 g，小茴香10 g。14剂，水煎服。

2020年5月27日复诊：月经结束，面色发黄，舌质暗红，舌边有瘀斑、瘀点，脉细涩。

方药：陈皮15 g，醋香附10 g，艾叶6 g，桑寄生20 g，黄芩10 g，川芎10 g，白芍10 g，炙甘草10 g，焦白术15 g，阿胶珠10 g，当归10 g。

加减服药4个月，患者于2020年10月26日查出宫内早孕7周。

　　按：患者少腹畏寒，经期腰痛，急躁易怒，月经量少有血块，为气滞血瘀寒凝之象，卵巢囊肿反复发作亦提示冲任气血瘀滞。故经期治疗以少腹逐瘀汤温经活血，化瘀调经为主。方中小茴香、桂枝味辛而性温热，理气活血，温通血脉；当归尾、赤芍行瘀活血；蒲黄、五灵脂、川芎、元胡、没药活血理气止痛，患者瘀象明显，故加三七粉、红花、醋三棱、醋莪术理气活血化瘀；患者脾气暴躁，不思饮食，为肝胃气滞之象，故加沉香、枳壳疏肝和胃，理气消积。患者月经量少，腹部畏寒，为血虚有寒之象，根据张老分期论治的治疗原则，月经后以养血固肾安胎为主，处方在当归散基础上加阿胶珠、艾叶温经养血，桑寄生补益肝肾、安胎，另加香附疏肝理气，陈皮健脾开胃。经治疗，气滞血瘀得除，正虚得固，故胎孕可成。

　　少腹逐瘀汤被王清任称为"调经种子第一方"。张老认为本方擅长活血祛瘀、温通血脉，既可调经止痛，又可温通胞络以助孕，因此，张老治疗不孕患者把本方列为首选，亦取得较为满意的疗效。内蒙古一位患者，38 岁，婚后同居 11 年未受孕，经多家医院治疗无果，月经周期、经期均可，痛经，经量偏少，色暗，有血块，小腹冰凉。以"少腹逐瘀汤"原方治之。其服药至第 11 剂后怀孕，至期生下 1 子。

第七节　骨关节痹证

一　痹证

（一）概述

痹证，系以肢体经络为风寒湿热之邪所闭塞，导致气血不通，经络痹阻，引起肌肉、关节、筋骨发生疼痛、酸痛、麻木、重着、灼热、屈伸不利，甚或关节肿大变形为主要临床表现的病症。西医的风湿性关节炎、类风湿性关节炎、强直性脊柱炎、骨性关节炎等疾病以肢节痹病为临床特征者均可参照本文辨证论治。

本病不分年龄、性别，但青壮年和体力劳动者、运动员及体育爱好者易于罹患。发病及病情的轻重与寒冷、潮湿、劳累及天气变化、节气等有关。

（二）病因病机

《黄帝内经·素问·痹论》："风寒湿三气杂至，合而为痹。"正气不足和风寒湿邪乘虚伤人是致病的内外因素。经络闭塞，气血不通，脉络绌急是病机所在。病位主要在肌肉、经络、关节。与肝、脾、肾关系较为密切，因肝主筋，脾主肌肉，肾主骨，病久可累及心肾。

素体禀赋不足，劳逸过度，病后、产后，饮食失调等导致正气偏虚，腠理不密，卫外不固。久居湿地，汗出当风，冒雨涉水，气候剧变等外在因素导致风寒湿热之邪乘虚入内，留注经络关节，痹阻经脉，致使气血不通、筋脉失养，脉络拘急而痛。风胜者为行痹，寒胜者为痛痹，湿胜者为着痹，感受热邪或风寒湿蕴积化热者为热痹。其中风寒湿热往往相互为虐，风为阳邪，开发腠理，又具穿透之力；寒借风力内犯，风又借寒凝之势，使邪伏其病位，而成伤人致病之基；湿邪借风邪的疏泄之力、寒邪的收引之能，风寒又借湿邪的黏着、胶固之性，最终导致经络壅塞，气血运行不畅，脉络绌急而痛。更有失治误治，瘀血痰浊闭阻经络，病久耗损正气，病邪由经络而累及脏腑，致肝肾不足，气血亏虚。

（三）辨证论治

张老认为，针对痹病病程长、疗效慢、治疗难度大的特点，临床需要详细地审证求因，辨证立法，谨守病机，辨明寒热病性，分清标本虚实。痹病发病，总属本虚标实。初起，病位在经络，邪实而正虚不显，风、寒、湿、热之邪较盛，予祛邪为主，酌配补虚药物，根据邪气不同，使用祛风、散寒、除湿、清热诸法；痹病日久，邪阻经络、关节，气血运行不畅，血停为瘀，水聚为湿为痰，痰瘀互结，深入筋骨或寒邪入里，郁久化热，与湿互结，往往寒湿痰热互相交错，或痰热互结或湿热兼见，虚实夹杂；久之内舍于脏腑，出现内脏筋骨同病，治当补虚的同时酌配祛邪之品。

痹病多由正气亏虚，风寒湿邪侵袭所致。张老临床治疗痹病往往标本兼顾，宣痹止痛和培补肝肾、调养气血并举，宣痹旨在祛邪，补虚意在扶正，两相兼顾。痹证主要分为以下六个证型进行辨证论治。

① 风湿热证

［症状］肢体关节、肌肉疼痛，屈伸不利，疼痛呈游走性，多见于肩、背、上肢关节，初起可见发热、恶风等表证，舌苔薄白，脉浮或浮滑。

［治法］祛风除湿，散寒通络。

［方药］防风汤加减。

防风 15 g，秦艽 10 g，麻黄 5 g，桂枝 15 g，葛根 10 g，当归 15 g，茯苓 15 g，杏仁 10 g，黄芩 6 g，甘草 3 g，大枣 3 枚，生姜 5 片。

［加减］疼痛以上肢关节为主者，可加羌活、白芷、桑枝、姜黄、川芎等；疼痛以下肢关节为主者，可加独活、牛膝、防己等；疼痛以腰背关节为主者，可加杜仲、桑寄生、狗脊、续断等温补肾气；疼痛日久者，可加乌梢蛇、全蝎、蜈蚣、地龙等祛风通络之品；关节肿大，苔薄黄者，为邪郁化热之象，宜用桂枝芍药知母汤加减。

② 痛痹证

［症状］肢体关节疼痛剧烈，部位固定，遇寒痛甚，得温痛缓，关节僵硬，屈伸不利，皮色不红，触之不热，舌淡苔薄白，脉多弦紧。

［治法］温经散寒，祛风除湿。

［方药］乌头汤加减。

制川乌 6 g，麻黄 10 g，白芍 20 g，甘草 10 g，黄芪 20 g，黑附子 10 g，青风藤 20 g，海风藤 20 g。

［加减］若肢节疼痛，脚肿，身体瘦弱，头眩短气者，可用桂枝芍药知母汤加减；关节发凉，冷痛剧烈、拘急难伸，遇冷更甚者，可加当归四逆汤；膝关节肿胀疼痛，局部皮肤不红不热，口淡不渴者可选用阳和汤加减。

③ 着痹证

［症状］肢体关节、肌肉酸痛、疼痛、重着，或肿胀散漫，痛有定处，肌肤麻木不仁，关节活动不利，舌淡红，苔白厚而腻，脉濡滑。

［治法］除湿通络，祛风散寒。

［方药］薏苡仁汤加减。

薏苡仁 30 g，当归 10 g，川芎 10 g，麻黄 6 g，桂枝 10 g，羌活 10 g，独活 10 g，防风 10 g，白术 10 g，川乌 6 g，生姜 10 g，甘草 6 g。

［加减］肢体沉重疼痛者，加苍术、防己以除湿；肌肤麻木不仁者，加

海桐皮、稀莶草、路路通祛风通痹；小便不利，浮肿者，加车前子、泽泻、茯苓以利尿渗湿；痰湿盛者，加法半夏、胆南星以燥湿化痰。

④ 热痹证

[症状] 肢体关节、肌肉疼痛，肿胀疼痛，得冷稍舒，口渴，心烦，舌质红，苔黄或黄腻，脉滑数或浮数。

[治法] 清热通络，祛风除湿。

[方药] 大秦艽汤加减。

秦艽 10 g，石膏 30 g，甘草 10 g，川芎 10 g，当归 10 g，芍药 20 g，羌活 10 g，独活 10 g，防风 10 g，黄芩 10 g，白术 10 g，白芷 10 g，茯苓 10 g，生地黄 10 g，细辛 3 g。

[加减] 关节红肿热痛，发病急骤，疼痛剧烈者，可选用上中下通用痛风方加减。

⑤ 痰瘀痹阻证

[症状] 痹证日久，关节、肌肉疼痛如刺，固定不移，或关节紫暗、肿胀，肌肤顽麻或重着，或关节僵硬，有硬结、瘀斑，面色暗黑，或胸闷多痰，舌质紫暗或有瘀斑、瘀点，苔白腻，脉弦涩。

[治法] 化痰除湿，活血化瘀。

[方药] 指迷茯苓丸、身痛逐瘀汤加减。

茯苓 10 g，清半夏 10 g，枳壳 10 g，芒硝 10 g，秦艽 10 g，川芎 10 g，桃仁 10 g，红花 10 g，甘草 10 g，羌活 10 g，没药 10 g，当归 10 g，五灵脂 10 g，香附 10 g，牛膝 10 g，地龙 10 g。

[加减] 关节变形，刺痛者，加莪术、三七、土鳖虫祛瘀通络；痰瘀交结，疼痛不已者，加乌梢蛇、全蝎、蜈蚣、地龙搜风通络；有化热之象者，加黄柏、牡丹皮清热。

⑥ 肝肾两虚证

[症状] 日久不愈，关节、肌肉疼痛，屈伸不利，或变形，形体消瘦，腰膝酸软，舌淡红苔薄白，脉沉细弱。

［治法］补益肝肾，祛风除湿。

［方药］独活寄生汤加减。

独活 15 g，桑寄生 15 g，杜仲 15 g，牛膝 15 g，细辛 3 g，秦艽 10 g，茯苓 10 g，桂枝 10 g，防风 10 g，川芎 10 g，甘草 10 g，当归 10 g，芍药 10 g，地黄 10 g。

［加减］体质素虚，气血亏虚，或妇女产后受风，有肢节疼痛、恶风汗出、脉弱等表现者，可用黄芪建中汤。

（四）诊治特色

1 治痹逐邪，尤重祛风除湿

痹证的发生，风邪湿邪为重要的因素。临床常用祛风湿药有羌活、独活、秦艽、威灵仙、防己、防风等。羌活味辛苦，性温，入膀胱、肾经，行气分，善治肌表与上半身之风寒湿邪；独活味辛苦，微温，入足少阴肾经，行血分，善治腰膝腿足，下半身之痹痛。此二药相伍为用，通行周身上下之经络，治一身上下之风寒湿，除全身之痹痛及关节之难伸，为临床治疗痹病常用药对。威灵仙性猛而善走，有通行十二经脉之功，祛风湿同时有止痛之功。防己祛风湿止痛作用强且有利水之功，肢体疼痛兼有水肿时可用。秦艽味辛苦，性微寒，入胃、肝、胆经，其辛能宣散，苦能燥湿，寒能清虚热，为风药中的润剂，质润而不燥，擅引湿热下行。防风味辛甘，性温，有解表发汗、祛风除湿的作用。寒邪重者，加附子、川乌、草乌散寒止痛；湿邪重者，用苍术、薏苡仁、萆薢、黄柏除湿通络止痛。

2 培正固本，善补气血肝肾

在治疗痹病时，无论早、中、晚期，张老都十分重视调养气血，即"治风先治血，血行风自灭"之理。临床常用四物汤养血活血，用鸡血藤、三七、乳香、没药、牛膝、桃仁、红花等活血之品，通利血脉。用黄芪、四君子汤等补气，使气血旺盛通畅，经络和畅，恢复人体的正气，更利于祛邪。

痹病日久，随经络深入筋骨、脏腑。肾藏精主骨，肝藏血主筋，筋骨靠精血濡养，精血不足则筋骨失养，若肝肾不足，气血亏虚复受外邪侵袭，邪阻经络、关节，气血运行不畅，致使病情加重。故张老临床重视培补肝肾，一般选用杜仲、川断、巴戟天、肉苁蓉、桑寄生滋补肝肾之品补肾护骨，修复骨组织，改善关节功能。

❸ 注意顾护脾胃

张老诊治痹病时强调顾护脾胃。一方面，痹病病程长，疗程长，有些患者需长时间，甚至终身用药。部分祛风湿、通络之品，易伤脾胃，若脾胃受损，则药食拒而不纳，药效减之。另一方面，脾胃为后天之本、气血生化之源，肾之精气、肝之阴血均有赖于水谷精微化生充养，使得筋骨关节得以滋养，气血畅行，营卫调和，邪无所附。脾失健运，湿痰内生，流注关节，加重痹症。张老在遣方用药时，为避免苦寒之品，在临床常用砂仁、陈皮、木香、麦芽等健脾行气，用薏苡仁、茯苓、白术健脾祛湿。在《本经》中就有白术治疗痹症的记载："主风寒湿痹死肌。"白术临床常用剂量为 30 g。

❹ 擅用虫类药、藤类药

张老喜欢用土鳖虫、全蝎、蜈蚣、地龙等虫类药，其中土鳖虫活血化瘀力强；全蝎、蜈蚣搜风剔络；地龙清热通络。叶天士言："风邪深入骨骱，如油入面，非用虫类搜剔不克为功。"唐容川言："动物之功利，尤甚于植物，以其动物之本性能行，而具有攻性。"遇到顽症、久症，蜈蚣可用至 4～5 条，全蝎可用至 10～15 g，地龙可用至 20～30 g。使用前要问清患者有无服用虫类药的过敏史。无把握用虫类药时一般从小剂量开始，可间歇给药或多药交替选用，体虚者应与扶正补益药配伍使用。

张老治疗痹病擅用藤类药。中医认为，"凡藤蔓之属，象人之筋，所以多治筋病"。痹病久病入络，脉络瘀阻，藤类中药可祛风止痛、疏经通络。从中医取类比象，藤类药物，如瓜之蔓舒展，形质条达，与关节经络同气相求，善于走行通利关节而达四肢，通其所滞。张老在临床喜欢用青风藤、海风藤、络石藤、丝瓜络、忍冬藤、鸡血藤等。

5 注重日常调护

痹证日久，病情复杂，反复发作，张老临床处方开药后，会对痹病患者进行健康指导，特别注重消除患者的焦虑、紧张、焦急、郁闷等精神因素，保持乐观情绪，指导其注意劳逸结合、寒温调摄及生活起居方面的全面调护，保障身心健康，提高临床疗效。

（五）医案

瞿某某，女，48岁，初诊时间2003年5月7日。患者关节疼痛2月余，在某医院经检查诊断为类风湿性关节炎。刻下症见四肢小关节疼痛伴晨僵，双膝关节疼痛，无明显红肿，自觉口干，眼干涩，饮食可，二便调，舌质红苔白，脉弦细。化验提示血沉62 mm/h，类风湿因子1400+ IU/mL。否认肝炎、结核、高血压等病史。查体：关节无明显变形。

中医诊断：痹症（风湿痹阻、经脉失养、损骨伤筋）。

治法：祛风除湿，养血活血止痛

方药：大秦艽汤加减。

秦艽15 g，羌活15 g，独活15 g，川芎10 g，生地黄15 g，熟地黄15 g，当归15 g，赤芍10 g，白芍10 g，茯苓15 g，生白术20 g，豨莶草20 g，伸筋草20 g，清风藤15 g，海风藤15 g，全蝎10 g，蜈蚣2条，透骨草15 g，醋淬自然铜5 g，生甘草10 g。7剂。

2003年5月14日复诊：服药后全身关节疼痛明显减轻，诉腹泻。上方去生地黄、熟地黄、醋淬自然铜，加乳香10 g、没药10 g。7剂。

2003年5月21日三诊：服药后腹泻止，关节晨僵及疼痛明显减轻。化验示类风湿因子1010 IU/mL，血沉20 mm/h。上方加骨碎补20 g。7剂。

2003 年 5 月 28 日四诊：患者晨僵基本消失，关节疼痛减轻。上方去豨莶草、伸筋草、清风藤、海风藤、蜈蚣、透骨草，加白芷 20 g、细辛 3 g、黄芩 15 g、生石膏 20 g、金银花 20 g、金银藤 20 g、追地风 20 g、千年健 20 g、络石藤 30 g。7 剂。

2003 年 6 月 3 日五诊：药后有腹泻，2 天后排便正常，关节疼痛明显减轻，无晨僵，每日仅数小时酸痛。上方去生石膏，加青风藤、海风藤各 15 g。7 剂。

2003 年 6 月 11 日六诊：患者诉关节肿胀感，余无特殊。上方减秦艽，加炒薏苡仁 20 g。7 剂。

2003 年 6 月 18 日七诊：类风湿因子已转阴，仍有小关节疼痛。上方加伸筋草 20 g。7 剂。

2003 年 6 月 25 日八诊：小关节疼痛明显减轻，无特殊不适。上方加威灵仙 15 g，嘱患者再继续服用 1 个月以巩固疗效。

2003 年 8 月 13 日患者来告知关节疼痛完全消失，关节功能正常，化验结果正常。

按：本方中去风湿的药为秦艽、独活、羌活、豨莶草、伸筋草、清风藤、海风藤、透骨草。羌活是辛温解表药，但它有祛风胜湿止痛的作用，入肝、肾经。活血祛瘀药川芎、自然铜入肝经；补血药熟地黄、当归、白芍入肝、脾、肾经；清热凉血药生地黄、赤芍入肝、肾经；平肝熄风药全蝎、蜈蚣入肝经；利水渗湿药茯苓入脾、肾经；补气药生白术、生甘草入脾经。全蝎能息内外表里之风，以善于走窜之故，则风淫可祛，而湿痹可利。蜈蚣能抗菌抗炎，提高免疫力，具有熄风止痉、攻毒散结、通络止痛的功效。

张老的处方用药就是根据痹症的病因病机、症候特点，善于触类旁通，灵活应用，把经典名方与自己数十年的临床积累巧妙地结合。既遵循古方又不拘泥于古方，在临床实践中不断学习求变创新。尤其是在用动物类药物上有独到之处，以达到动静结合、内达外通的作用，使疾病得到有效的控制，取得满意的疗效。

二 腰痹

（一）概述

腰痹首见于《黄帝内经》，历代医家称为腰痛。多因肾虚不足，外邪杂至，经脉气血闭阻不通而发；以腰部或下腰部疼痛、重着、麻木，甚则俯仰不便或连及一侧或双侧下肢为主要症状。现代医学腰椎间盘突出症、腰背肌筋膜炎可参照本病进行治疗。

（二）病因病机

腰痹是由内外因素致腰部经气不利，甚则痰凝血瘀而成。如长期弯腰工作，或姿势不正，或跌仆外伤，损伤经脉气血，或久病未愈，气血运行不畅，可使瘀血留着于腰部而发生腰痹；久病年老，房劳损伤，以致肾虚腰部筋脉失养，经气不利，气血运行不畅而成腰痹；坐卧湿地、涉水冒雨、身劳汗出，寒湿之邪侵袭，邪气滞留于腰部，经气受阻，形成腰痹。

（三）辨证论治

腰痹辨证首需辨别表里虚实。感受外邪者多属表、实证，发病急骤，腰痛重着为伤于湿，腰部疼痛，受寒加重为寒邪入络，治疗均以祛邪通络为主；肝肾亏虚者，腰酸喜揉按，易于反复发作，属里虚证，治宜补益肝肾；血瘀者，腰痛如刺，多属实证，治宜活血通络为主。然而，腰痹多见虚实夹杂证，如邪气久稽，伤及肾气，则见实中夹虚之证；肾气久亏，外受邪气，则为虚中夹实证，临证需辨别轻重缓急而施治，标本兼顾。腰痹主要分为以下三个证型进行辨证论治。

① 瘀血留经证

［症状］腰痛如刺，痛处固定，日轻夜重，轻者俯仰不便，重则不能转侧，痛处拒按，甚至疼痛连及下肢，或有外伤史，舌暗，或有瘀斑，脉弦涩。

［治法］活血祛瘀，通经止痛。

［方药］身痛逐瘀汤加减。

当归 15 g，桃仁 15 g，川芎 15 g，羌活 10 g，红花 15 g，五灵脂 15 g，牛膝 15 g，地龙 15 g，香附 10 g，秦艽 15 g，黄芪 30 g，苍术 15 g，黄柏 10 g，没药 10 g。

［加减］有明显闪挫和跌打外伤史者，可用复元活血汤加刘寄奴、苏木活血祛瘀，消肿止痛；疼痛剧烈者，加乳香、没药、元胡活血止痛；兼有风、寒、湿邪者，去黄柏，加防风、桂枝、独活、川乌等祛风、寒、湿邪；兼有肝肾不足者，加牛膝、杜仲、狗脊补肝肾，壮筋骨；腰椎间盘突出证属痰凝血瘀者，症见腰痛连及下肢，加牛蒡子、全蝎、蜈蚣活血祛痰，通络止痛；肢体麻木、拘挛者，加伸筋草 30 g、木瓜 30 g，舒筋活络。

② 肾虚寒湿证

［症状］腰痛酸软，喜揉按，下肢酸软无力，劳累则甚，腰腿冷痛、沉重，遇寒湿加重，得温则减，下肢乏力，小便清长，舌色淡胖，脉沉弦。

［治法］补益肝肾，散寒化湿。

［方药］独活寄生汤加减。

独活 15 g，桑寄生 30 g，秦艽 15 g，防风 10 g，细辛 3 g，川芎 15 g，当归 15 g，熟地黄 15 g，白芍 15 g，桂枝 10 g，杜仲 20 g，怀牛膝 30 g，党参 15 g。

［加减］腰膝酸困，腰部沉重，证属肾精亏虚、寒凝湿滞者，用阳和汤温阳补血，散寒通络；兼腰部疼痛，证属血瘀者，加活络效灵丹、全蝎、蜈蚣等活血通络止痛；肌肉萎缩者，加黄芪、山药、莲子肉益气养血健脾；

若兼见腰酸膝软、口干、夜尿频数等，证属肾精亏虚者，可加用左归丸补益肾元。

③ 风寒阻络证

［症状］腰痛剧烈，遇寒痛增，得热痛减，可伴腰部俯仰不利，或放射痛，舌淡苔白，脉弦紧。

［治法］温经散寒止痛。

［方药］当归四逆汤、麻黄附子细辛汤加减。

桂枝 15 g，黑附子 10 g，麻黄 10 g，白芍 15 g，当归 15 g，炙甘草 10 g，细辛 3 g，白通草 10 g。

［加减］寒凝较甚，腰腿冷痛者，加制川乌、制草乌祛风散寒止痛；兼有瘀血阻滞者，加三七、血竭、桃仁、红花、全蝎等活血通络；气虚者，加黄芪。

（四）诊治特色

① 疏通为要，善用活血药

腰痹的病机为内外因素所致的腰部经气不利。即便是肝肾亏虚，亦存在经络失于荣养、气血瘀滞的病机，即"不通则痛"。因此，在腰痹的治疗中，张老注重以疏通为要，根据病机，首先予温经、祛邪、活血、扶正以治本，同时辅以活血化瘀、理气止痛药物，使方药走而不守，起到疏通腰部经气的作用。

姿势不良、跌仆外伤是腰痹的常见原因，其他因素亦常致经络瘀滞，故张老在治疗腰痹时尤其重视活血法的运用。血虚者，用当归养血活血；拘挛疼痛者，重用白芍解痉止痛；痛如针刺等血瘀证者，予桃仁、红花、乳香、没药、失笑散、三七、血竭等活血化瘀止痛；血瘀兼有肾虚者，加川牛膝、骨碎补补益肝肾，活血化瘀；外伤腰痛者，加刘寄奴、苏木活血疗伤。各类活血药往往根据病情配伍运用，需注意活血药物有伤胃之弊，故张老常配伍降逆和胃的半夏、竹茹。

2 标本兼治，注重补虚

张老认为腰痹患者多为正气虚在先，或营卫不调，经络空虚，或肝肾不足，加之风、寒、湿等邪气乘虚而入所致。治疗时既要疏通经络，祛邪止痛以治标，又要补益正气之虚以治本。根据标本缓急或先祛邪、后养正，或扶正祛邪兼顾。

久病气血两虚，腰痛畏寒者，常用黄芪桂枝五物汤以益气温经，调和营卫。《黄帝内经》记载："腰为肾之府。"肾有主骨生髓的生理功能，因此，肝肾不足与腰椎病、骨质疏松、腰背肌筋膜炎等引发的腰痛有着密切的关系。对此类患者，张老多用牛膝、杜仲、狗脊、桑寄生、川断等补益肝肾、强筋壮骨，其中牛膝既可活血祛瘀，又可补肝肾强筋骨，张老常常重用至 30 g；若见骨质疏松，加补骨脂、淫羊藿、骨碎补等温肾壮骨。虽然重视补虚，但张老强调补而不壅滞，很少运用滋腻药物，以防阻滞经络气血，影响疗效。

3 善用虫类药

张老认为全蝎、蜈蚣等虫类药有极佳的通经活络、祛风止痛的功效，常用于腰痹的治疗中。《玉楸药解》记载全蝎："穿筋透骨，逐湿除风。"《医学衷中参西录》记载："蜈蚣，走窜之力最速，内而脏腑，外而经络，凡气血凝聚之处皆能开之。"现代中药药理学证实全蝎、蜈蚣具有镇痛、抗炎作用。治疗腰痹时，凡见瘀阻疼痛较甚或伴肢体麻木者，张老多加用全蝎 6 ～ 10 g，蜈蚣 2 ～ 5 条配合活血止痛药物治疗，常可达到迅速止痛的效果。

需要注意的是，全蝎、蜈蚣可造成一定的胃肠道刺激，可加半夏、竹茹和胃降逆，胃部不适的患者慎用。另外，全蝎、蜈蚣等虫类药物属于异种蛋白，个别患者可出现过敏反应，如荨麻疹等，此时可暂停虫类药，加用徐长卿、白鲜皮、浮萍、乌梅等治之。全蝎、蜈蚣均为有毒药品，近年来有研究发现，全蝎毒性主要表现为呼吸麻痹，然而在张老多年的临床运用中，其剂量在 6 ～ 10 g 范围内，从未见中毒患者。临证中可关注患者呼吸状况，必要时进行血气分析等相关检查。

❹ 注重日常调护

本病多有气血瘀滞的病机，血遇寒则凝，故应注意避风寒，腰腿疼痛时可局部热敷或外用膏药缓解症状，或取委中穴进行自我按摩。避免长时间弯腰、行走，以免症状加重。

（五）医案

案1：张某，女，48岁，初诊时间2019年2月8日。主因腰腿痛1个月加重1周就诊。刻下症见腰腿痛，下肢疼痛呈走窜样，畏风寒，腰酸腿软，二便调，食欲和睡眠尚可，舌红苔白，脉弦细。

中医诊断：腰痹（肝肾亏虚，风寒湿阻）。

治法：补肾祛湿，通络止痛。

方药：独活寄生汤加减。

独活20 g，桑寄生20 g，秦艽10 g，防风10 g，熟地黄15 g，川芎10 g，当归10 g，细辛3 g，牛膝30 g，盐杜仲20 g，桂枝10 g，白芍10 g，红景天30 g，醋没药10 g，醋乳香10 g，蜈蚣3条，全蝎6 g，党参10 g。7剂，水煎服。

2019年2月15日复诊：患者腰痛减轻，下肢无力仍有，继续服用上方14剂。

2019年3月2日三诊：患者下肢无力好转，腰痛减轻。

按：患者年过半百，肝肾精气不足，无以濡养腰府，故见腰酸膝软；气血不足，经络空虚，加之外受风寒湿邪，经络气血受阻，不通则痛，故见腰腿窜痛，畏风寒。证属肝肾亏虚、风寒湿阻，治疗以补肾祛湿、通络止痛，方用独活寄生汤加减。独活寄生汤出自唐代孙思邈的《备急千金要方》，方中桑寄生、盐杜仲、牛膝、熟地黄补益肝肾、强筋壮骨；独活、防风、秦艽祛风除湿；桂枝、细辛温经通络；川芎、当归、白芍养血活血；红景天益气活血；人参、茯苓、甘草健脾益气。张老在原方基础上增加了全蝎、蜈蚣、醋乳香、醋没药，醋乳香和醋没药辛散走窜，味苦通泄，既入血分，又入气分，能行血中气滞，化瘀止痛。张老认为醋乳香、醋没药内能宣通脏腑气血，外能透达经络，可用于一切气滞血瘀之痛证。蜈蚣、全蝎有祛风散瘀、通络止痛之功，且虫类药物效宏力专，可达草药不能达之地，两者均为张老活血止痛常用药对。诸药联用，祛邪扶正，标本兼顾，使气血足而风湿除，肝肾强而痹痛愈。

案 2：刘某某，女，37 岁，初诊时间 2020 年 8 月 4 日。主因腰痛 1 周就诊，1 周前因搬重物腰部闪挫，局部疼痛，俯仰翻身不利。曾于产后受风导致周身疼痛，平素月经量少，痛经，周期正常，食欲尚可，大便偏干，每日 1 次，舌淡红苔薄白，脉涩。

中医诊断：腰痹（瘀血留经证）。

治法：活血祛瘀，通经止痛。

方药：身痛逐瘀汤加减。

川牛膝 20 g，地龙 15 g，香附 10 g，炙甘草 10 g，当归 10 g，川芎 10 g，红花 10 g，羌活 10 g，没药 10 g，炒五灵脂 15 g，生黄芪 20 g，苍术 20 g，盐黄柏 10 g，血竭 2 g，刘寄奴 15 g，天麻 15 g，葛根 15 g，三七 6 g，木瓜 20 g，鬼箭羽 20 g。14 剂，水煎服。

2020 年 8 月 18 日复诊：14 剂后患者复诊诉效果显著，腰部疼痛较前减轻，嘱患者继续服药，变化随诊。

按：患者外伤后瘀血停留，阻滞经络气血，不通则痛，因此出现腰痛固定，俯仰不利，脉涩等症。治以活血祛瘀，通经止痛。张老治疗外伤瘀血疼痛多用复元活血汤、身痛逐瘀汤两方。复元活血汤多用于病情初发之时，身痛逐瘀汤则可用于伤痛久不愈者。本患者素有产后风痹、月经量少、痛经等瘀血内阻之症，再加外伤瘀血停滞，故用身痛逐瘀汤方加减治疗。方用川芎、当归、红花活血祛瘀；川牛膝、炒五灵脂行血舒络，通痹止痛；羌活祛风除湿；香附行气活血；生黄芪补虚；苍术、盐黄柏燥湿清瘀热；炙甘草调和诸药。三七、血竭、刘寄奴活血化瘀，疗伤止痛，鬼箭羽破血通经，患者曾产后受风致周身疼痛，因此在补血活血的同时加入木瓜舒筋活络祛风湿，天麻、葛根解肌祛风以疗宿疾。诸药同用，共奏活血祛瘀、祛风除湿、蠲痹止痛之功。

案 3：陈某，女，52 岁，初诊时间 2020 年 10 月 12 日。患者主因腰部发凉 10 年加重 1 周就诊。刻下症见腰痛，足部寒冷，背痛，便秘，嗳气，食欲尚可，舌淡红苔薄白，脉沉细。胃镜示浅表性胃炎。

中医诊断：腰痹（营卫不足，外受风邪证）。

治法：温经散寒，和血通痹。

方药：黄芪桂枝五物汤加减。

川牛膝 30 g，炒白芥子 10 g，伸筋草 20 g，大枣 10 g，炙甘草 10 g，白芍 15 g，桂枝 10 g，生黄芪 30 g，枳壳 15 g，葛根 20 g，厚朴 20 g，酒大黄 15 g，六神曲 12 g，片姜黄 20 g，炒牛蒡子 10 g，青风藤 15 g。14 剂，水煎服。

2020 年 10 月 26 日复诊：患者诉腰背痛好转，大便稀溏，去酒大黄、炒牛蒡子，余方不变，继续服用 14 剂，诸症缓解。

按：《黄帝内经》曰："七七，任脉虚，太冲脉衰少……"该患者年过半百，营血亏虚，经脉失养，加之外受风寒，阻滞经气，故见腰背冷痛，证属营卫不足，外受风邪，治以黄芪桂枝五物汤温经散寒，和血通痹。方中黄芪补气固卫，桂枝温经散寒通痹，芍药养血和营，大枣甘温，养血益气。原方加川牛膝、葛根引药至腰背；炒白芥子温化寒痰；片姜黄散寒通经止痛；炒牛蒡子、伸筋草、青风藤祛风除湿，通利关节，舒筋活络；厚朴、枳壳、酒大黄理气活血通便；六神曲健脾胃化湿。本患者为正虚受邪，故张老扶正祛邪同治。然而张老补益时不用滋腻药物，同时辅以通经活络，寓通于补，使扶正而不敛邪；祛邪时不用破血药、虫类药，使祛邪而不伤正。

案4：刘某，男，54岁，初诊时间2019年12月6日。患者一周前受凉后出现腰腿痛，伴右下肢放射痛，喜温，尿频，小便不畅，大便干，睡眠尚可。既往有腰椎间盘突出病。舌稍红质干苔白，脉浮弦，唇紫暗。

中医诊断：腰痹（风寒阻络证）。

治法：散寒祛风，通络止痛。

方药：当归四逆汤、麻黄附子细辛汤加减。

桂枝10 g，白芍30 g，当归10 g，细辛3 g，白通草10 g，大枣10 g，生甘草10 g，炙麻黄10 g，黑附子10 g，血竭2 g，三七6 g，全蝎6 g，川牛膝30 g，追地风20 g，青风藤20 g。14剂，水煎服。

2019年12月20日复诊：服药后右腿疼痛好转，大便干、难解，小便正常，舌脉如前，上方继续服用14剂。

2020年1月6日三诊：腰腿已无不适，上方继续服用14剂。

按：风寒侵袭经络，气血受阻，不通则痛，故见腰腿疼痛，唇暗；寒邪得温则缓，气血得温则通，故喜温；阳虚失于气化，故见尿频。患者证属风寒阻络证，治以散寒祛风、通络止痛，方用当归四逆汤、麻黄附子细辛汤加减。方中炙麻黄发汗解表以祛风邪；黑附子、桂枝温经助阳以散寒邪；细辛解表散寒；当归、白芍养血和营；白通草通经脉而利小便；大枣、甘草益气健脾养血，兼调药性；川牛膝引药下行；追地风、青风藤祛风除湿；血竭、三七活血止痛；全蝎通络止痛。诸药合用，补散兼施，可使外感寒邪从表散，又可养血益阳，驱散里寒及经络瘀滞，共奏散寒祛风、通络止痛之功，故疗效显著。

张老治疗风寒阻络所致的腰痹常运用麻黄附子细辛汤，如寒凝较甚，还可加用川乌、草乌、片姜黄等祛风散寒。

三 项痹

（一）概述

项痹又名项强，相当于西医的颈椎病，乃痰瘀痹阻项背脉络或经络失养所致，是一种以项部麻木胀痛、转侧不利和双手内外侧麻木酸胀疼痛为主要表现的疾病，并可伴有头痛和眩晕等症状。

（二）病因病机

（1）风寒痹阻：《黄帝内经·素问·痹论》云："所谓痹者，各以其时，重感于风寒湿之气也"，"痹者，寒气多也，有寒故痛也。其不通不仁者，病久入深，营卫三行涩，经络时疏，故不通，皮肤不营，故为不仁"。寒性收引，寒邪侵犯可致经络、筋脉收缩而挛急，同时风邪又为百病之长，风寒之邪闭阻筋脉，不通则痛，故而发病。

（2）血瘀气滞：长期伏案工作导致颈部经络受损，抑或外伤导致离经之血阻滞经络，气血运行受阻，血瘀气滞，以致痹病。

（3）痰湿阻络：《临证指南医案》记载："痰湿流注，四肢痹痛。"外受湿邪，饮食肥甘内化成痰，痰湿阻滞经络，气血凝滞，久而成痹。

（4）肝肾亏虚：《黄帝内经·素问》云："有七八肾气衰，筋不能动，天癸竭，精少，肾脏衰，形体皆极。"肝藏血，肾藏精，精血同源，同时肝主筋，肾主骨，肝肾亏虚，精血不足，则筋骨失于濡养，发为本病。

（5）肝火旺盛：肝属木，喜条达，随着生活质量提高，工作压力增大，长期精神紧张，易致肝气郁结，气机不畅，又有肝胆经脉从颈项经过，气行则血行，气滞则血行不畅，故易发为此病。

（三）辨证论治

❶ 风寒痹阻证

［症状］颈部关节疼痛，或恶风，或恶寒，伴头晕头疼，手指麻木疼痛，舌红苔白，脉浮。

［治法］疏风解表，散寒通络。

［方药］桂枝加葛根汤加减。

桂枝 10 g，葛根 20 g，白芍 10 g，片姜黄 10 g，丹参 15 g，川芎 15 g，甘草 10 g。

［加减］项背部发紧、疼痛，属风湿在表者，加麻黄、羌活散寒祛风除湿；局部冷痛甚者，加黑附子、细辛、片姜黄温经散寒，通经止痛；上肢麻木者，加伸筋草、鸡血藤活血通络。

❷ 血瘀气滞证

［症状］颈部刺痛较甚，伴头晕头疼，手指麻木疼痛，可伴情绪急躁易怒，舌暗红苔白，脉弦涩。

［治法］活血化瘀，通络止痛。

［方药］身痛逐瘀汤加减。

当归 10 g，桃仁 10 g，川芎 10 g，羌活 10 g，红花 10 g，五灵脂 10 g，葛根 30 g，片姜黄 15 g，桂枝 10 g，鸡血藤 15 g，益母草 15 g。

［加减］情绪急躁者，加柴胡、枳壳疏肝理气；上肢、手指麻木、疼痛，属瘀血阻滞者，加蜈蚣、全蝎，乳香、没药活血化瘀，通络止痛；颈部外伤或长久姿势不良所致者，加苏木、刘寄奴活血疗伤止痛。

❸ 痰湿阻络证

［症状］颈部关节疼痛重着，伴有手足沉重，肌肤麻木不仁，舌质暗红、苔白或腻，脉滑或濡。

［治法］化痰祛湿，通络止痛。

［方药］半夏白术天麻汤加减。

天麻 15 g，白术 15 g，半夏 10 g，橘红 10 g，茯苓 15 g，葛根 30 g，白芍 15 g，丹参 15 g，益母草 15 g，甘草 10 g。

［加减］湿邪偏盛，肢体酸重、关节肿痛、活动不利者多用薏苡仁、防己、陈皮、清半夏化痰通络，取宣痹汤之意。

4 肝肾亏虚证

［症状］颈部关节疼痛、僵硬，手指麻木，伴有腰酸痛，多见于病久或年老者，舌淡红苔薄，脉沉弱无力。

［治法］补益肝肾，通络止痛。

［方药］地黄饮子加减。

熟地黄 20 g，山茱萸 15 g，桂枝 10 g，黑附子 10，巴戟天 15 g，葛根 30 g，桂枝 10 g，白芍 15 g，丹参 15 g，川芎 15 g。

［加减］腰膝酸痛，肝肾久亏者，加牛膝、狗脊、枸杞子、鹿角片补肝肾，壮筋骨；沉香归肾经，能温纳肾气,《药品化义》有"沉香纯阳而升，体重而沉，味辛走散，气雄横行，故有通天彻地之功，治胸背四肢诸痛"，故张老经常于补益药中配伍沉香，起到补肾行气止痛的效果；头晕目花属肝阳上亢者，加天麻、钩藤、代赭石平肝潜阳；颈部疼痛者，加丹参、当归、全蝎、蜈蚣、乳香、没药活血通络止痛。

5 肝火旺盛证

［症状］颈部关节疼痛，伴头晕头疼，手指麻木、疼痛，舌红苔薄，脉弦。

［治法］清肝降火，通络止痛。

［方药］天麻钩藤饮加减。

天麻 15 g，钩藤 10 g，石决明 30 g，生栀子 10 g，黄芩 15 g，生杜仲 20 g，川牛膝 20 g，桑寄生 30 g，夜交藤 30 g，葛根 30 g，白芍 15 g，丹参 15 g，益母草 20 g。

［加减］肝火旺盛，症见口干口苦者，加龙胆草清肝泻火；阴虚阳亢，

口干，血压偏高，脉弦细者，加代赭石、生地黄、山药滋阴潜阳；手指、上肢麻木者，加伸筋草、木瓜、全蝎、土鳖虫活血舒筋，通经止痛。

（四）诊治特色

1 活血化瘀通络为要

张老认为，项痹的病因虽有虚实之分，但颈项僵硬疼痛是常见症状，痰瘀痹阻项背脉络则往往是共存的病机，因此，张老在临证治疗时贯穿以活血化瘀通络之法。航天中心医院梅晗等基于复杂网络方法总结张老治疗颈椎病用药规律，得出张老治疗颈椎病经验方为葛根、片姜黄、桂枝、白芍、丹参、川芎、鸡血藤、益母草，并结合张老临床经验，得出张老治疗颈椎病学术思想为"活血化瘀通络为要"。

葛根始载于《神农本草经》，具有解肌退热、透发麻疹、生津止渴、升阳止泻等功效。葛根归膀胱经，可以解肌发表、解痉止痛，是治疗颈肩背痛的常用药。治疗项痹时，张老常重用葛根至 30 g。桂枝辛甘而温，能散寒止痛，温通经脉，振奋气血，解肌回阳。白芍苦酸微寒，入肝、脾二经，白芍配甘草，酸甘化阴，有柔筋止痛之效。丹参味苦、微寒，归心、肝经，有活血祛瘀、通经止痛的作用。川芎活血行气，祛风止痛。益母草活血消肿。鸡血藤、片姜黄为张老最常使用的活血化瘀药对，可破血行气，舒筋止痛。全方寒温并用，气血同调，解肌散寒，通行血脉，对项痹病常见颈项僵硬、疼痛、寒凉、肢体麻木症状均有较好的疗效。

根据患者辨证分型，张老往往在活血化瘀通络的核心方药基础上，佐以滋补肝肾、化痰祛湿、补益气血、理气通络等药物，每获奇效。

2 灵活化裁

项痹不仅证型虚实兼见，症状亦繁杂多样，轻重不一。张老治疗时往往灵活化裁，以求病症同治，标本兼调。如项痹常合并上肢、手指麻木疼痛，张老常加桑枝、伸筋草、鸡血藤活血通络。疼痛如针刺，肢体顽麻较甚，多为血瘀阻络。张老常用虫类药，如全蝎、蜈蚣以活血化瘀、通经活络、搜剔诸邪，可以缓和拘急、麻木等症。然而虫类药属于异种蛋白，易引起过敏现象，可配合地肤子抗敏。颈项、肢体胀痛，属气滞血瘀者，加乳香、没药，二药辛散走窜，味苦通泄，既入血分，又入气分，能行血中气滞，化瘀止痛；内能宣通脏腑气血，外能透达经络，可用于一切气滞血瘀之痛证，其胃肠道刺激可用半夏、竹茹缓解。颈椎病伴胸闷者，加柴胡、枳壳、桃仁、红花、川牛膝，取血府逐瘀汤疏肝理气、活血化瘀之意；长期伏案作业及睡姿不正，或外伤致气血运行不畅、脉络闭阻不通，多加苏木、刘寄奴活血散瘀，疗伤止痛。

❸ 注重日常调护

患项痹时要注意避风邪，防寒湿。注意颈项部保暖，避免久居阴冷潮湿之地。避免汗出当风，避免冒雨、涉水。不宜汗后立刻用冷水洗浴。居住的房间应干燥向阳，被褥要多晒太阳。同时加强功能锻炼，促进局部血液循环，改善颈部关节肌肉的营养。

（五）医案

> 案1：黄某某，女，66岁，初诊时间2021年5月11日。患者因头晕、手指麻木2年余来诊，颈椎正侧位片显示第五颈椎至第七颈椎椎间盘膨出，诊断为颈椎病。患者近1个月来头晕加重，肩、臂、手疼痛、胀麻，受寒则甚，并伴肩关节、膝关节疼痛。舌红苔白，脉浮紧。
>
> 中医诊断：项痹（风寒瘀阻证）。
>
> 治法：解肌散寒，活血通络。
>
> 方药：颈椎病经验方加减。
>
> 葛根30 g，丹参30 g，益母草30 g，白芍30 g，川芎15 g，青风藤20 g，苏木20 g，刘寄奴20 g，乳香10 g，没药10 g，元胡20 g，全蝎6 g，蜈蚣3条，红景天30 g，桂枝10 g，桑枝20 g，姜半夏10 g，厚朴15 g，竹茹10 g，炒枳壳10 g，生甘草10 g。7剂，水煎服。

2021 年 6 月 8 日复诊：上方服用 1 个月，患者症状明显缓解。

按：患者为老年女性，疾病反复发作。其因为风寒内侵，血行迟滞，阻于项背经络，故见肩部、上肢疼痛、胀麻；气虚瘀血阻滞，气血不能上达，故见头晕；血遇寒则凝，故疼痛遇寒加重；苔白、脉紧均为风寒之象。治以解肌散寒、活血通络，方以颈椎病经验方加减。方中葛根、桂枝、白芍、青风藤解肌散寒，祛风除湿；丹参、益母草、川芎、红景天益气活血；苏木、刘寄奴、乳香、没药、元胡、全蝎、蜈蚣疗伤活血，理气止痛，标本兼治；桑枝通经络兼为使药，引药至上肢；另加用厚朴、炒枳壳、姜半夏、竹茹防止活血通络药物引起的胃肠道反应。诸药并用，标本兼治，共奏通经活络、散寒止痛之效，故疗效较好。

案 2：潘某某，男，78 岁，初诊时间 2021 年 2 月 2 日。患者颈部不适、左上肢麻木疼痛 1 月余。1 个月前颈部受凉后出现颈背部发凉，伴左上肢麻木、疼痛，晨起加重，近日周身皮肤瘙痒，舌淡红苔薄白，脉弦细。颈椎 MRI：第五颈椎至第七颈椎椎间盘不同程度突出。

中医诊断：项痹（风寒痹阻证）。

治法：解肌疏风，活血通络。

方药：颈椎病经验方加减。

葛根 30 g，桂枝 10 g，白芍 30 g，生甘草 10 g，丹参 15 g，益母草 20 g，片姜黄 20 g，鸡血藤 30 g，天麻 10 g，桑枝 20 g，木瓜 20 g，三七 6 g，川牛膝 30 g，红枣 10 g，枳壳 20 g，厚朴 20 g，麻黄 10 g，白鲜皮 20 g，地肤子 20 g。

2021 年 2 月 9 日复诊：服药后左上肢疼痛、麻木减轻，颈背部发凉好转，皮肤瘙痒减轻。上方加减继续服用 1 个月后患者上肢疼痛、颈背部发凉缓解，麻木明显减轻。

按：患者外受风寒，寒邪入侵经络，故见颈背部发凉不适；寒邪痹阻经络，气血运行不畅，故见上肢麻木疼痛；风邪袭表，气血相搏，蕴于肌肤，故见皮肤瘙痒。舌淡苔白，脉弦为寒邪痹阻经络之象，患者证属风寒痹阻经络，治以解肌疏风，活血通络。方用张老治疗颈椎病的经验方解肌散寒，活血通络，加桑枝、木瓜、川牛膝祛风湿、利关节，天麻熄风定惊，三七活血定痛，麻黄、白鲜皮、地肤子散寒祛风止痒，枳壳、厚朴理气消胀。药后风寒得除，经络通畅，则痛、麻自缓。患者为老年男性，血脉空虚，风邪入中，血脉凝滞，故见瘀阻之象，因此治疗以养血通经为主，不用虫类攻伐之品。这体现了张老因人制宜的诊疗原则。

第八节　外科病证

一　粉刺

（一）概述

粉刺是一种发生于毛囊皮脂腺的慢性炎症性疾病，该病的病因复杂，现代医学多以抗生素类、抗雄激素、维 A 酸类等药物为常用治疗方法，但存在易耐药、不良反应多等缺点。

痤疮，中医称为粉刺，又称"肺风粉刺"，为皮肤科临床常见病、多发病之一。粉刺病名首见于《外科正宗》卷四中，其在描述肺风粉刺时指出："肺风、粉刺、酒渣鼻三名同种，粉刺属肺，酒渣鼻属脾，总皆血热郁滞不散所致"。

（二）病因病机

《外科启玄》中说："肺气不清，受风而成，或冷水洗面，热血凝结而成。"《黄帝内经·素问·生气通天论》中也提及："劳汗当风，寒薄为皶，郁乃痤。"张老结合多年临床体会认为，痤疮的发病一方面因肺热熏蒸，血热蕴阻肌肤，或过食辛辣肥腻之品，湿生热阻于肌肤而成，因此，热毒痰聚为患是本病的重要病机；另一方面与虚、郁等全身气血失调密不可分。

（三）辨证论治

常见证型有肺经风热证、肺胃湿热证、痰瘀互结证，治疗分别以疏风清肺，清热解毒除湿，化痰除瘀为原则。

① 肺经风热证

［症状］黑头或白头粉刺较多，伴红色丘疹，颜面潮红，皮肤烘热或灼热，鼻息气热，可有痒痛，舌边尖红，苔薄黄，脉浮数或数。

［治法］疏风清肺。

［方药］五味消毒饮加减。

金银花 10 g，野菊花 15 g，蒲公英 30 g，天葵子 10 g，地丁 10 g，天花粉 30 g，白芷 10 g，川贝母 10 g。

［加减］红色丘疹较多者，加牡丹皮；大便不畅者，加酒大黄；下颌部皮疹较多者，加黄柏；热象明显者，加连翘。

② 肺胃湿热证

［症状］皮肤油腻，以疼痛性丘疹和脓疱为主，也可见皮色不变囊肿，或伴有口臭，大便黏腻不爽，尿赤，舌红苔黄腻，脉滑。

［治法］清热解毒除湿。

［方药］当归拈痛汤加减。

当归 10 g，羌活 10 g，防风 10 g，升麻 10 g，猪苓 20 g，茯苓 10 g，泽泻 10 g，茵陈 20 g，黄芩 10 g，葛根 20 g，苍术 10 g，白术 10 g，苦参 15 g，知母 10 g，生甘草 10 g，川贝母 10 g，陈皮 10 g。

［加减］女性月经前加重，属气滞血瘀者，加益母草、香附理气活血；大便不畅者，加酒大黄；皮肤出油，大便黏腻者，加生薏苡仁；脾气急躁者，加柴胡；丘疹未出脓者，加白芷；失眠多梦者，加生栀子；湿热较重者，可加龙胆草。

③ 痰瘀互结证

［症状］皮损为结节及囊肿，色暗，反复发作，容易形成瘢痕，囊肿质

硬，舌质暗、有瘀斑或瘀点，脉涩。

［治法］化痰除瘀。

［方药］牡丹皮散、五味消毒饮加减。

牡丹皮 10 g，元胡 10 g，当归 10 g，赤芍 10 g，白芍 10 g，三棱 15 g，莪术 15 g，香附 10 g，野菊花 10 g，蒲公英 30 g，蒺藜 10 g，泽兰 30 g，夏枯草 15 g，生地黄 15 g，川芎 10 g，川牛膝 15 g。

［加减］血热者，加桑叶、野菊花；面部、头皮出油，大便黏腻者，加薏苡仁；女性月经来潮前痤疮增加明显并伴有痛经者，可加元胡。

（四）诊治特色

① 整体辨证与局部辨证结合

张老认为，粉刺发生虽源于全身脏腑功能失调，然而局部气血经络病变亦是影响疾病的重要因素。因此，张老在治疗中注重全身辨证与局部辨证相结合。如粉刺反复发作的患者多会伴有炎症色素沉着，而中医认为无瘀不成斑、无虚不成斑，故将色素沉着辨为局部气血瘀滞。而在全身辨证中，患者往往存在热毒、湿热蕴结的证型。当气血瘀滞与湿热、热毒证并见时，张老往往将活血化瘀与清热解毒祛湿相结合，在清热解毒化湿治疗中加入赤芍、牡丹皮等活血通络化瘀之品。局部症见瘢痕、结节、囊肿者，可加用化痰消瘀的三棱、莪术、川贝母等；局部症见粉刺肿胀，伴有白头者，可加皂刺、白芷透脓祛风。

② 重视调畅气机

肺主皮毛，人体的皮毛依赖肺气的滋养和温煦，故张老常常从肺论治皮肤病。张老治疗头面部皮肤病，常用川贝母、白芷等归肺经之药，利用肺气的宣发，将药效向上向外布散，上至头面诸窍。

③ 固护脾胃

粉刺一病，易于受到人体气血运行变化的影响而反复发作，尤其是邪气重、病症兼夹者，治疗难度较大，疗程相对较长。而所用药物多有苦寒败胃之品，因此治疗时尤其需要固护脾胃。张老常于方中加用半夏、陈皮降逆和胃，食欲不振可加焦三仙，胃胀苔腻便溏者，加木香、砂仁理气化湿和胃。

④ 注重日常调护

"膏粱厚味，足生大疗"，张老指出，粉刺患者饮食宜清淡，忌食发物（肉类，如鱼肉、鸡肉、羊肉等均属于发物；蔬菜类，如生葱、生蒜、韭菜、香菜、茴香）。同时过于油腻、辛辣的食物也尽量少吃。肺胃湿热型粉刺患者可多食用蔬菜绿豆饮：先将绿豆煮 30 分钟，滤汁，小白菜、芹菜洗净切段，打成泥滤汁，调入绿豆汁，加入蜂蜜调味饮用。每日 1 ～ 2 次，有清热解毒之功效。

（五）医案

宋某，女，17 岁，初诊时间 2006 年 5 月 15 日。患者面、颈部痤疮，局部色红、瘙痒，面部色素沉着，伴腰酸，汗出多，月经数月不至，大便干，舌淡红苔白腻，脉沉滑。

中医诊断：粉刺（肺胃湿热夹瘀）。

治法：清热除湿，活血解毒。

方药：当归拈痛汤加减。

当归 10 g，羌活 10 g，防风 15 g，升麻 10 g，猪苓 30 g，泽泻 30 g，茵陈 40 g，黄芩 15 g，苦参 30 g，苍术 15 g，知母 15 g，白蒺藜 10 g，白鲜皮 30 g，川贝母 10 g，地肤子 30 g，酒大黄 10 g，黄柏 15 g，龙胆草 10 g。14 剂，水煎服。

2006 年 5 月 29 日复诊：患者诉面部皮疹好转，大便仍干，2 天 1 次，有大便不尽感，上方酒大黄加至 15 g，加滑石 30 g。

2006 年 6 月 13 日三诊：患者诉皮疹进一步好转，自觉燥热，面部油脂分泌较多，上方加地骨皮 20 g。

按：患者面部皮肤色红，汗出多，提示热毒较盛；皮疹瘙痒，皮肤油腻，苔腻脉滑，提示湿热蕴结；患病日久，虚实夹杂，色素沉着，提示瘀血阻滞。患者证属肺胃湿热夹瘀，治以清热除湿、活血解毒，方用当归拈痛汤加减。当归拈痛汤祛风利湿以祛湿邪，清热燥湿以清湿热；另加入龙胆草、黄柏增强清热燥湿之力；白鲜皮、地肤子、白蒺藜祛风清热止痒；川贝母通肺气，引药入皮毛；酒大黄活血通便。诸药共用，湿热得以祛除，故皮疹减轻。

二　隐疹

（一）概述

隐疹是一种皮肤出现红色或苍白色风团，时隐时现的瘙痒性、过敏性皮肤病。以风团时隐时现、发无定处、消退之后不留痕迹等为主要临床表现，西医中的荨麻疹可以参考本证进行治疗。

（二）病因病机

本病相当于中医的"隐疹"，属风类皮肤病的范畴。根据其发病特点，中医文献中有"风乘疙瘩""风疹块"等病名。隐疹首见于《黄帝内经·素问·四时刺逆从论》，谓："少阴有余，病皮痹隐疹。"《诸病源候论·风瘙隐轸生疮候》指出："人皮肤虚，为风邪所折，则起隐轸。"《千金要方·论杂风状》亦有："风邪客于肌肤，虚痒成风疹瘙疮。"《金匮要略·水气病脉证并治第十四》云："脉浮而洪，浮则为风，洪则为气。风气相搏，风强则为隐疹。"《诸病源候论·风瘰候》中记载："汗出当风，风气搏于肌肉，与热气并，则生瘰癗，状如麻豆，甚者渐大，搔之成疮也。"又如清代《外科心法要诀·发无定处》言："鬼饭疙瘩，俗名风乘疙瘩……表虚之人多患之。"现代研究表明，风邪与过敏性疾病的发生关系密切，而隐疹常因患者接触过敏性物质而发。张老认为隐疹的病因病机为皮肤外受风邪，郁于肌表，皮毛不得宣泄，故张老用方多从风邪侵袭、营卫失和着手，治疗上以祛风止痒、调和营卫为主，常用消风散，以祛散风邪，调和腠理。

（三）辨证论治

本病常见证型有风热证、血热证、风湿证，治疗分别以祛风清热止痒，清热凉血，健脾化湿为原则。

❶ 风热证

［症状］发病急，风团密集成片，色鲜红，瘙痒剧烈，伴有咽痛，心烦口渴，舌红苔黄，脉浮数或弦数。

［治法］祛风清热止痒。

［方药］消风散加减。

羌活 10 g，防风 10 g，荆芥 10 g，川芎 10 g，厚朴 10 g，茯苓 10 g，陈皮 10 g，生甘草 10 g，僵蚕 10 g，蝉蜕 10 g，藿香 10 g。

［加减］瘙痒剧烈者，加用苦参、浮萍；皮肤色红甚，血热明显者，加用牡丹皮、紫草；风团日久不愈，皮肤色暗者，可加全蝎、皂角刺；风疹瘙痒明显，遇风加重者，加乌梢蛇、麻黄、防风。

❷ 血热证

［症状］皮肤风团反复发作，时隐时现，小如粟粒，大则成片，色鲜红，灼热，瘙痒剧烈，遇热皮疹发作或加重，患者平素烦躁、易怒，口干，失眠多梦，小便黄，大便干，舌苔薄黄或黄腻，舌质红，脉弦数。

［治法］清热凉血。

［方药］两地汤加减。

生地黄 15 g，地骨皮 15 g，元参 20 g，麦冬 10 g，白芍 10 g。

［加减］瘙痒明显者，加白鲜皮、地肤子、白蒺藜祛风除湿，清热止痒；皮疹色鲜红者，加牡丹皮、紫草清热凉血，解毒止痒。

❸ 风湿证

[症状] 慢性荨麻疹，风团成片，时隐时现，久治不愈，舌淡苔白，脉沉缓。

[治法] 健脾化湿，祛风止痒，调和气血。

[方药] 当归拈痛汤加减。

羌活 10 g，防风 10 g，升麻 10 g，川芎 10 g，厚朴 10 g，人参 10 g，茯苓 10 g，陈皮 10 g，炙甘草 10 g，僵蚕 10 g，蝉蜕 10 g，藿香 15 g。

[加减] 舌苔白腻者，加四妙散清热利湿；瘙痒剧烈者，加蛇蜕、白鲜皮、地肤子清热利湿，祛风止痒；皮肤色红兼热者，加知母、黄柏、紫草清热泻火，解毒止痒；顽症属血瘀者，加全蝎；皮疹位于下肢者，加独活、牛膝；皮损色淡属血虚者，加鸡血藤。

（四）诊治特色

❶ 风邪为病，祛风为要

张老指出风邪是慢性荨麻疹主要的病机。风邪分为外风、内风，有实风有虚风。气血虚弱时腠理开，邪气入于皮毛，汗之可也；入于腠理，则会羁留不去，时作时止。因此，临床中常常以祛风为要，善用祛风药物，以祛风解表止痒为主。

❷ 散中有收，调和阴阳

张老在治疗荨麻疹时喜欢用散风药物，他认为羌活、荆芥虽然温散，但其疏风止痒效果较好，其组成药味均辛甘化阳以固卫，此时配伍五味子酸甘化阴以敛阴，卫阳外固，营阴内守，营卫调和，则风团不现。

❸ 久病入络，注意活血

张老指出，荨麻疹久治不愈必入血分，风邪过极，蕴久成毒，而成风毒，久病入络，毒血交凝，瘀塞于浮络之血分，故而久治不愈，因此，在加入祛风药物的同时，张老注意加入活血药物，张老常用全蝎、皂角刺、川芎、乌梢蛇等药物通经祛瘀、活血消风。

④ 开肺气，治皮毛

张老认为，肺主皮毛，肺之宣发肃降功能有助于风、湿之邪的散发及热邪的清除，而肺气郁闭、肺热壅盛均可引起风湿热邪停留于肌肤，是引起皮肤病的常见原因。因此，张老在治疗隐疹等皮肤病时非常注意开肺气、泄肺热以治皮肤，如张老在治疗时常加用川贝母。川贝母味甘、苦，微寒，归肺、心经。苦可泻火，甘可补虚，其性微寒可御邪热，具润肺散结、化痰止咳之功。此处运用其泻肺止痒功效。

⑤ 注重日常调护

张老指出，隐疹属于过敏性皮肤病，易引起过敏的食物宜少吃，如芒果、桃子、香菇等，患者饮食宜清淡，忌酒、海鲜物、辛辣刺激性食物，具体如韭菜、香菇、荠菜、带鱼、虾、螃蟹、鸡肉、羊肉、牛肉、鸡蛋，同时部分患者有胃肠不适的表现，故饮食也要忌生冷，不易消化的食物也要少吃。

（五）医案

杜某，女，75岁，初诊时间2019年10月12日。1周前患者全身出现风团，瘙痒，挠之愈大，舌淡红苔薄白，脉浮数，食欲尚可，大便黏腻。

中医诊断：隐疹（风湿证）。

治法：祛风止痒，清热利湿。

方药：乌麻防汤加减。

乌梢蛇15g，麻黄8g，防风15g，五味子10g，黄柏15g，荆芥穗10g，茵陈30g，苦参30g，川芎10g，厚朴15g，僵蚕15g，蝉蜕6g，天花粉30g，薏苡仁30g，紫草20g，陈皮10g，生甘草10g。14剂，水煎服。

2019年10月26日复诊：风团较前减少，瘙痒较前明显，改黄柏20g，紫草30g，加蛇蜕6g，继续服用14剂。

按：该方以乌梢蛇、麻黄、荆芥穗、蝉蜕、防风、僵蚕散外风，祛风清热止痒，加入五味子防止疏散太过，同时加入茵陈、黄柏清利湿热，川芎活血，紫草凉血，陈皮、薏苡仁健脾燥湿，复诊时患者瘙痒明显后加入蛇蜕祛风止痒，紫草、黄柏加强清热凉血的效果。

三　湿疹

（一）概述

湿疹是发生于表皮或真皮浅层的一种迟发型变态反应性皮肤炎症疾病，皮损具有多形性、对称性、瘙痒、有渗出倾向及易反复发作等特点。相当于现代医学的湿疹。

（二）病因病机

古籍中记载历代医家对于湿疹的病因病机认识多有不同，其有代表性的为"岁火太过""湿热内蕴""热袭肺脾""风热内蕴心经"等观点。如清代陆懋修认为季节因素之岁火太过，火气浮越于外，发于肌表而成浸淫疮。在他写的《〈内经〉运气病释》："身热骨痛而为浸淫，此火气浮越于外，热伤皮络而为浸淫疮也。于子午、寅申、四戌年上临君相二火，其热尤甚。"清代李彣指出湿热内蕴也可导致浸淫疮，《金匮要略广注》记载："浸淫者，湿渍之状，脓水流处，即溃烂成疮，故名浸淫疮，是湿热蕴蓄而发者。"巢元方等医家则明确了浸淫疮病机为风热内蕴心经，发于肌表。在《诸病源候论》中记载："浸淫疮，是心家有风热，发于肌肤。"

张老认为本病的病因病机主要是先天禀赋不足，饮食失节，或过食辛辣刺激、荤腥之物，使脾失健运，湿热内生，又外受风湿热邪，内外合邪，搏结肌肤。

其病变主要与肝、脾、心等脏腑失调有关，张老指出肝阳太过则气机升降失司，肝气盛则克脾，脾失健运，湿气不去则郁而化热，易生湿热之邪，张老同时指出《黄帝内经·素问》有云"诸痛痒疮，皆属于心"，心经郁热，灼伤津液，可导致血分热盛，脉中火热之邪伤及血络，迫津外溢，则皮肤糜烂破溃、流脓。同时张老认为风为百病之长，肌体感受风邪日久郁而化热，留于肌肤，则皮肤顽固瘙痒，痒无定处。部分湿疹患者其病程较长，湿浊内蕴，久湿化热伤津，或平素体虚，气血生化乏源，日久血虚生风。

（三）辨证论治

张老根据临床经验将湿疹分为湿热内蕴证、脾虚湿盛证、血虚风燥证三个证型。张老指出，症见皮肤泛发片状红斑，随后起丘疹，瘙痒难耐，搔抓后可见抓痕血痂，该辨证应为风邪为主，同时兼夹热、湿邪。症见患处皮损鲜红焮热，肿胀明显，周围可见水疱密集，瘙痒剧烈，患者常常自诉喜洗凉水澡，常伴有大便干燥，小便灼热，口苦，舌质红苔黄或腻，脉滑数。张老指出该辨证应为热邪为主，兼夹风、湿二邪。临床中如有患者自诉湿疹病程多年，反复难愈，且皮损肥厚呈暗红色，周围可见增生，粗糙有鳞屑，无水疱及渗出，新发湿疹呈红色可见顶部有小水疱，伴食欲减退，大便成形或便溏，全身乏力，可见瘙痒，搔抓后可忍耐，舌质稍暗或淡，苔薄白，脉缓，张老认为该辨证应为湿邪为主，兼夹风、热之邪。当归拈痛汤治疗湿热内蕴型湿疹效果最为显著。

1 湿热内蕴证

［症状］患者病程较长，皮肤可见红色丘疹，周围可见渗出并结脓性痂皮，浸淫流水，瘙痒难耐，迁延日久难愈，舌质红苔黄，脉细数。或见发病急骤，皮损潮红灼热，周围肿胀明显，丘疱疹密集，瘙痒剧烈，抓破后可流脓，浸淫成片，大便干，小便短赤，偶有口干口苦，舌质红，苔黄腻，脉滑数。

［治法］祛风清热，利湿止痒。

［方药］当归拈痛汤加减。

当归 10 g，羌活 10 g，防风 10 g，升麻 10 g，川芎 10 g，厚朴 10 g，人参 10 g，茯苓 10 g，陈皮 10 g，炙甘草 10 g，僵蚕 10 g，蝉蜕 10 g，藿香 15 g。

［加减］湿气重者，加四妙散；伴有下肢膝关节疼痛者，加川牛膝、牛蒡子；腿部酸胀者，重用薏苡仁 30 g；手部湿疹明显者，加半边莲；女性妇科分泌物较多且有瘙痒者，加土茯苓、冬凌草、薏苡仁；伴有下肢水肿者，加车前子；热重者，加白鲜皮、地肤子；下焦湿热明显者，加滑石、生甘草。

② 脾虚湿盛证

［症状］湿疹多发于四肢躯干部位，发病较缓慢，皮损为淡红色斑片、丘疹或丘疱疹、结痂、鳞屑，新发湿疹可见顶部有小水疱，疱色清亮，可见瘙痒，搔抓后糜烂渗出，伴食欲减退，大便成形或便溏，全身乏力，舌质稍暗或淡，苔薄白，脉缓或濡。

［治法］健脾利湿。

［方药］六君子汤加减。

党参 10 g，炒白术 10 g，茯苓 10 g，生甘草 10 g，陈皮 10 g，山药 10 g，砂仁 10 g，生薏苡仁 30 g。

［加减］大便稀溏者，加入参苓白术散；湿气重者，加豆蔻、藿香芳香化湿；全身瘙痒明显伴有风邪者，加荆芥、防风、浮萍。

③ 血虚风燥证

［症状］湿疹病程多年，反复难愈，皮损肥厚，皮肤可见暗红色干裂，湿疹周围可见增生、色素沉着，粗糙有鳞屑，无水疱及渗出，瘙痒明显，舌淡红苔薄白，脉细数。

［治法］养血活血。

［方药］消风散加减。

荆芥 10 g，防风 10 g，蝉蜕 10 g，羌活 10 g，党参 10 g，茯苓 10 g，

厚朴 10 g，陈皮 10 g，川芎 10 g，生甘草 10 g，僵蚕 10 g。

［加减］皮肤干裂明显者，加地肤子；皮肤可见增生，色素沉着明显者，加蒺藜；瘙痒明显者，加浮萍、苦参。

（四）诊治特色

① 祛湿与清热并重，祛湿不忘健脾

在治疗湿疹上，张老认为，在辨证论治的基础上，除了要准确掌握病因病机，还要注重祛湿与清热并重。"湿邪"固然是湿疹发病的重要病机，但是临床中湿邪大部分都不仅仅是单纯存在的，湿邪日久容易郁而化热，因此治疗湿疹勿忘"清热"。

张老指出，治疗前首先要正确理解湿与人体津液的转化过程，湿邪是人体津液转化的病理成分，对于湿浊的治疗，不单是"祛湿"，既然湿由人体正常的津液转化而来，那么在临床治疗湿疹时，应考虑人体为何会出现这种情况，如何使人体的津液运转恢复到正常状态。张老在临床中常选用健脾药物，如四君子汤、六君子汤、参苓白术散等，脾主运化，可以运化津液输布四肢，脾胃正常运化使津液运转恢复正常，则病理状态的湿浊之气就会减轻，生理状态的津液才不至于亏损，气血充盈则肌肤得养，皮疹才得以治愈。

② 清热祛湿不忘养血活血

湿疹日久邪入血络，易耗血伤阴，瘀血阻滞经络，血虚无力助血运行至肌表，故而出现血虚风燥的证型，皮肤可表现为干燥、皲裂、起癣。治风先治血，因此在清热燥湿的基础上张老常常加入养血药，常选用当归养血行血。当归拈痛汤既有清热燥湿药茵陈、藿香，祛湿药猪苓、泽泻，祛风药羌活、防风、升麻、僵蚕、蝉蜕，也有养血活血药当归，同时也有健脾药物陈皮，故张老常用之。

③ 注重日常调护

张老尤其强调湿疹患者饮食宜清淡，忌食发物（肉类，如鱼肉、鸡肉、

牛羊肉；蔬菜类，如生葱、生蒜、韭菜、香菜、茴香）。过于油腻、辛辣的食物也要尽量少吃。湿疹患者日常可煮红豆薏米山药水饮用，以健脾祛湿。并强调患者调畅心情，保持乐观的心态。外可使用复方土槿皮酊擦洗患处。

（五）医案

案1：刘某，女，70岁，初诊时间2020年6月30日。患者半年来左手腕、左膝关节均可见暗色斑片状皮疹及红色斑丘疹，周围可见渗出，局部可见皮肤搔抓痕迹，瘙痒难耐。口干，食欲尚可，大便量少，1天1次，略干，舌尖红，苔黄腻、中有裂纹，脉寸关浮数略滑。

中医诊断：湿疹（湿热内蕴）。

治法：清热利湿。

方药：当归拈痛汤加减。

当归10 g，羌活10 g，防风10 g，猪苓15 g，泽泻15 g，茵陈20 g，黄芩10 g，葛根10 g，炒白术10 g，炒苍术20 g，苦参20 g，生甘草10 g，白鲜皮20 g，地肤子20 g，白芷10 g，川贝母6 g，三七6 g，半边莲20 g，知母15 g。14剂，水煎服。

2020年7月14日复诊：患者症状明显好转，皮疹瘙痒减轻，红色斑丘疹面积减小，继续服用上方14剂，以巩固疗效。

按：此例患者皮肤可见皮疹及红色斑丘疹，属于湿热内生，郁于肌肤不能外发，出现皮疹，周围可见渗出，属于湿热内蕴证型，张老予当归拈痛汤加减治疗，方中以羌活、茵陈为君药，羌活祛风散邪，胜湿止痛，茵陈清利湿热；臣以防风、葛根助羌活解表祛风，黄芩、苦参助茵陈清热利湿，猪苓、泽泻利小便渗湿；再佐以炒白术、炒苍术燥湿健脾，当归益气养血，扶助正气，知母清热养阴，顾护正气；白鲜皮、地肤子、半边莲清热解毒、除湿止痒，白芷消肿排脓，川贝母苦寒散结，三七活血补血；最后以甘草为使调和诸药。纵观全方，祛风、清热、利湿、扶正四法并用，解表清里，上下分消，使湿气得以宣通，清代张石顽称此方为"治湿热疼痛之圣方"。

案 2：武某，男，66 岁，初诊时间 2020 年 5 月 19 日。患者右下肢皮肤瘙痒 3 天，皮肤红肿，可见散在丘疱疹，瘙痒明显，部分可见皮损，周围可见渗出，伴右侧肢体麻木，偶有眩晕，舌淡红苔白，脉数，二便可，睡眠尚可。

中医诊断：湿疹（湿热内蕴证）。

治法：清热利湿。

方药：当归拈痛汤加减。

地肤子 30 g，羌活 10 g，防风 10 g，升麻 10 g，猪苓 20 g，泽泻 20 g，茵陈 30 g，苦参 20 g，生甘草 10 g，水蛭 2 g，天麻 10 g，川贝母 6 g，白鲜皮 20 g，当归 10 g，半边莲 30 g。14 剂，每日 1 剂，水煎，分 2 次温服。

2020 年 6 月 2 日复诊：患者诉皮肤瘙痒症状明显好转，红色斑丘疹基本消失，继续服用上方 14 剂，以巩固疗效。

按：患者皮肤瘙痒、红肿，起病较急骤，应为湿热之邪蕴于肌表，发为皮疹。张老予当归拈痛汤治疗，同时患者伴有明显瘙痒，皮肤红肿，加用半边莲、白鲜皮清热解毒，地肤子祛湿止痒。张老对于皮肤瘙痒明显的患者喜欢用对药地肤子、白鲜皮，往往效果显著。地肤子常用 30 g，白鲜皮常用 20 g。同时在热毒较盛或手背部湿疹明显时，张老常加半边莲清热解毒，常用剂量为 30 g。现代药理研究表明，地肤子对革兰阴性菌和植物病原菌有较强的抑制作用，白鲜皮及其部分活性成分具有明显的抗炎止痒抑菌作用，半边莲主要活性成分为生物碱类和黄酮类，黄酮类具有一定的抑菌活性。同时患者既往有脑梗死病史，伴有眩晕、右侧肢体麻木，同时苔白腻，考虑为气血运行受阻，痰湿之邪内生，痰滞经络，血行瘀滞，以致痰瘀互阻而发眩晕，故加天麻熄风止痉、祛风通络，川贝母清热化痰，同时肌肤筋脉失于濡养，故右侧肢体麻木，张老加入生水蛭粉活血通经。全方共奏清热利湿、祛风通络之效。

四　蛇串疮

（一）概述

蛇串疮是以成簇水疱沿一侧周围神经作带状分布，伴有刺痛为临床特征的一类病证。好发于春秋季节。西医的带状疱疹可参考本病论治。

（二）病因病机

本病多是情志内伤，肝郁气滞，郁久则化火生毒，外溢流窜于肌肤，或饮食不节，脾失运化，湿热蕴结所致，外加复感六淫，风、热、湿毒蕴于肌肤，合而发病。湿热毒邪交阻体内，滞留不去，阻滞气血运行，导致气滞血瘀，疾病缠绵不愈。

（三）辨证论治

蛇串疮发病后 1～3 周，一般有局部皮肤异样感，如蚁走感、痛觉敏感等前驱症状，随后出现簇集性水疱，伴有痛感，此时皮损见红斑、水疱明显，多发于肝、胆经脉循行的部位，背部、胁肋部多见。患处灼热疼痛，伴有口苦、咽干、烦渴、食欲减退、小便黄赤、大便干结，舌质红苔黄腻，脉弦滑数。属热毒蕴结，治宜清热解毒，利湿止痛。病久不愈，症见疱疹虽退，但其发处疼痛较剧，舌暗红，脉涩，为气滞血瘀，故治以活血行气，通络止痛。

❶ 热毒蕴结证

［症状］可兼见水疱色鲜红，疱壁紧张，患者情绪暴躁、心烦易怒、口苦，舌红苔黄，脉弦数。

［治法］清热解毒。

［方药］普济消毒饮加减。

蒲公英 30 g，牛蒡子 15 g，黄芩 10 g，川连 10 g，板蓝根 20 g，桔梗 10 g，连翘 15 g，元参 15 g，升麻 10 g，柴胡 12 g，马勃 10 g，大青叶 15 g，银花 30 g，紫草 30 g，浙贝母 10 g，马齿苋 30 g，败酱草 20 g，夏枯草 15 g，白芷 10，荆芥穗 10 g，生甘草 10 g。

［加减］胃部不适者，加陈皮、炒白术、山药、焦三仙等消食和胃；病在头面部者，加用蝉蜕、川芎；病在胁肋部者，加用元胡；病在腿部者，加牛膝、络石藤。

❷ 气滞血瘀证

［症状］疱疹基底瘀红，血疱或疱疹大部分已消退或结痂脱落，但患处区域仍疼痛不止，常伴有精神疲倦，夜睡不宁，烦躁不安，舌质紫暗、苔白，脉弦。

［治法］活血化瘀。

［方药］复元活血汤加减。

柴胡 15 g，桃仁 10 g，红花 10 g，天花粉 20 g，生甘草 10 g，酒大黄 10 g。

［加减］疼痛较甚者，加乳香、没药、元胡；局部窜痛者，加全蝎、蜈蚣、乌梢蛇；局部皮肤色淡、麻木，肢体发凉者，加鸡鸣散；局部胀痛，或胃脘胀满，证属气滞者，可加青皮、陈皮；病情反复，气短乏力，皮损色淡，舌淡脉弱属气虚血瘀者，加黄芪、炒白术等。

（四）诊治特色

❶ 分辨虚实，及早治疗

张老认为带状疱疹引起的疼痛既有热毒、血瘀阻滞经络引起的不通则痛，又有气虚血行迟缓，不能荣养经络引起的不荣则痛。即便是带状疱疹在急性期，临床也有部分患者热象不明显，舌质明显可见淡暗有瘀斑、苔薄白，临床上对这类患者应仔细辨证，分清虚实进行治疗。

张老指出带状疱疹尽早治疗可以减轻炎症，阻止病毒对神经节和神经纤维的毒性和破坏作用，减轻带状疱疹后遗神经痛。然而使用激素治疗有一定的毒副作用，尽早应用中医中药治疗能够加快疱疹吸收、降低疼痛强度和持续时间及减少并发症。

❷ 顽麻疼痛用虫类药物

张老指出虫类药物具有"搜剔之功"，对于血瘀、疼痛明显患者有奇效，因此强调对于久病入络、痰瘀互结、深入络脉者，必须使用虫类药搜剔络中之邪。张老针对带状疱疹剧痛、顽痛，常用全蝎 10 g、蜈蚣 3 条、僵蚕 10 g、乌梢蛇 10 g。蜈蚣、全蝎往往同时使用，痰浊者加僵蚕，痛剧者加乌梢蛇，顽痛甚者四药同用。全蝎、蜈蚣能搜风通络化瘀，能和缓神经病变引起的拘挛、疼痛、麻木等症。

❸ 注重日常调护

张老强调带状疱疹患者饮食宜清淡，忌食发物，如鱼肉、鸡肉、牛肉、羊肉、生葱、生蒜、韭菜、香菜、烟酒等。同时过于油腻、辛辣的食物也尽量少吃。张老尤其强调带状疱疹患者需保持大便通畅，"腑气不通"则不利于病情的好转，患者可多食用大叶蔬菜，保持大便通畅。

（五）医案

案 1：王某，男，84 岁，初诊时间 2019 年 5 月 12 日。患带状疱疹 1 月余。刻下症见胁肋部疱疹大部分已消退，部分已结痂脱落，但患处仍疼痛不止，可见皮色暗红，患者平素畏寒畏风，舌色暗淡、苔薄白，脉沉细，食欲减退，自觉进食后不消化，大便稀溏，日 1 次，小便可，双下肢轻度水肿。

中医诊断：蛇串疮（气虚血瘀证）。

治法：益气活血化瘀。

方药：玉屏风散、复元活血汤、鸡鸣散加减。

黄芪 20 g，白术 20 g，防风 15 g，柴胡 15 g，升麻 10 g，天花粉 20 g，当归 15 g，桃仁 10 g，红花 10 g，紫苏叶 15 g，吴茱萸 6 g，桔梗 12 g，焦槟榔片 10 g，木瓜 30 g，青皮 10 g，陈皮 10 g，川贝母 10 g，浙贝母 10 g，乳香 10 g，没药 10 g，元胡 30 g，焦三仙各 20 g，生甘草 10 g。7 剂，水煎服。

2019 年 5 月 19 日复诊：患者诉疼痛较前好转，大便仍稀溏，改焦槟榔片 15 g，加鸡内金 15 g、土茯苓 15 g，继续服用 7 剂。

2019 年 5 月 26 日三诊：患者诉疼痛明显减轻，胁肋处仍有痛感，效不更方，嘱患者继续服用 7 剂。

按：患者为带状疱疹后遗神经痛，病久疼痛不止，局部色暗红，畏风寒，为卫气虚弱，瘀血内停，治以益气活血，化瘀止痛。方用玉屏风散、复元活血汤、鸡鸣散加减，方中柴胡、升麻发散同时升举阳气；当归可补血活血、调经止痛；桃仁、天花粉、红花为佐药，红花、桃仁可消肿止痛、化瘀活血；玉屏风散益气固表；天花粉可清热生津、消肿排脓；青皮、陈皮行气，肺主皮毛，故川贝母、浙贝母同用开肺气散瘀结；鸡鸣散健脾祛湿散寒，且有通经活络之效；甘草调和诸药。诸药合用，共奏疏通经络、祛瘀生新、消肿止痛之功效，故患者疼痛缓解。

案 2：刘某，男，67 岁，初诊时间 2021 年 5 月 15 日。患者左侧额头疱疹 1 周，刻下症见左侧额头疱疹成簇，色红，部分可见水疱，疼痛明显，夜间难以入睡、口干明显，舌红苔薄白，脉数滑，食欲尚可，二便可，睡眠差。

中医诊断：蛇串疮（热毒蕴结）。

治法：清热解毒。

方药：普济消毒饮加减。

炒牛蒡子 10 g，黄芩片 20 g，黄连 10 g，桔梗 10 g，板蓝根 30 g，连翘 20 g，元参 30 g，升麻 10 g，北柴胡 10 g，陈皮 10 g，薄荷 10 g，僵蚕 10 g，蝉蜕 6 g，大青叶 20 g，元胡 20 g，熊胆粉 0.5 g，全蝎 6 g，蜈蚣 3 条，浙贝母 10 g，金银花 20 g，天花粉 20 g，菊花 15 g，蒲公英 30 g，地丁 30 g。14 剂，水煎服。

2021 年 5 月 29 日复诊：患者疼痛较前减轻，大便 2～3 天 1 次，略干，原方加酒大黄 10 g，活血通便，继续服用 14 剂。

按：普济消毒饮主治大头瘟，乃感受风热疫毒之邪，壅于上焦，发于头面所致。本病中瘀滞湿毒宜清解，实热宜疏散，病位在上宜因势利导，故法当清热解毒兼施而以除湿化瘀止痛为主，本方以普济消毒饮加减，方中以黄连、黄芩清热泻火，祛上焦头面热毒为君；以炒牛蒡子、连翘、金银花、菊花、薄荷辛凉疏散头面风热为臣；板蓝根、地丁、蒲公英、大青叶、熊胆粉有加强清热解毒之功；配以桔梗、升麻载药上行；元参、天花粉滋阴，缓解口干症状；柴胡、元胡行气止痛；同时加入虫类药物全蝎、蜈蚣、僵蚕祛瘀活血通络止痛，浙贝母开肺气，陈皮顾护脾胃。诸药配伍，共收清热解毒、除湿化瘀止痛之功。

▦ 第九节 杂病

耳鸣

（一）概述

耳鸣、耳聋都是听觉异常的症状。耳内鸣响，或细或暴，妨碍听觉的称耳鸣；听力减退，妨碍交谈，甚至听觉丧失，不闻外声，影响日常生活的称为耳聋。

（二）病因病机

中医对耳鸣发病原因的认识最早源于《黄帝内经》。《黄帝内经·素问·六元正纪大论》曰："木郁之发……甚则耳鸣旋转"，指出耳鸣与肝气郁结有关。《黄帝内经·灵枢·海论》记载："髓海不足，则脑转耳鸣"，强调了肾精不足会引起耳鸣不适。《黄帝内经·灵枢·口问》则认为耳是人身宗脉聚集的地方，宗脉虚，阳气不得上升，精微不得上达，入耳的经脉气血不得充养导致耳中鸣响，其文曰："耳者，宗脉之所聚也，故胃中空则宗脉虚，虚则下溜，脉有所竭者，故耳鸣。"张老在《黄帝内经》对耳鸣的认识上，进一步探究发挥，认为耳鸣与肾虚、肝胆火热、气虚等相关。

（三）辨证论治

耳鸣的辨证分型结合临床经验可分为虚实两大类：实证主要有肝火上扰证；虚证主要有肾经亏虚证、清气不升证等。

❶ 肝火上扰证

［症状］突然耳鸣，如闻潮声，或如闻雷声，耳聋时轻时重，每于郁怒之后耳鸣耳聋突发加重，并兼有耳胀、耳痛感，眩晕，口苦咽干，头痛面赤，心烦易怒，夜寝不安，胸胁胀痛，小便短赤，舌红苔黄，脉弦数。

［治法］清肝泻火。

［方药］龙胆泻肝汤加减。

龙胆草 10 g，黄芩 10 g，生栀子 10 g，泽泻 12 g，生甘草 6 g，车前子 10 g，生地黄 10 g，小通草 10 g，柴胡 10 g，当归 10 g。

［加减］肠中津液被灼，大便秘结者，加酒大黄、火麻仁；两耳蝉鸣，有时闭塞如聋，胸闷痰多，耳鸣眩晕，时轻时重者，加陈皮、天花粉、滑石、薏苡仁、石菖蒲；肝阳上亢，眩晕者，加煅磁石、生龙骨、生牡蛎。

❷ 肾精亏虚证

［症状］双耳听力逐渐下降，细声耳鸣、夜间较甚，失眠，头晕眼花，腰膝酸软，遗精多带，口渴多饮，舌红少苔，脉细弱或细数。

［治法］滋补肾精。

［方药］耳聋左慈丸加减。

熟地黄 10 g，山药 15 g，山萸肉 15 g，泽泻 10 g，茯苓 10 g，牡丹皮 10 g，磁石 10 g，五味子 15 g，菖蒲 10 g。

［加减］五心烦热，舌红，脉弦细数者，可加炙鳖甲、知母、黄柏、牡丹皮、黄芩、生栀子等滋阴清热；心肾不交，失眠、多梦、健忘者，加夜交藤、酸枣仁、柏子仁、生龙骨、生牡蛎等交通心肾，养心安神。

❸ 清气不升证

［症状］头晕目眩，耳鸣口苦，视物模糊，精神萎靡，肢体倦怠，休息

则缓，烦劳则加，饮食乏味，面黄肌瘦，大便溏泄，舌淡苔薄，脉濡细。

〔治法〕健脾益气，升清通窍。

〔方药〕益气聪明汤加减。

黄芪 20 g，人参 10 g，葛根 20 g，蔓荆子 15 g，白芍 10 g，黄柏 10 g，升麻 10 g，炙甘草 6 g。

〔加减〕伴头痛、舌质紫暗者，可加丹参、当归、川芎、地龙、全蝎；脾气虚弱，食欲减退者，可去黄柏，加白术、茯苓、陈皮、法半夏；健忘心悸者，加酸枣仁、龙眼肉。

（四）诊治特色

❶ 注重升清

治疗耳鸣、耳聋，中医早就有完整的医学理论和有效的治疗方法。元代四大家之一的李东垣就指出耳鸣耳聋的根本病因：五脏皆禀气于脾胃，以达于九窍；烦劳伤中，使清阳之气不能上升，故耳鸣耳聋、内障目昏也。并独创专治耳鸣耳聋的奇方，名为益气聪明汤。

此方载于《东垣试效方》，方药为：黄芪、人参各 15 g，葛根、蔓荆子各 9 g，白芍、黄柏各 6 g，升麻 4.5 g，炙甘草 3 g。水煎温服。具有补中益气、助升清阳、聪耳明目的功效。

张老认为，益气聪明汤长于益气升阳，为治疗耳鸣耳聋、中气不足的有效方剂。张老认为方中黄芪、人参温补脾阳，意在治本；葛根、升麻、蔓荆子鼓舞清阳，上行头目；白芍养血平肝；黄柏清热泻火，坚阴固肾。诸药合用，使得中气得补，清阳得升，肝肾受益，脾胃调和，耳目聪明。临床使用多取得良好效果。

❷ 治疗耳鸣常用药

张老治疗耳鸣、耳聋多用生龙骨、生牡蛎、石菖蒲、葛根、蔓荆子等药物。生龙骨、生牡蛎具有镇静安神、平肝潜阳的功效，为治疗耳鸣（肝火上扰）之要药；菖蒲具有芳香化湿开窍、通心肾之气的作用，为治疗耳鸣（肾阴虚）之要药；葛根、升麻、蔓荆子鼓舞清阳，上行头目，为治疗耳鸣（清气不升）之要药。

❸ 注重日常调护

耳鸣患者应避免嘈杂环境，规律休息。肝火旺者应注意调整情绪，忌辛辣刺激食物；肾虚患者应多吃牛羊肉等补肾食物，并注意房事有节。

（五）医案

案1：李某某，女，40岁，初诊时间2019年3月16日。患者耳鸣2年，鸣声如蝉，时轻时重，夜间加重，睡眠欠佳，食欲不振，常感乏力伴头晕，大便溏薄，舌质红、苔薄白腻，脉细弱。

中医诊断：耳鸣（清阳不升）。

治法：益气健脾，升举清阳。

方药：益气聪明汤加减。

蔓荆子10 g，党参10 g，黄芪15 g，升麻10 g，砂仁6 g，佩兰10 g，葛根15 g，黄柏10 g，炙甘草6 g，炒谷芽15 g，石菖蒲10 g，木香6 g，酸枣仁15 g。14剂。

2019年4月2日复诊：耳鸣稍有改善，头晕、乏力减轻，睡眠较前好转，效不更方，继续服用14剂。

2019年4月16日三诊：耳鸣较前减轻，余症基本消除，继续巩固疗效。

按：该患者脾胃虚弱，清气不升，耳窍不养，故见乏力、耳鸣、头晕；耳鸣夜间加重，则睡眠欠佳；脾气虚弱，运化水谷失职，故见食欲不振、大便溏薄。治以益气升清，方用益气聪明汤加减。方中黄芪、党参、升麻补益中气，上升清阳；砂仁、木香、佩兰、石菖蒲芳香化浊祛湿；炒谷芽健脾开胃；酸枣仁安神助眠。诸药并用，共奏益气升阳、化湿开窍之功。

患者耳鸣病程较长，因此疗程相对较长，宜告知患者坚持服药。

案 2：吴某某，男，82 岁，初诊时间 2020 年 7 月 12 日。患者双耳听力减弱伴细声耳鸣、夜间较甚，失眠，头晕眼花，腰膝酸软，口渴多饮，舌红少苔，脉细弱。

中医诊断：耳鸣（肾精亏损）。

治法：滋补肾精。

方药：耳聋左慈丸加减。

熟地黄 10 g，山药 15 g，山萸肉 15 g，泽泻 10 g，茯苓 10 g，牡丹皮 10 g，磁石 10 g，五味子 15 g，菖蒲 10 g，黄精 20 g，益智仁 20 g，知母 15 g，酸枣仁 20 g。14 剂，水煎服。

2020 年 7 月 26 日复诊：耳鸣左侧稍改善，右侧未见明显变化，口渴多饮明显改善，但仍有头晕、失眠，嘱其继续服药 14 剂。

2020 年 8 月 13 日三诊：双侧耳鸣均有改善，腰膝酸软等其他症状明显减轻。

按：该患者细声耳鸣、夜间较甚，并见腰膝酸软，故诊断为肾精亏虚证，口渴多饮、舌红少苔为虚热之象。治以滋肾清热，方用耳聋左慈丸加减。方中熟地黄、山药、山萸肉、泽泻、茯苓、牡丹皮、知母滋肾清热；磁石、酸枣仁、五味子养心，镇惊安神；菖蒲醒脑开窍；黄精、益智仁增加补肾之功。诸药并用，则肾精得充，耳鸣、腰酸则缓。

二 汗证

（一）概述

汗证是指以汗出异常为主要临床表现的病症。白昼时汗出，动辄益甚者，称为自汗；寐中汗出，醒来自止者，称为盗汗。西医的自主神经紊乱，以及甲状腺功能亢进、更年期综合征等多种疾病，临床表现为异常出汗者，可参考本病证进行诊治。

（二）病因病机

本病四季均可发生，病后体虚，表虚受风，思虑烦劳过度，情志不舒等均能导致阴阳失调，卫外不固，因此本病病机为营卫不和，导致卫阳不能固于外，营阴不能守于内，机体阴阳失调，从而使汗液妄泄。

（三）辨证论治

张老在治疗汗证上强调一个"辨"字，不可见汗止汗，也不能简单地认为"阳虚自汗，阴虚盗汗"。张老认为汗证既属阴阳营卫失衡，故应首先辨别阴阳孰实孰虚、如何失衡是正确指导治疗的关键。其次应观察临床中汗出部位及兼夹症状，四诊合参，才能准确辨证。

寐中汗出，醒来自止，兼见烘热、夜寐不安、口干等症，此则为阴虚汗出。夜间汗出，同时伴有夜寐不安、口干、舌红者，此多为心肾阴虚，虚火内扰，常见于更年期综合征患者；自汗则一般多属卫阳不固，常见形寒肢冷，乏力气短，动辄汗出。又有部分患者局部汗出明显，如下肢大腿根部出汗明显，同时舌暗苔腻，脉细，应属湿热下注证；头部、前胸汗出明显，同时伴情绪烦躁焦虑，口干口苦明显者，为少阳枢机不利。本病主要有以下三个证型。

❶ 营卫不和证

[症状] 自汗恶风，周身酸痛，时寒时热，脉浮缓，舌淡红，苔薄白。

[治法] 调和营卫。

[方药] 桂枝汤加味。

桂枝 10 g，白芍 10 g，大枣 10 g，生甘草 10 g，生姜 10 g，煅龙骨 30 g，煅牡蛎 30 g，生黄芪 30 g。

［加减］体倦神疲、易外感者，可加玉屏风散；出汗多者，加麻黄根10 g、浮小麦 30 g。

② 阴虚火旺证

［症状］盗汗，五心烦热，口燥咽干，溲黄便结，脉细数，舌红，苔薄黄。

［治法］滋阴清热，敛阴止汗。

［方药］当归六黄汤加减。

黄芩 10 g，黄连 10 g，黄柏 10 g，知母 20 g，当归 10 g，生黄芪 30 g，生地黄 10 g，桑叶 10 g，山萸肉 20 g，青蒿 10 g。

［加减］汗多严重者，加浮小麦 30 g，五味子 10 g，龙骨、牡蛎各30 g；伴失眠者，可合用酸枣仁汤，加生栀子 10 g，重用黄芩至 15 g；伴心烦易怒者，加甘麦大枣汤；舌有裂纹、口干明显者，加增液汤。对于病程较长的阴虚盗汗者特别要重视补肾，重用山萸肉、仙鹤草，补虚固肾。

③ 气虚发热证

［症状］自汗、盗汗并见，夜间出汗明显，面色少华，自觉烘热、汗出伴乏力，口干，夜间加重，舌淡红苔薄白，舌体胖大，脉弱。

［治法］健脾益气，甘温除热。

［方药］补中益气汤加减。

生黄芪 30，党参 10 g，炙甘草 10 g，升麻 10 g，柴胡 10 g，当归10 g，陈皮 10 g，玄参 20 g，桔梗 10 g。

［加减］自觉烘热者，加桑叶；体虚明显者，加仙鹤草；口干明显者，加天冬、麦冬、元参；出汗明显者，加煅龙骨、煅牡蛎、麻黄根收敛止汗。

（四）诊治特色

① 调和营卫止自汗

桂枝汤为《伤寒论》第一方，治营卫不和所致自汗，桂枝汤为"仲景群方之魁，乃滋阴和阳，调和营卫，解肌发汗之总方也……但见一症即是，不必悉具，惟以脉弱自汗为主耳"（《伤寒来苏集·伤寒附翼》），张老在临床中见到患者以全身汗出，畏寒怕风，不发热或低热，精神疲倦，食欲减退，舌淡红苔薄白，脉缓为主要特征，喜以桂枝汤为主进行加减，或在其他主方的基础上加减桂枝汤。桂枝汤由桂枝、芍药、炙甘草、大枣及生姜组成，其中张老常用剂量为桂枝 10 g，芍药 10 g，生甘草 10 g，大枣 10 g，生姜 3 片。桂枝辛温，具有温经散寒之功效，解肌发表，可入营透卫，为方中之君；芍药酸苦微寒，可收阴敛气、补养营阴，为方中之臣；桂枝、芍药相配，一散一收，解肌发表的同时不致营卫外泄；甘草与桂枝相配，辛甘发散为阳，有效增强发汗解肌之功，再配以芍药，酸甘化阴，使得敛液益阴作用增强，因而为方中之佐助；大枣、生姜具有补脾益胃的效果，可有效调和营卫，因而为方中之使。

② 益气固表不忘清解虚热

《温病条辨》有云："汗之为物，以阳气为运用，以阴精为材料。"张老指出，患者热病之后或久病致心阴耗伤，虚热内生，蒸迫津液可致汗证。心阴耗伤，无以荣养，则盗汗心烦，不寐梦多，甚则心悸不适。张老针对此类患者常用当归六黄汤治疗盗汗，同时合用生脉饮以益心气、敛心阴，标本兼顾，使心气足，热泻阴坚，腠理密，汗液不致外泄而诸证自除。

③ 注重日常调护

张老强调汗证患者一定要注意避风寒，尤其是在天气炎热时切忌直吹空调，汗证患者本身易出汗，当人体出汗时全身腠理毛孔打开，吹风后极易受凉感冒，同时建议患者不要过度焦虑，少食油腻生冷食物，心情郁闷、情绪紧张的患者可以服百合粥以清心安神。

（五）医案

案1：董某，女，57岁，初诊时间2019年4月6日。患者卵巢癌术后近几个月来自汗盗汗，白天动辄汗出，脖颈部明显，自觉发热，食欲尚可，二便可，失眠，入睡困难，舌红，苔薄白，脉沉细。

中医诊断：汗证（阴虚内热）。

治法：滋阴清热。

方药：当归六黄汤、甘麦大枣汤加减。

酒当归10 g，黄柏15 g，黄芩10 g，黄连10 g，生地黄15 g，生黄芪20 g，浮小麦30 g，麻黄根10 g，大枣10 g，生牡蛎30 g，生龙骨30 g，三七6 g、桑叶15 g，仙鹤草20 g，柏子仁20 g，五味子15 g，防风10 g，六神曲12 g，炒白术15 g。14剂，水煎服。

按：《黄帝内经·素问·阴阳应象大论》："阴在内，阳之守也。"患者为老年女性，阴液不足，失于内守，阴不摄阳，则睡眠时阳气不能入里与阴相附，虚阳外扰，则见盗汗；舌红脉细为阴虚有热之象，法当滋阴清热，固表止汗。方中酒当归、生地黄、桑叶养血滋阴，兼清血分之热；黄连、黄柏苦寒，寒以清火，苦以坚阴；重用生黄芪益气固表；柏子仁、五味子养心安神；麻黄根、浮小麦敛汗；生牡蛎、生龙骨安眠；防风固表；六神曲、炒白术固护中焦。

案2：朱某，男，35岁，初诊时间2020年6月14日。患者盗汗，上半身出汗明显，腰痛，有小便不尽感，失眠，舌淡红、苔薄白，脉沉。

中医诊断：盗汗（肾阴亏虚）。

治法：滋养肾阴。

方药：六味地黄丸加减。

生地黄 20 g，熟地黄 20 g，山药 30 g，山萸肉 15 g，牡丹皮 12 g，茯苓 20 g，泽泻 30 g，生龙骨 30 g，生牡蛎 30 g，生龙齿 30 g，珍珠母 30 g，白芍 15 g，川贝母 6 g，浮小麦 30 g，麻黄根 10 g。14 剂，水煎服。

按：腰为肾之府，肾精亏虚，府失所养，故见腰痛。肾司二便，肾精亏虚故小便不利，法当滋阴补肾。方中六味地黄丸滋补肾阴以治本；生龙骨、生牡蛎、浮小麦、麻黄根敛汗以治标；肾阴亏虚，虚火扰心，故见失眠，故用生龙齿、珍珠母重镇安眠；佐以川贝母开肺气、通百脉。

三　面瘫

（一）概述

面瘫是以突发一侧口眼㖞斜而无半身瘫痪为主要症状的一种疾病。常突然发病，初起可有耳下或耳后部疼痛，数小时内可达高峰，有的患者清晨起床含漱时发现面颊动作不灵，或口眼歪斜，病侧面部表情消失等。中医称"口僻""吊线风""歪嘴风"等。现代医学称之为面神经炎、周围性面神经麻痹。本病可发生于任何年龄，但青壮年居多。无明显季节性，但与气候变化、空调冷风有关。

（二）病因病机

本病与祖国医学之"口眼㖞斜"或"面瘫"密切相关，属于中风的范畴。历代医学文献对此病均有详细记述，多认为本病是因机体正气不足，脉络空虚，卫外不固，风邪乘虚入中经络，导致气血痹阻，面部经筋失于濡养，以致肌肉纵缓不收而发。

张老认为，面瘫的病因以风邪为主，风邪善行多变，常与寒、热、痰、湿夹杂。初期分为风寒、风热两证；中期与痰、湿夹杂；若久治不愈，正气亏耗则产生气虚血瘀。因此引起面瘫的病理因素为虚、风、痰、瘀四项。正气亏虚为病之本，风、痰、瘀相互搏结为病之标，临床多本虚标实。

（三）辨证论治

本病主因感受风邪而发，辨证根据病因、伴发症状及舌脉差异。起病急骤，发病前多有受寒史，伴有流口水或喉中痰涎，苔薄白腻，脉浮，属风痰袭络证；发病前素体虚弱或病后初愈，常感乏力、头晕，或伴有月经不调、贫血等，患处麻木刺痛，舌暗苔薄腻，脉细涩，属气虚血瘀证。发病前有发热、咽痛等病史，患侧耳部疼痛，面部烘热且伴有口苦，耳鸣，便干，舌红苔黄腻，脉弦滑，属风热毒盛证。

① 风痰袭络证

［症状］晚间受风寒或潮湿之后，次日晨起即发现面瘫，口眼歪斜，或有头痛，口中痰黏，苔薄白腻，脉浮。

［治法］祛风化痰，通络止痉。

［方药］牵正散、消风散加减。

白附子 10 g，僵蚕 10 g，全蝎 6 g，羌活 10 g，防风 10 g，荆芥 10 g，川芎 10 g，蝉衣 6 g，厚朴 10 g，陈皮 10 g，白芷 10 g，天麻 15 g，秦艽 10 g。

［加减］属风热者，可选用牵正散、银翘散加减。

② 气虚血瘀证

［症状］口眼歪斜，肢体麻木，头晕，神疲乏力，食欲减退，舌质暗，苔薄腻，脉细滑或细涩。

［治法］益气活血通络。

［方药］牵正散、补阳还五汤加减。

白附子 10 g，僵蚕 10 g，全蝎 6 g，羌活 10 g，防风 10 g，荆芥 10 g，川芎 10 g，蝉衣 6 g，陈皮 10 g，白芷 10 g，黄芪 15 g，党参 10 g，当归 10 g，赤芍 10 g，桃仁 9 g。

［加减］麻木刺痛等血瘀症状较重者，可用牵正散、桃红四物汤加减。

3 风热毒盛证

［症状］发病骤然，耳部长出疱疹，耳鸣重听，继而同侧口眼歪斜，心烦口苦咽干、咽痛，急躁易怒，大便干，舌红苔黄或腻，脉滑数或弦数。

［治法］清热解毒，活血通络。

［方药］牵正散、普济消毒饮加减。

白附子 10 g，僵蚕 10 g，全蝎 6 g，羌活 10 g，防风 10 g，荆芥 10 g，川芎 10 g，金银花 15 g，天花粉 20 g，升麻 6 g，连翘 10 g，黄芩 15 g，板蓝根 20 g，牛蒡子 15 g，生石膏 30 g。

［加减］咽痛剧烈、疱疹肿痛等热毒明显者，上方可合用五味消毒饮加减。

（四）诊治特色

1 抓住时机，分期论治

（1）急性期治风。张老在临床治疗面瘫时，主张分期论治，急性发病期以祛风邪为主，方以牵正散加减，疗效确切。其中白附子辛散，具备祛风化痰功效，尤其擅长治头面之风，僵蚕、全蝎的主要功能在于祛风止痉，蜈蚣则可以祛风通络，天麻又名"祛风草"，有突出的祛风止痉作用，炙甘草具有良好的缓急功效，诸药合用，能够通经络、止痉挛。现代药理研究证实，牵正散组方在改善局部血液循环、减轻神经水肿变性方面起到了积极作用。但全蝎、白附子均为有毒之品，临诊时应审其气血，顾及年老、幼小之患者，适当减量使用，中病即止。

（2）恢复期调血。此期患者病情平稳，诸症好转，表邪入里，气血凝滞经脉，运行受阻，在牵正散主方上加用一些祛瘀活血药，如赤芍、当归、桃仁等使患处气血调畅，加快恢复。

（3）后遗症期补虚。此期病程在半年以上，患者多有面肌僵硬、痉挛等后遗症，恢复缓慢，此期邪去正虚，应重视整体调理，可根据辨证加入益气健脾补肾药，如黄芪、党参、熟地黄、白术、牛膝等。

② 祛邪扶正，标本兼顾

《黄帝内经》云"邪之所凑，其气必虚"，面瘫之为患，虽病变部位在面部，但正气不足、体质虚弱为其发病之根本，故祛邪之余不忘扶正方能实现标本兼顾。张老临证治疗面瘫时尤为注重整体观念。患者如伴有气短乏力、倦怠懒言等气虚之症，可加黄芪、党参；如伴有面色少华、头晕目眩等血虚之象，可加当归、鸡血藤；如伴有五心烦热、颧红盗汗等阴虚之症，可加地骨皮、知母等；如伴有畏寒肢冷、心悸气短等阳虚之象，可加干姜、肉桂等。只有将局部与整体有效地结合，才能将整体观念融入面瘫的治疗中。

③ 注重日常调护

本病预后一般良好，通常于 1～2 周后开始恢复，2～3 个月痊愈。但本病位在颜面部，对患者心理会有极大的冲击，张老主张积极疏导安抚患者，向患者说明疾病的发展规律，使其对本病的发生、发展、预后、转归有一定的认识，解除其心理负担，使患者增加对医生的信任和治病的信心，以积极配合治疗从而提高疗效。另外还要让患者每天做患侧面部抬眉、闭目和鼓腮等功能锻炼。对于本病的调护，发病期间应注意面部保暖，可戴口罩保护。局部经常按摩，每天用热毛巾或热水袋敷面部。此外，要保持心情舒畅，忌食辛辣油腻之品，多吃蔬菜和一些易于消化的食物。

（五）医案

案1：左某，女，26岁，初诊时间 2017 年 3 月 21 日，患者诉 2 日前晨起时发觉左侧眼睑不能闭合，口角向右侧歪斜，流口水，饮食、喝水均受影响，舌红苔白腻，右寸弦紧，尺稍沉弱。遂就诊于我院针灸科，已行针刺治疗。

中医诊断：面瘫（风痰袭络）。

治法：祛风化痰，通络止痉。

方药：牵正散、消风散加减。

羌活15 g，防风15 g，荆芥15 g，川芎15 g，厚朴20 g，党参15 g，茯苓10 g，陈皮10 g，炒僵蚕15 g，蝉蜕6 g，生甘草10 g，白附子15 g，全蝎6 g，蜈蚣3条，乌梢蛇10 g，白芷15 g，血竭2 g，水蛭6 g，沉香2 g，菊花10 g。水煎服7剂。

2017年3月28日复诊：患者感乏力、气短，上方加黄芪20 g，继续服用7剂。

2017年4月11日三诊：上方加蛇蜕6 g，继续服用7剂。

2017年4月18日四诊：患者诉面部抽搐加重，上方蝉蜕增至10 g，全蝎增至9 g，蜈蚣增至5条，继续服用14剂。

2017年5月2日五诊：患者针药已1个月，恢复缓慢，正所谓邪之所凑，其气必虚，偏枯㖞僻，或左或右，盖血脉不周，而气不匀也。加顺风匀气散调气荣筋，气匀则风顺。

改方：白附子15 g，炒僵蚕20 g，炒白术15 g，炙草乌6 g，炙川乌6 g，白芷15 g，天麻15 g，紫苏叶10 g，党参10 g，生黄芪20 g，炒桃仁10 g，苏木15 g，白芍10 g，鸡血藤20 g，木香10 g，荆芥10 g，全蝎6 g，地龙10 g，乌梢蛇10 g，生甘草10 g。继续服用7剂。

2017年5月9日六诊：患侧肌肉疼痛，上方炙川乌增至8 g，炙草乌增至8 g，继续服用14剂。

2017年5月23日七诊：患者月经至，量大，气短乏力明显，上方改黄芪30 g，炒白术增至20 g，党参增至20 g，继续服用14剂。

2017年6月6日八诊：患侧肌肉疼痛，上方草乌增至10 g，川乌增至 10 g，继续服用 14 剂。

2017 年 6 月 20 日九诊，原方继续服用 14 剂。

2017 年 7 月 10 日随访，诸症痊愈。

按：女子以血为本，本例患者患病前有多年的月经不调病史，冲任失养，血海空虚，导致头面血脉失充而风邪侵虚而入。临证以牵正散为主方，以祛风化痰、温经通络。白附子辛散，能治头面之风；僵蚕清虚，能解络中之风；全蝎色青善走，独入肝经，风气通于肝，为搜风之主药。再加黄芪、白芍、白芷、地龙、防风、鸡血藤以补气养血，活血化瘀，祛风通络；蜈蚣有兴奋神经的作用。同时嘱其药渣热敷，有消肿止痛、改善局部血液循环之效。针药同用，补血调气，使血脉充盈，邪祛疾除。

案 2：程某，男，33 岁，初诊时间 2017 年 6 月 7 日。患者诉 1 周前感冒发热，服退热药后出汗，洗澡后随即出现左侧脸麻木，口角歪斜伴有抽搐，当天就诊于楼下私人门诊行针灸火罐治疗，效果不明显，自发病以来，自觉心烦，口干苦，口中异味，小便黄，舌红苔黄腻、舌尖红，脉弦滑。

中医诊断：面瘫（风热毒盛）。

治法：疏风清热，活血通络。

方药：牵正散、消风散、普济消毒饮、五味消毒饮加减。

白附子 15 g，僵蚕 10 g，蝉蜕 10 g，防风 10 g，白芷 15 g，川芎 10 g，羌活 10 g，天花粉 20 g，升麻 6 g，蒲公英 15 g，荆芥 10 g，全蝎 6 g，板蓝根 20 g，生甘草 10 g，牛蒡子 15 g，蜈蚣 3 条，金银花 20 g，连翘 15 g。水煎服 7 剂。嘱其同时于我院针灸科行针灸治疗。

2017 年 6 月 13 日复诊：口干苦好转，左脸麻木好转，上方牛蒡子增至 20 g，僵蚕增至 20 g，继续服用 14 剂。

2017 年 7 月 1 日三诊，诸症俱减，上方继续服用 14 剂，诸症消失。

按：患者于感冒发汗后受风患病，外感余热未清，体内正气稍虚，风邪乘虚而入体内形成风热之邪而致口僻，牵正散主散风邪，普济消毒饮、五味消毒饮主解热毒。此例患者诊治及时，月余即愈。

第四章

张士芳的医话

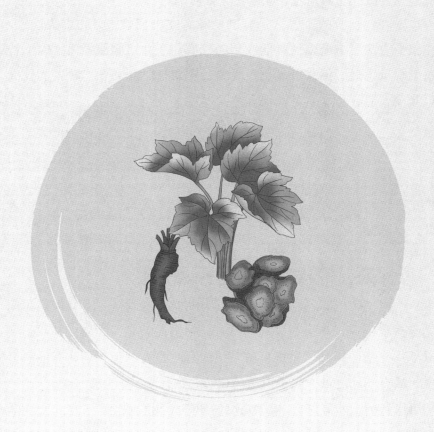

第一节　略说切脉

脉理浩繁而精微，有史以降，历代相传，各有说法，难以尽述，脉乃血脉，为血之府，血之隧道，如同自来水管道，遍布周身，无处不到，切脉是望闻问切四诊之一。古人把四诊神化成神圣、工、巧。巧即心灵手巧之巧，能否做到切而知之，就看功夫如何。

首先讲一下脉的位置，一般讲切脉有三个部位，寸口、人迎、趺阳。现在很少有医者三个部位都能摸到，仅摸一下寸口脉便了之，以上曾被张仲景老祖批评过，但是医者也很无奈，主要是时间问题。再者为什么只摸寸口脉呢？脉会太渊。寸口脉是脉之大会，《八十一难经》记载："一难曰：十二经中皆有动脉，独取寸口，以诀五脏六腑死生者吉凶之法，何谓也？然：寸口者，脉之大会，手太阴之脉动也。……五脏六腑之所终始，故法取于寸口也"。

寸口脉如何取呢？初持脉时令仰其掌，掌后高骨乃为关上，即关脉在此处，以关脉为准，关以上为寸，关以下为尺，寸、关、尺之距离是按个人同身寸量出来的，从关至鱼际是一寸，从关至尺泽穴是一尺。尺脉是尺内一寸，寸脉是寸内九分，尺寸终始是一寸九分。

寸、关、尺三部各有三侯，三三为九侯，这就是三部九侯之由来。切脉之指法要讲究，食指要按在寸口上，中指在关上，无名指在尺上。一般情况下用三指的指脉之主病可就多了，有时患者脉证相应，有的患者脉证相反，故有治病之难，难于识病。识病之难，难于识脉之说。

唐代名医王冰曾说："切脉之道，如临深渊而望浮云，胸中了了，指下难明！"可见切脉之难。

为什么脉象这样玄妙不可测呢？因为脉象都无定量标准可称，都是先辈们长年精心积累，总结经验后形容出来的。我崇尚王叔和的《脉赋》，另是李月池的《四言举要》和他儿子李时珍的《濒湖脉学》。我幼年时就背诵过这三部，别的只是涉猎而已。

我建议你们背诵《濒湖脉学》，起码要背诵浮、沉、尺、数四种脉。月池翁说："脉理浩繁，总括于四，既得提纲，引申触类。"

在临床上特别要警惕危脉脉象，如弹石、解索、雀啄、屋漏、虾游、鱼跃、结代等都属危脉范畴。还有死脉歌曰："健人脉病号行尸，病人脉健亦如之，长短瘦肥并如此，细心诊候有依稀。"关于号脉跳动或撩动的指数问题，五十不止身无病，三部浮沉各候五动，这样算一下一个患者需要多少时间。

不要忘了，切脉为四诊之末，很多患者脉证不相应。故有舍脉从证，或舍证从脉之说，切脉只是作为参考，故李时珍有言："世之医病两家，咸以脉为首务，不知脉乃四诊之末，谓之巧者尔。上士欲会其全非，备四诊不可。"此乃箴言也。

——张士芳

第二节 炙甘草汤治疗心律失常

心脏在正常情况下冲动起源于窦房结，依次由心房、心室往下传导。只要在传导过程中任何环节出现异常，即可使心脏出现节律变化，这就造成了心律失常。

心律失常，中医对其症候的描述很多，如心悸、怔忡、眩晕、昏厥、劳损等。其也有在脉象方面的描述，如迟、数、促、疾、缓、涩、结、代、屋漏、雀啄、鱼游等。

本病的证型是变化发展的，各种证型可以单独出现但少见，更多的是混合夹杂出现，如心气不足往往与心脉瘀阻并见，心阴不足往往与痰浊扰心或心火上炎共存。正因其证型混合夹杂，在治疗用方药上亦必须用混合夹杂之药。

心律失常之病因有外感六淫，内伤七情、饮食不节，劳倦虚损等。外感之中尤以热毒为甚，内伤之中尤以喜怒无常为甚。总之"邪之所凑，其气必虚"，临床表现不外虚实两类。

在治疗方面，要根据不同证型的不同表现分别辨证予以治疗。大致可分：心气不足、心阳不足、心阳虚脱、心血不足、心脉淤阻、痰扰心脉、阴虚火旺、气阴两虚等。

在我多年的临床工作中，可以说没有单独见过以上这些证型。好像在这样的患者身上这些症状都有。只不过这些症状有的偏多，有的偏少即是了。所以我在治疗心律失常患者时一般把它总结成五个证型：心气阳虚证、心阴血虚证、气阴两虚证、气滞血瘀证、痰扰心神证。尽管这样分，也不尽然。

炙甘草汤亦名复脉汤。最早见于《伤寒论》第177条："伤寒脉结代、心动悸，炙甘草汤主之。"《金匮要略》："治虚劳不足，汗出而闷，脉结悸，行动如常，不出百日死，危急者十一日死。"《外台秘要》："治肺痿涎唾多，心中温温液液者。"

炙甘草汤组成：炙甘草、人参、生姜、桂枝、麦冬、生地黄、火麻仁、大枣、阿胶。共九味。

炙甘草汤在《汤头歌诀》之中属润燥剂，有的将它归为益气之剂，都有一定道理。我认为它是治气阴两虚有效方剂。心律失常是阴阳气血痰等多因素造成的，故此，一见是症即用是药！可以说炙甘草汤是治疗心律失常的首选方剂，也是我的不二法门。临证可根据不同的证型，在炙甘草汤的基础上予以加减治疗。

（1）心气阳虚：心悸不安，胸闷气短，疲倦乏力，畏寒肢冷，舌苔淡白，脉虚无力或涩或结代。在炙甘草汤基础上加黄芪、附子、甘松等或补中益气汤、生脉散、丹参饮等。

（2）心阴血虚：心悸眩晕、心神不宁、烦躁不安、五心烦热、失眠多梦、小便黄、大便干结、口舌干燥、脉细数、结代等等。在炙甘草汤基础上加六味地黄丸。

（3）气阴两虚：心悸怔忡，气短乏力，虚烦多梦，自汗盗汗，五心烦热，舌苔淡薄白，脉虚数或促涩、结代。在本方基础上加生脉饮、清心莲子汤加减。或用苦参、甘松、大麦叶、桑叶、仙鹤草、生龙母、黄连、枣仁等等。

（4）气滞血瘀：胸闷不舒，心前区刺痛，心悸不安，舌质紫暗或瘀斑，脉涩或结代。在本方基础上加血府逐瘀汤、丹参饮等活血祛瘀之剂则神效无疑。

（5）痰扰心神：心悸胸闷，眩晕恶心，头重身倦，痰多咳嗽，善恐易惊，怔忡不安，失眠多梦，舌苔浊腻，脉虚滑数或结代。在本方基础上加温胆汤、涤痰汤。

——张士芳

第三节 侍诊心得

我 2003 年被调到航天中心医院，在社区中心工作，当时张士芳老先生每周 2 天上午在社区出诊。为了培养后辈医生，学习老先生经验，社区领导安排我每周 2 次随老先生侍诊抄方。老先生耐心诊断、大胆治疗，疗效显著，有口皆碑。我随老先生侍诊抄方不知不觉就有 10 年。每次侍诊时，老先生诊断患者后，口述每个药味剂量，我则写在处方上。有些患者是复诊，老先生在旧处方上做出增减，我转抄新处方时，老先生要接诊下一位患者。那时还没有流行用计算机开处方，老先生处方药味较多，即使接诊时间很紧，一个上午也要接诊 40 位左右患者，常常要延时下班。由于诊务繁忙，老先生解说不多，往往提一个汤头名，便开始遣方用药。我在侍诊时，对有些患者的诊治有疑问，只有等到下班后才有机会向老先生请教。10 年侍诊抄方，耳濡目染，一些老先生的用药习惯也融入我的临床工作中，有些心得感悟，未向老先生求证，未知是否是老先生的本意。

随老先生侍诊，最大的感受是老先生处方药味多、药量大。在这之前我接触的用药观点是辨证要准确，辨证准确后用药少而精，甚至推崇用"一握药"（总药量 50 ～ 100 g）把病治好，还有"药过十四味，什么也治不了"，讥讽用药多是广络原野，冀获一兔。可是老先生用药往往有 20 味以上。其他医生使用龙骨牡蛎 20 g 上下，老先生常常用到 30 g。治疗眩晕使用天麻钩藤饮，不但石决明 30 g 有时加珍珠母 30 g、生牡蛎 30 g、草决明 30 g。一些药味用量大到出人意料，比如玉女煎治疗胃火牙疼，知母用到 40 g；补中益气汤治疗内脏下垂，枳实用到 40 g，黄芪用到 100 g。观察老先生的诊治效果，也常常出人意料的好。许多人在他处求治无效，但在老先生这里解决了病痛。观察到这些与以往不同的用药思路，我也不断思考，在临床实践验证，我现在也接受了这种用药方法。

"重复用药，药乃有力"这是孙思邈在《备急千金要方》论用药第六中提出的观点。

原文如下：

> 或曰：古人用药至少，分两亦轻，瘥病极多；观君处方，非不烦重，分两亦多，而瘥病不及古人者，何也？
>
> 答曰：古者日月长远，药在土中，自养经久，气味真实，百姓少欲，禀气中和，感病轻微，易为医疗。今时日月短促，药力轻虚，人多巧诈，感病浓重，难以为医。病轻用药须少，重用药即多。此则医之一隅，何足怪也。又古之医者，自将采取，阴干、曝干，皆悉如法，用药必根据土地，所以治十得九。今之医者，但知诊脉处方，不委采药时节。至于出处土地，新陈虚实，皆不悉，所以治十不得五六者，实由于此。夫处方者，常须加意，重复用药，药乃有力。若学古人，徒自误耳。将来学人，须详熟之。

唐代孙思邈就观察到古方组方简单且药味轻，原因可能是古代药材力量醇厚，古人患病病机简单。自唐而下千五百年，孙思邈提到的原因只会更甚，那么重复用药也顺理成章。

重复用药可以细分为四个方面。

第一个方面，疗效类似的药叠加使用。如张老在治疗失眠时辨证使用酸枣仁汤，除根据病情清心、清肝、调和肠胃、化瘀等外，往往加合欢花20 g，合欢皮20 g，生龙骨30 g，生牡蛎30 g，这样协同镇静、抗焦虑的作用，防止一种药大量使用而副作用突出。治疗脾虚腹泻，治以参苓白术散、葛根芩连汤加柯子肉等，健脾的同时加上黄芩、黄连、柯子肉以减缓肠蠕动，也是类似思路。

第二个方面，整体汤剂用量大。当确定用药后，张老组方用药比我过去所见用量大。对于肝阳上亢的眩晕，张老用天麻钩藤饮，常常天麻 15～20 g，钩藤 15 g，茯神 15 g，首乌藤 20～30 g，石决明 30 g，草决明 30 g，桑寄生 15 g，生杜仲 15 g 等。我在临床中也学习采用这样的方法，个人体会是这样使用见效快，无论正向作用还是反向作用，如果作用相反可以立刻觉察，及时调整，总结经验教训更迅速。而以往我用药量偏小时，如果患者复诊时反应平平，除考虑辨证是否不精确外，还要考虑煎煮是否不得法、药材质量是否有欠缺，以及还要守方等待，导致诊疗经验积累缓慢。一个反证是日本汉方用药。汉方药物用量普遍小，原因是日本汉方药物炮制不完备，用药谨慎，与中医相比同样的病需要更长疗程。

第三个方面，针对复杂病情合方用药。张老在儿童就诊时常常开出 10 味药左右的小方子，这与小儿患病往往病机简单有关。而对于成年人，尤其求治多门的患者，往往病机错综复杂，需合方用药，自然药味繁多。如顽固性失眠者除心肝火旺，往往还夹血瘀或心理疾病，有时用血府逐瘀汤结合酸枣仁汤、礞石滚痰汤再加龙胆草、合欢花、合欢皮、生龙骨、生牡蛎等，虽药味多，但不芜杂。

第四个方面，针对病机单味药突出。张老先生虽常用药味多、量重，但肝肾不良反应很少发生，这与张老先生用药谨慎有关。对于木通、乌头、威灵仙、何首乌、款冬花等现代药理提示易引起肝肾损害的药物，张老严格控制用量。对于一些安全性很高的药，针对病情大量使用，效果卓著。如前文所述玉女煎治疗胃火牙疼，知母用到 40 g；补中益气汤治疗内脏下垂，枳实用到 40 g，黄芪用到 100 g；四妙勇安汤治疗丹毒，金银花用至 50～100 g；肿瘤用全蝎至 15 g 等。

——肖志军

第四节　玉女煎加减治疗牙痛

牙痛为病，多与胃、肾相关，如叶天士云："齿为肾（骨）之余，龈为胃之络。"故牙齿属肾，肾阴不足则齿松。足阳明胃经循面颊入齿龈，故胃火炽盛则牙痛、齿衄。因此，牙痛病机多为胃火上冲、肾虚阳浮，证属虚实夹杂，治宜清胃火滋肾水，方以玉女煎加减。方中生石膏、知母清热泻火，为治实火要药；熟地黄、牛膝滋肾水降虚火，麦冬甘寒生津，助熟地黄以滋肾阴。若见牙龈红肿可将熟地黄改为生地黄清热凉血；舌尖红者，或见口臭，为心胃实火，可加黄连清热燥湿，泻火解毒，取清胃散之义。

牙痛辨证还需注意分经，上牙床属大肠经，上牙痛可以用泻下祛火的方法治疗；下牙床属胃经，下牙痛宜清胃火来治疗，但也不尽如此，要看具体情况，尤其是大便的情况。若大便稀溏，虽为上牙痛，亦不可泻下，而宜加黄连泻火坚阴，燥湿止泻。

总之，邪气之为病，需给邪以出路，或升散，可用金银花、连翘、升麻、柴胡，散风且有清热解毒之效；或内消，以石膏、知母清热泻火；或泻下，以大黄、芒硝泻下热积；或降虚火，引热下行，如加生地黄、牛膝等滋肾降火。

——张士芳

第五节 张士芳外用药经验

《黄帝内经·素问·至真要大论》有云："内者内治，外者外治。"药物外治法作用于病变局部，有作用直接，见效迅速的优势，配合内服药可以明显提高临床疗效。张老在多年的临床实践中非常重视中药外治法的运用，并进行了大量实践，积累了丰富的临床经验，现将张老经验整理如下。

一 治疗颈肩腰膝疼痛的酊剂

酊剂系指原料药物用规定浓度的乙醇提取或溶解而制成的澄清液体制剂，亦可用流浸膏稀释制成。酊剂制备无须加热，成分较纯净，有效成分含量高，剂量准确，吸收迅速。且酒精本身有活血化瘀、温经通络的功效，配伍祛风散寒、补肾壮骨、清热消肿、活血化瘀的药物，对于各类关节疼痛有很好的疗效。

1 乌姜液

成分：炙川草乌各 24 g，干姜 20 g，威灵仙 20 g，75% 酒精 500 mL。

制备方法：密封浸泡 10 天。

适应证：以关节畏寒、疼痛为主症的疾病。

运用方法：药物直接涂抹患处，或用纱布以药液浸湿，覆盖患处，用离子导入法治疗，每日 1 次。

❷ 灵仙液

成分：威灵仙 40 g，羌活、独活各 24 g，骨碎补 20 g，75% 酒精 500 mL。

制备方法：密封浸泡 10 天。

适应证：以骨质增生为主的疾病，如膝骨关节病、足跟痛，症见局部沉重、疼痛等。

运用方法：药物直接涂抹患处，或用纱布以药液浸湿，覆盖患处，用离子导入方法治疗，每日 1 次。

❸ 栀柏液

成分：黄柏 20 g，生栀子 20 g，赤芍 20 g，薄荷 10 g，75% 酒精 500 mL。

制备方法：密封浸泡 10 天。

适应证：以关节红、肿、热、痛为主的疾病，如风湿性关节炎、痛风性关节炎等。

运用方法：药物直接涂抹患处，或用纱布以药液浸湿，覆盖患处，用离子导入方法治疗，每日 1 次。

❹ 桃红液

成分：桃仁 20 g，红花 20 g，三棱 20 g，莪术 20 g，土鳖 20 g，炙川乌 20 g，75% 酒精 600 mL。

制备方法：密封浸泡 10 天。

适应证：以瘀血为主的疾病，症见患处皮肤色暗、刺痛，或外伤日久。

运用方法：药物直接涂抹患处，或用纱布以药液浸湿，覆盖患处，用离子导入方法治疗，每日 1 次。

二　足浴方

人体足底穴位众多，经脉循行。足部药浴可通过刺激足部穴位，达到促进气血运行、调节内脏功能、舒通全身经络，内病外治的功效。张老曾运用中药煎剂足浴治疗心脑血管疾病、腰腿疼痛等病症，取得了较好的疗效。

1 活血行气方

成分：墨旱莲 15 g，木香 10 g，赤芍 10 g，元胡 10 g，黄芩 6 g，丹参 15 g，檀香 10 g，防己 10 g，川芎 10 g，当归 15 g，细辛 3 g。

功效：活血化瘀，理气止痛。

适应证：冠心病、心绞痛，症见心悸、胸闷、胸部刺痛，舌暗，脉涩者。

2 通络祛痛方

成分：川乌、草乌各 10 g，乳香、没药各 10 g，乌蛇 10 g，独活 15 g，青风藤 15 g，松节 10 g，桂枝 10 g，牛膝 15 g，续断 10 g，威灵仙 15 g，透骨草 15 g。

功效：温经通络，强筋壮骨，活血止痛。

适应证：关节疼痛、沉重、畏寒，腰膝酸软，小便清长者。

3 泄浊方

成分：葛根 15 g，地骨皮 15 g，生大黄 10 g，泽泻 15 g，夏枯草 15 g，丹参 10 g，天花粉 20 g，蛇床子 10 g，萆薢 10 g，麦冬 10 g，明矾 5 g。

功效：养阴活血，平肝泄浊。

适应证：口干口渴，小便混浊，头晕胸闷，大便干结，舌苔薄腻者。

4 平肝潜阳方

成分：桑枝 15 g，桑叶 15 g，菊花 10 g，决明子 15 g，桑寄生 15 g，牛膝 12 g，茺蔚子 15 g，钩藤 10 g，地骨皮 10 g，草决明 15 g，明矾 6 g。

功效：平肝潜阳。

适应证：头晕头胀，血压偏高，耳鸣，目赤，舌红，脉弦者。

5 温阳散寒方

成分：生附子 10 g，吴茱萸 8 g，细辛 3 g，明矾 5 g。

功效：温阳散寒。

适应证：手足冰冷，头晕目眩，下肢水肿，小便清长者。

⑥ 养血安神方

成分：灵芝草 15 g，夜交藤 15 g，酸枣仁 10 g，远志 10 g，五味子 10 g，红花 10 g，生龙齿 15 g，生龙骨 15 g，生牡蛎 15 g，五加皮 15 g，琥珀 3 g。

功效：养血宁心安神。

适应证：心悸怔忡，失眠，早醒，夜寐梦多者。

三　治疗风寒湿痹的药酒

酒性温，味辛而苦甘，有温通血脉、温暖肠胃、祛散风寒、振奋阳气、消除疲劳等作用。因此，自古有"酒为百药之长"的说法。药酒是将药物置于高度白酒中浸泡而成。由于酒善行药势而达于脏腑、四肢百骸，可以增强药物的疗效，因此，药酒对于寒凝血瘀所致的诸多痛症疗效尤佳，配合补益肾气药物，标本兼治，适合长期服用。

温经通络酒

成分：川乌、草乌各 20 g，乌蛇 30 g，羌活、独活各 30 g，天麻 60 g，威灵仙 60 g，炒杜仲 60 g，牛膝 60 g，桂枝 30 g，枸杞子 30 g，蛤蚧 1 对，当归 20 g，三七 30 g。

制作方法：一剂泡 2.5 ～ 5 kg 酒。1 个月后服，每日 2 次，每次 25 g 或 50 g。

功效：温通经络，补肾祛风。

适应证：风寒湿痹。症见关节畏寒、沉重、疼痛，腰酸腿软，手足麻木。

四 治疗皮肤病的外洗剂

中药局部外洗有祛风清热、收敛止痒的作用，用于皮肤癣疹、阴道炎等病症，可较好地缓解皮疹瘙痒、红肿、渗出等症状，明显提高临床疗效。

——李晶，龚晓娟

第五章

跟师论文集

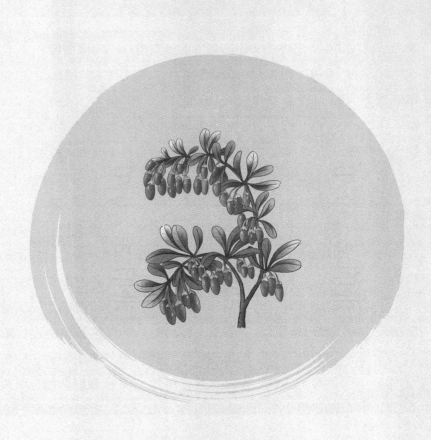

第一节　血府逐瘀汤治疗不寐

　　不寐，亦称失眠，是指以经常不能获得正常睡眠为特征的一种病证。轻者入寐困难，或寐而易醒，或醒后不能再寐，亦有时寐时醒等；严重者整夜不能入寐，常伴头痛、头晕、耳鸣、健忘、心悸、烦躁、胸闷等症状。由于现在人们工作压力大、精神紧张、心脑劳动过度，不寐逐渐困扰着人们的工作和生活。

　　张老是我院著名老中医，从医 70 余年间在治疗不寐症方面积累了丰富的经验，尤其善于运用血府逐瘀汤治疗不寐，笔者有幸从而师之，略有感触，记录如下。

　　张老认为，多种原因均可引起不寐，如劳伤心脾、心肾不交、心虚胆怯、胃气不和等。不寐日久可产生气滞血瘀；或七情过极，肝脏气机不能调达，肝失疏泄则肝气郁结，气结则血流不畅，日久可形成血瘀；或更年期时，气血运行不畅，易于形成气滞血淤。瘀血阻滞，血不荣心，心神失养，而致神不守舍；或引起肝血不足，不能藏魂，神魂不守，而致失眠。可见，多种原因可以引起瘀血内阻继而产生不寐之症，因此，使用活血化瘀方法治疗不寐具有重要的意义。由于气血的关系密切，气可行血，血瘀常合并气滞，故理气可助活血，而血府逐瘀汤正是理气活血之代表方。

　　张老临床上以血府逐瘀汤为基本临证加减。对于不寐患者临床表现出典型的局部青紫、出血、肌肤甲错，痛如针刺，痛处固定不移，舌色、唇色偏暗，舌下络脉色紫，脉涩等症状者，可使用血府逐瘀汤治疗；此外，临床上有些不寐患者缺乏典型的瘀血症状，而表现出梦多、辗转不眠、急躁、易怒、潮热、汗出等症状，使用血府逐瘀汤同样可取得满意的疗效。张老使用血府逐瘀汤治疗不寐主要依据如下。

（1）由七情过极、长期精神紧张、妇女更年期出现月经紊乱者引起。

（2）病情反复难愈，病程较长，经其他治疗效果不佳，正如王清任所言"夜不能睡，用安神养血药治之无效者，此方若神"，取顽疾久病多血瘀之意。

（3）合并胸痛、唇舌色暗、脉涩等瘀血征象。

案1：男，43岁，主因夜寐不安来诊。近一周来睡眠不实，易醒、梦多、心烦，头颅CT示陈旧性腔隙性脑梗死，查血黏度偏高，唇色暗，舌红苔薄，脉沉稍涩。

处方：血府逐瘀汤加减。

赤芍20 g，当归15 g，川芎10 g，生地黄10 g，桃仁15 g，红花15 g，川牛膝30 g，枳壳20 g，桔梗10 g，柴胡10 g，夜交藤30 g，炒枣仁30 g，半夏12 g，合欢花30 g，合欢皮30 g，陈皮10 g，竹茹10 g，天竺黄15 g，丹参15 g，白蒺藜15 g，夏枯草15 g，泽泻30 g。

此患者患腔隙性脑梗死，并有唇色暗、脉涩等瘀血内阻征象，血瘀不能养心而致心神不宁，出现不寐、梦多，故使用血府逐瘀汤配合养心安神之品；心烦、血黏度高，辨为痰火扰心，故辅以温胆汤加减，诸药合用，共奏活血化瘀、安神除烦之功。服药7剂后，睡眠较前安稳，醒来次数减少，继续服用7剂，睡眠恢复正常。

案2：李某，女，28岁，主因不寐来诊，去年被诊断为抑郁症，服用抗抑郁药物，今年停药后反复，出现入睡难、睡眠浅、梦多、晨起乏力，伴有心烦欲哭、盗汗、后腰坠痛、面部痤疮。舌淡齿痕苔薄，

脉细尺弱。

处方：血府逐瘀汤加减。

生地黄 20 g，赤芍 15 g，白芍 15 g，当归 15 g，川芎 15 g，桃仁 20 g，红花 20 g，川牛膝 20 g，枳壳 20 g，醋柴胡 15 g，桔梗 10 g，石菖蒲 30 g，远志 15 g，炒枣仁 30 g，夜交藤 30 g，山茱肉 30 g，枸杞子 30 g，狗脊 30 g，苦参 30 g，黄柏 15 g，白藓皮 30 g，夏枯草 15 g。

此患者虽没有明显的瘀血征象，但有长久情志不畅病史，且病情反复，久病多瘀，故使用血府逐瘀汤及养心安神之品，改用醋柴胡以助疏肝；患者有睡眠浅、梦多、盗汗、腰坠痛、尺脉弱等征象，提示心肾不交，故使用大剂量石菖蒲、远志宁心，山茱肉、狗脊、枸杞子补肾以交通心肾；血瘀生内热，气滞不能化津，导致湿热蕴结血分，外发肌肤，而面生痤疮，辅以清热利湿药，诸药同用以求标本兼顾。服药 7 剂后，入睡、晨起乏力好转，汗出减轻，心烦好转，舌红尺痕苔薄。原方加减继续服用 7 剂后，睡眠质量改善，醒来无乏力，心中烦躁已无，痤疮亦好转。

血府逐瘀汤出于王清任的《医林改错》，由桃红四物汤、四逆散加桔梗、牛膝组成。其中当归、川芎、赤芍、桃仁、红花活血祛瘀，生地黄可"逐血痹"，协赤芍清热凉血，以顾瘀久化热之机，配当归滋阴养血，使瘀血祛而不伤好血；牛膝活血并引瘀血下行；气为血帅，气能行血，故配柴胡疏肝解郁，升提清阳；桔梗、枳壳开胸理气，使气行则血行，柴胡、枳壳配牛膝升降并用以利调达气血，令其和顺；甘草调和诸药。全方以化瘀为主兼以行气，活血之中兼有养血之意，使祛瘀而不伤血，疏利之中又兼升降之机，则更增逐瘀之力，不仅可治胸中瘀血，更可用于其他血瘀气滞病证。

在临床上，张老往往结合气血辨证及脏腑辨证治疗不寐。伴有心烦、胸闷、痰多、舌苔黄腻等属胆郁痰扰者，可合用温胆汤加减；痰火盛出现狂躁不安甚至神志失常者，可合用礞石滚痰丸；合并心肝火旺之口舌生疮、急躁、尿赤者，可加用竹叶、车前草、胆草等；合并心神不安、梦多、盗汗、腰酸膝软、尺脉沉弱属心肾不交者，可加用菖蒲、远志、龙齿、牡蛎及山萸肉、枸杞子、肉桂等交通心肾。瘀祛血活后，久病者可出现心脾两虚、心阴虚，应使用归脾汤、天王补心丹之类复原。各个阶段均可合用安神养心之柏子仁、炒枣仁、夜交藤、合欢花、合欢皮、茯苓、茯神等药。

不寐的发生往往与个体性格因素、社会及家庭压力等有关，在问诊时要注意相关情况的问询，综合考虑，适当予以疏导，并嘱其改善不良的生活、睡眠习惯；不寐的病机较为复杂，相关症状繁多，需根据病症特点仔细鉴别，并在诊治过程中不断积累经验，进而完善其理论及实践。

——郭旸

第二节 张士芳运用仙方活命饮经验

仙方活命饮是临床常用方剂，以其得当配伍成为外科"消法"的代表方剂，被前人称之为"疮疡之圣药，外科之首方"。本方出自宋朝陈自明编著的《校注妇人良方》，由金银花、防风、白芷、当归尾、陈皮、生甘草、赤芍、天花粉、川贝母、乳香、没药、皂角刺 13 味药组成。第 6 版《方剂学》认为，本方用于治疗痈疡肿毒初起，属于阳证者，症见红肿掀痛，或身热凛寒，苔薄白或黄，脉数有力。

张士芳主任医师是本院知名中医专家，临床涉猎广泛，善治杂病，对此方的运用亦有独到之处，多类疾患经此方投治，常效若桴鼓，笔者有幸随诊，将其对此方临床运用做一介绍。

❶ 前庭大腺囊肿

患者，女，28 岁，初诊时间 2005 年 4 月 7 日，患者 3 天前无明显诱因出现外阴一侧疼痛、红肿、坠胀感，可触及 3 cm×4 cm 大小肿块，行走不便，经外科确诊为前庭大腺囊肿，因不愿手术，遂来我科求诊。刻下症见一侧外阴胀坠疼痛，饮食、睡眠可，小便赤，大便略干，舌稍红，苔薄黄，脉弦滑数。

中医诊断：痈（湿热蕴结）。

方药：仙方活命饮加减。

金银花、金银藤各 20 g，防风 15 g，白芷 15 g，当归尾 12 g，川贝母 10 g，天花粉 15 g，炙乳香、没药各 10 g，苍术 20 g，生甘草

10 g，皂刺 6 g，牛膝 20 g，蒲公英 30 g，猪苓、茯苓各 15 g，紫花地丁 20 g，茵陈 20 g，马齿苋 20 g，苦参 20 g，黄柏 18 g，土茯苓 15 g。水煎服，每日 2 次服用，药渣再煎汤局部熏洗。

2005 年 4 月 11 日复诊：前庭大腺囊肿经 2 周治疗已消。

按：前庭大腺囊肿是由前庭大腺腺管口堵塞，腺内分泌液不能排出而形成，易因感染而反复发作。急性期可见局部红、肿、热、痛，为湿热蕴结下焦，阻滞经络，营血淤滞而成的痈。该患者为疾病初起，外阴一侧红肿坠痛，舌红脉数有力，为阳证痈肿，正是本方适应证，患者正处于急性期，阳热炽盛，故加用蒲公英、紫花地丁、马齿苋清热解毒，散血消肿；茵陈、苦参、黄柏、土茯苓、猪苓、茯苓清利下焦湿热；牛膝引药下行，内服同时配合外用，使湿热消散，营卫得畅，则痈肿自消。

❷ 颈前淋巴结肿大

患者，女，24 岁，初诊时间 2006 年 9 月 6 日，患者近一周来无明显诱因出现午后低热，体温 37.3～37.6 ℃，右颈前淋巴结可触及肿大，有轻微触痛，查结核菌素试验 2+，遂来就诊，刻下症见右侧颈前淋巴结可触及肿大，约 1.8 cm×2.0 cm，可活动，轻微触痛，无明显红肿，食欲减退，寐安，二便调，舌偏红，苔薄白，脉弦细数。

中医诊断：瘰疬（痰热蕴结）。

方药：仙方活命饮加减。

金银花、金银藤各 30 g，川贝母 12 g，蒲公英 30 g，地骨皮 10 g，地丁 30 g，银柴胡 10 g，紫背天葵 30 g，鸡内金 20 g，夏枯草 15 g，焦三仙各 20 g，猫爪草 30 g，炙鳖甲 15 g，海藻 20 g，昆布 30 g，青皮、陈皮各 15 g。

2006 年 9 月 13 日复诊：7 剂药后热退，淋巴结触之稍软，触痛减轻。

> 方药：金银花、金银藤各 20 g，川贝母 15 g，川楝子 15 g，莪术 20 g，野菊花 15 g，炙鳖甲 30 g，橘核 20 g，防风 10 g，昆布 30 g，白芷 10 g，夏枯草 15 g，当归 15 g，猫爪草 30 g，煅龙骨、煅牡蛎各 20 g，陈皮 10 g，海藻 30 g，三棱 15 g。此后以此方加减服用 1 月余，右颈前淋巴结已恢复正常。

按：颈前淋巴结肿大可归类于瘰疬，本是肝郁痰湿蕴结所致，然而此患者仍有低热，局部触痛等阳证表现，考虑是热毒痰结阻滞经络而成，故仍属本方适应证。由于发热日久本易伤阴入血，故首诊方之治法在化痰散结的基础上，着重于清解蕴结之热毒，而去辛温宣散之防风、白芷。而复诊时由于患者已无发热，则运用全方以宣通散结消肿。临床上痰结一般较热结更为顽固，需渐消缓散，病程相对较长。

❸ 下肢疖肿

> 患者，女，63 岁，初诊时间 2006 年 4 月 11 日，患者近 1 年来左下肢疖肿反复发作，溃破后仍不能愈合，且有局部红肿、渗出、瘙痒。刻下症见左下肢外侧远端近踝骨处疖肿已溃破，有渗出，范围约 4 cm×4 cm，破口周围稍红肿，患者自觉局部瘙痒，食欲尚可，寐安，二便调，舌红苔稍黄腻，脉滑数。
>
> 诊断：痈疡（湿毒内蕴）。
>
> 方药：仙方活命饮加减。
>
> 金银花、金银藤各 15 g，白芷 15 g，薏米 20 g，连翘 10 g，当归 10 g，黄柏 15 g，蒲公英 20 g，陈皮 10 g，苦参 30 g，地丁 20 g，川贝母 10 g，土茯苓 20 g，紫背天葵 20 g，天花粉 15 g，夏枯草 15 g，防风 15 g，炙乳香、没药各 10 g，生甘草 10 g。
>
> 2006 年 4 月 18 日复诊：患者左下肢疖肿已收口，周围皮色转暗，

瘙痒减轻。上方加苍术 20 g，怀牛膝 20 g。

　　2006 年 4 月 25 日三诊：疖肿收口，局部色暗，瘙痒已不明显。

　　按：患者证属痈疡，痈肿已溃，病情反复发作，可见局部红肿、瘙痒、渗出，是湿毒蕴结的表现，苔、脉亦属实热无虚，故不能妄补，仍应以清解湿热毒邪，消散活血为法，因而运用本方。患者病在下焦，以湿热毒邪为主，故重用清利湿热之品，并予牛膝引药下行。因疖肿已溃破，故减溃脓散结之药以防损伤脉络，使湿热清解，营卫气血通畅则红肿消除，疮口得以愈合。

④ 面肌痉挛

　　患者，女，58 岁，初诊时间 2008 年 4 月 15 日，患者平素畏风寒，2 天前受风后出现右侧面肌阵发性掣痛，每日发作 3 ～ 4 次，每次半分钟至 1 分钟，自觉时冷时热，刻下症见右侧面肌痉挛疼痛，自觉有灼热感，畏风，肤色正常，食欲和睡眠尚可，二便调，舌偏红苔薄，脉弦细数。

　　中医诊断：面风（风邪上扰）。

　　方药：仙方活命饮、牵正散加减。

　　金银花、金银藤各 30 g，炙乳香、没药各 10 g，牛蒡子 15 g，防风 15 g，元胡 30 g，白芷 20 g，皂刺 6 g，全蝎 10 g，当归 10 g，蒲公英 30 g，白僵蚕 10 g，川贝母 10 g，地丁 30 g，生龙骨、生牡蛎各 30 g，天花粉 30 g，柴胡 15 g，龙胆草 10 g。

　　2008 年 4 月 21 日复诊：右面肌掣痛明显好转，仅右眼睑瞤动，时冷时热症状已无。

　　按：患者为老年女性，平素体弱。气血亏虚，不能荣养经络，风邪入中则上扰经络，经络不利导致面肌掣痛；风邪郁而化热则见灼热感；时冷时热乃是正邪交争，营卫不和的表现。取本方疏风定痛，清解散结之意，配合牵正散以驱散风邪，配合柴胡、地丁、胆草等清解郁热，和解表里，使风邪得散，表里得解，郁热得除则掣痛自止。

5 下颌骨多发占位

患者，女，61 岁，初诊时间 2008 年 3 月 17 日，患者 1 年前情志刺激后发觉右侧下颌骨膨隆，平素自觉肿大可随劳累、情志变化而增减，遂至医院就诊。X 线示右侧下颌骨多发占位，双侧颌下多发偏心靶环状淋巴结；颈部增强 CT 示右侧下颌骨多发破坏性改变，右侧下颌骨呈膨胀性改变，内见分隔，骨皮质变薄，范围约54 mm × 29 mm × 26 mm。此后四处求诊，服用中草药、中成药等疗效不理想，遂来我院就诊。刻下症见右侧下颌骨明显膨隆，偶有刺痛，触之质硬，无明显触痛，食欲尚可，寐安，大便结，小便正常，舌淡红苔薄，脉弦细数。

中医诊断：骨岩（气滞痰凝）。

方药：仙方活命饮加减。

金银花 30 g，天花粉 30 g，防风 15 g，贝母 10 g，白芷 15 g，炙乳香、没药各 10 g，当归 20 g，陈皮 10 g，蛇舌草 30 g，白芍 15 g，半枝莲 30 g，大黄 30 g，皂刺 6 g，生甘草 10 g，同时配合西黄丸服用。

2008 年 3 月 24 日复诊：右侧下颌骨膨隆触之减小约 1 cm。此后患者以本方加减服用，现仍在治疗中，病情较为稳定，右侧下颌骨膨隆缓慢减小。

按：因患者忧思郁结而得此病，且下颌膨隆可随劳累、情志而变化，故应辨为气滞痰凝。然而患者病程已逾 1 年，膨隆肿物消而不散伴刺痛，必有血瘀并见，故取仙方活命饮理气化痰，活血散结，配合西黄丸更助其散结之力而收效。

6 血栓性深静脉炎

患者，男，45 岁，初诊时间 2006 年 6 月 26 日，30 年前因反复冷水洗浴出现下肢肿胀，于当地医院诊断为血栓性深静脉炎，服用三种毒蛇泡制成的药酒后肿退，此后每逢夏季即出现小腿内侧痒、热、痛，并有破溃、渗出、小腿肿胀，其余时间则出足汗、足臭，B 超显示下肢血流缓慢。30 年来间断治疗，但未曾治愈，平素吸烟。刻下症见双小腿内侧色暗红、破溃、渗出，自觉局部搔痒、热、痛，走路时尤甚，食欲和睡眠尚可，二便调，舌红，舌根苔黄腻，脉弦滑数。

中医诊断：股肿（湿毒蕴结，脉络瘀阻）。

方药：仙方活命饮、抵当汤加减。

金银花、金银藤各 30 g，当归 20 g，苏木 30 g，防风 15 g，连翘 30 g，刘寄奴 30 g，皂刺 10 g，蒲公英 30 g，桃红 15 g，三棱 15 g，丹参 30 g，地丁 30 g，水蛭 10 g，莪术 20 g，紫草 20 g，天花粉 30 g，虻虫 10 g，炙乳香、没药各 10 g，醋柴胡 15 g，地龙 20 g，白芷 15 g。嘱患者戒烟。

2006 年 7 月 3 日复诊：局部热、肿、痛均减轻，自觉走路较前轻松，近 1 周来未吸烟，晨起大便稀，每日 1 次，左关弦硬，右稍弱尺甚，加浙贝母 10 g。

2006 年 7 月 17 日三诊：停药 1 周，症状基本消失，右踝稍痛，站久稍肿，左腿伤口已封口，右腿伤口基本封口。

按：患者为小腿血栓性深静脉炎，为寒湿瘀阻脉络而成气滞血瘀。气滞血瘀，脉络不利则湿浊易于留滞，从而可见足汗出、足癣。每到夏日，热毒壅盛，侵袭脉络，则脉络瘀阻更甚，出现局部肿胀、痒痛、灼热、破溃。舌苔、脉象亦反映出湿热蕴结下焦。故治疗应以清利湿热毒邪，活血通脉散结为主，仙方活命饮兼有清热解毒，活血去瘀通络之功，故以本方为主，配合抵当汤通脉活血，使热毒清解，气血瘀滞得散，则肿消痛止，破溃得收。

张老认为，阳证痈疮肿毒，多因热毒蕴结，局部气血痰湿瘀滞而成。热毒壅盛，则局部红肿；气滞血瘀，则局部疼痛；正气抗邪于外，则身热微恶寒。在治疗上，宜清热解毒，理气活血，消肿止痛，使热毒清解，气血营卫通畅则肿消痛止。历代医家亦不乏持此观点者，罗美在《古今名医方论》中说道："经云：营气不从，逆于肉理。故痈疽之发，未有不从营气之郁滞，因而血结痰滞，蕴崇热毒为患。治之之法，妙在通经之结，行血之滞，佐之以豁痰、理气、解毒。"

仙方活命饮是一个配伍全面均衡的方剂，其配伍体现了外科方剂中"消积""宣透""活血""清热"的治疗大法。正契合了阳证痈疡的病机特点，即并非单纯热毒炽盛，而是气血痰实壅滞不通而成的有形之邪。本方中主要以金银花清热解毒，为疮家之圣药，辅以当归、炙乳香、炙没药、陈皮行气通络，活血散瘀，消肿止痛；白芷、防风透达营卫，疏风解表，除湿排脓消肿，佐以皂刺通行经络，溃坚决痈，可使脓成即溃；天花粉、川贝母清热化痰排脓，可使未成即消，甘草为使，助清热解毒，并调和诸药。诸药合用，共奏清热解毒，化瘀散结，疏风消肿之功。

由于本方较单纯清热、散结等方剂更接近于痈疡的病机特点，且具有清热解毒而不凉闭，疏散活血而不温燥的优点，因而成为临床治疗阳证痈疡的首选方剂，运用起来十分得心应手。

以上几例仅为笔者随诊时所摘验案，而临床治症则甚为广泛，如肛周脓肿、甲状腺肿大、带状疱疹遗留神经痛、丹毒、流行性腮腺炎等。

此外，通过以上病案可以看出，仙方活命饮并非只能用于属于阳证的痈疡初起，如上述医案中即有两例将本方用于痈疡溃后及杂病。只要辨证准确，药证相符，即可大胆运用。然而，有两个问题还是要强调一下：首先，由于本方清热宣散、活血散结之力偏重，久服易耗伤正气，甚而损伤胃气，因此，此方所对中气尚强，能胜任药力者较为合适；而对脾胃虚弱者，需减少用量或减少攻散药的使用，且不宜久服。其次，之所以"溃后勿服"，笔者考虑是因为肿疡溃后，脓液排出，正气受损，而方中活血通络消积之品力劲，恐伤营血脉络。然而若溃而不收，其营血瘀滞未散者，可酌减通经散结之药用之。

——郭旸

第三节 张士芳治疗肺癌经验总结

由于环境污染加剧及吸烟等不良习惯，肺癌的发病率大幅度提高，肺癌初始症状隐匿，加上对普查的忽略，确诊时许多患者已处于肺癌晚期。肺癌也是恶性程度较高的肿瘤，5年生存率较低，并容易引起脑、骨、肾等脏器的转移。癌症患者往往面临手术、化疗、放疗，还伴有呼吸困难、反复发作的肺部感染、喘息、咯血等症状，多数肺癌患者从确诊到去世超过1/2的时间在医院中度过，导致患者生活质量降低，经受了很大的痛苦。

现代研究表明，中药治疗可以提高人体免疫力，减轻放疗、化疗相关的副作用，提高肺癌患者生存质量，部分方药如青蒿、薏苡仁，除本身具有抗肿瘤作用之外，与化疗药物合用还有减毒增效的作用。

张老从医70余年，深刻体会到中医治疗对于癌症患者的益处，并结合现代研究的结果，在肺癌临床诊治中积累了丰富的经验，张老善于运用八纲、脏腑、五行等理论进行辨证论治，笔者在跟随张老学习过程中有所感悟，记述如下：张老认为肺癌的病机为气阴虚、邪气聚，所谓"邪之所凑，其气必虚"。《杂病源流犀烛》中论述肺积发病原因为"邪积胸中，阻塞气道，气不得通，为痰……为血，皆邪正相搏，邪既伤正，正不得制之，遂结成形而有块"。正气虚损，毒邪乘虚袭肺，郁结胸中，肺气贲郁，升降失常，积聚成痰，痰瘀阻滞，若毒邪久而成块，形成肺癌，邪毒走窜，损伤血络，则见咯血、痰中带血；入脑则神明受扰，神志不清；入胸则胸痛引肩；入骨则骨骼疼痛、活动不利；入肾伤及血络则尿血。由于肺癌的早期症状不明显，许多患者诊断时已处于肺癌晚期，损耗人体正气，若行手术、放疗、化疗，则可令正气进一步受损；肺癌毒邪耗伤肺津，损伤气血，手术失血及放疗则进一步损伤津血，从而导致血虚、阴虚，最终形成气阴虚、邪气聚的病理状态。而肺主宣降气机，邪毒郁肺而致气机不能宣降，则见咳嗽、喘息等症状，基于以上病机，张老制定了治疗肺癌的大法：补气阴、调肺气、解毒散痈。

由于《卫生宝鉴》所载之黄芪鳖甲汤具有益气养阴，清肺化痰之功，比较符合肺癌的病机，张老临证常用此方为主，加减进行治疗。

黄芪鳖甲汤出于罗谦甫的《卫生宝鉴》，原方组成：黄芪、鳖甲、天冬各五两，地骨皮、秦艽、茯苓、柴胡各三两，紫菀、半夏、知母、生地黄、白芍、桑白皮、炙甘草各三两半，肉桂、桔梗、人参各一两半。方中黄芪益气固表，天冬滋肾清肺，鳖甲、天冬、生地黄、白芍、知母滋阴生津、补益肾水，且鳖甲、知母兼能清肺之虚火；黄芪、人参、肉桂、茯苓、甘草助阳益气，补肾健脾；紫菀、半夏、桑白皮、桔梗健脾化痰、清降肺气；地骨皮、秦艽、柴胡疏肝清热，解郁除蒸，整方有滋阴清热、益气健脾、止咳化痰的功效，并加入白花蛇舌草、半枝莲、龙葵、白英等清热解毒消痈之药，共奏益气养阴清热，止咳化痰，解毒消痈之功。

一　在治疗过程中，张老根据辨证加减用药

（1）气虚，肺脾气虚，可表现为乏力、短气、胃纳欠佳、舌淡、齿痕、苔腻等症状，常使用四君子汤加黄芪以补土生金，黄芪生用力峻，气虚甚者黄芪可用至100 g；如出现咳嗽、气短不能接续、小便清长等肾气虚为主的症状可使用冬虫夏草补肾纳气，并振奋肾阳以抗邪。

（2）阴虚，主要表现为肺阴虚，肺为娇脏，喜润恶燥，原方中知母、生地黄、天冬、鳖甲滋阴清热，另可加麦冬、南沙参、北沙参、百合、天花粉、石斛、玉竹等养肺阴；有时伴有肾阴虚，出现潮热、盗汗、腰膝酸软等症状，加减六味地黄丸及龟板、山萸肉、枸杞子等治之取金水相生之

意；阴虚有热者可改用西洋参，柴胡改为银柴胡，并加青蒿；伴咯血者，除考虑阴虚血热妄行，多伴有瘀血症，除予百合固金汤等清润之品凉血止血，收敛止血药如白茅根、藕节、白及等，还可用三七等以求止血不留瘀，三七粉最多1剂可用6 g；盗汗者加煅龙骨、煅牡蛎、浮小麦、麻黄根。

（3）肺气不利，胃肠不和，可见咳嗽、咳痰、喘息、痰多者，加二陈汤、三子养亲汤、瓜蒌仁等；咳甚、发热者，用麻杏石甘加荆芥、薄荷、大青叶、虎杖等；伴喘息者，用定喘、苏子降气汤加减；食欲减退、恶心欲呕者可加用竹茹、半夏、陈皮、鸡内金、焦四仙等。张老认为，肺与大肠相表里，大便干燥会增加肺部的压力，故伴有便秘时，可酌情加入火麻仁、郁李仁、决明子、枳实、厚朴等理气润肠通便，严重者予酒大黄、番泻叶等通之。

（4）邪毒性好走窜而变化诸症，可见气憋不能平卧，背后扣实，诊为胸腔积液者则予防己黄芪汤，葶苈大枣泻肺汤或五苓散加减，注意同时辅以理气以助水行；淋巴结转移者可加猫爪草、三棱、莪术、夏枯草、海藻、昆布等；骨转移者、胸背疼痛者加金铃子散、芍药甘草汤、水红花子等；肢体疼痛者，可予六味地黄汤及片姜黄、牛蒡子、全蝎、蜈蚣、炙乳没、桑桂枝等加减。

化疗、放疗仍是许多癌症重要的治疗方式，但是放疗、化疗会导致白细胞降低、胃肠道反应、放疗野局部水肿、放射性肺炎等副作用。张老认为，在放疗、化疗期间尤其应坚持服用中药，在此期间治疗主要以扶正为主，祛邪为辅，意在调节人体功能，增强其抗病能力，即恢复元气，可根据气阴虚及肺脾症状的偏向分别以六君子汤、黄芪鳖甲汤等为主方，并根据相关症状进行辨治：白细胞减少，可以血虚辨证，予当归补血汤、八珍汤加阿胶、鹿角胶、龟板胶、女贞子、墨旱莲、鸡血藤以补气血；伴有恶心欲呕、苔黄腻、有痰，可加半夏、陈皮、竹茹、蔻仁等；然而若是正气虚弱较甚，出现不欲饮食的症状，则应使用补中益气汤，使脾气健运方能食，而不宜一味醒脾开胃；肝功能异常，加用金钱草、茵陈、垂盆草；局部水肿，常加用利水渗湿之大腹皮、泽泻、猪苓、薏苡仁、丝瓜络等。

张老在治疗肺癌的过程中，坚持大方复方的用药思路。张老认为诊治癌症，药不畏多，诸药合用可共同奏效，肺癌常常虚实夹杂，故组方常以益气滋阴与止咳化痰、解毒消痈等共存，尤其肺癌晚期，往往正虚邪盛，宜重用扶正药物，如黄芪可用至 100 g，人参 10 g，如此大量用药，却不见敛邪，可见益气药起鼓舞正气，驱邪外出之效，足见其辨证的精当；而青蒿、薏苡仁等具有抗癌作用的中药可用至 50 ～ 100 g。运用以上方法，在临床上取得较好的疗效。

二　病例

> 案 1：李某某，男，51 岁，初诊时间 2005 年 12 月 16 日。左肺全切术、放疗化疗后，2005 年 12 月 15 日肺 CT 示左心缘旁胸膜结节 24 mm×13 mm（2005 年 9 月 22 日 CT 示 25 mm×14 mm），右侧胸膜略增厚，心包少量积液，左后胸壁软组织影 73 mm×34 mm，左侧第 6、7 肋骨骨质破坏，2005 年 10 月 11 日喉镜示左侧声带固定（？），2005 年 12 月 12 日肿瘤标志物示 CEA：5.61 μg/L，CYFRA21-1：21.46 μg/L，SCC：5.4 μg/L，B 超示重度脂肪肝，右肾上腺区见可疑低回声区，脾稍大。刻下症见面色稍暗颧红，声音嘶哑，咳嗽时有，平卧时咳甚，闻及异味则出现呛咳，舌淡嫩苔薄白腻，右寸细微沉数，尺沉弱。

患者颧红、声嘶、呛咳少痰，考虑肺阴虚，左肺切除术后，必兼气虚，正虚邪陷，癌毒走窜，可见骨、淋巴结转移，故予黄芪鳖甲汤、百合固金汤加减以止咳化痰、解毒消痈，服用至 2006 年 3 月，此间除自服冬虫夏草每日 1 g，未服用其他抗肿瘤药品，服药后面色淡红，精神较前好转，咳嗽次数减少，少量白痰。3 月 16 日复查肺 CT：左侧胸骨旁可疑结节，性质待定，左肺动脉旁低密度结节较前增大，建议追查，左侧后胸壁软组织影较前略大，余未变化或减小。肿瘤标志物，2006 年 3 月 23 日与 2005 年 12 月 12 日比：癌胚抗原（CEA）4.21/5.61 μg/L（＜5 μg/L），细胞角蛋白 19 片段（CYFRA21-1）15.87/21.46 μg/L（＜3.3 μg/L），鳞状上皮细胞癌抗原（SCC）5.8/5.4 μg/L（＜1.5 μg/L），较前不同程度降低，现仍治疗中。

> 案 2：田某某，男，65 岁，初诊时间 2005 年 8 月 15 日，诊断为左肺腺癌，2005 年 1 月手术切除左肺下叶，降主动脉壁浸润未清，5 月底放疗、化疗结束，7 月发现脑转移，出现半身行动不利，行伽马刀后相关症状缓解，现为肾、肾上腺转移，2 周前出现尿血、伴下腹痛，刻下症见面色苍白，小便 1 小时 1 次，有血块，咳嗽，白黏痰，咳甚则呕吐，食欲减退，少量胸腔积液，精神可。

考虑患者肝肾阴虚，子盗母气，故肺气阴两虚，阴虚内热，血热妄行，固见尿血，当时予小蓟饮子、黄芪鳖甲汤加减配合云南白药治疗血尿，2 周后血止，此后予黄芪鳖甲汤、百合固金汤，重用养阴药物，以补肺肾阴，止咳化痰，治疗期间配合吉非替尼，曾出现口咽干燥、皮疹等副作用，服药后患者咳嗽减轻，咳痰呈块易咳出，鼻咽干燥等均见好转，面色渐红润，精神好转，胃纳增加，体重较前加重。2006 年 2 月复查 CT 示肿块较前有所增大，出现痰中带血，考虑阴虚血热妄行，更因春季木火刑金，予百合固金汤加减，重用生地黄清热凉血，配合大量滋阴药物，加白及、大蓟、小蓟、茅根、藕节等凉血、收敛止血药物。

肺癌患者自诊断以后，中药治疗是一个较长的过程，在治疗期间，根据四时节气的变化，以及三因制宜的理论，需要及时调整方药以防微杜渐，如春季易发鼻出血，春天肝木旺，反侮肺金，故应固护肺阴，或加白茅根等凉血，并注意保护脾胃；秋燥最易伤肺，张老常使用清燥救肺汤清热润肺；冬日应注意固表预防感冒并补益肾气；夏天需注意暑湿耗气伤阴。此外，长期服药容易损伤胃气，故应注意固护胃气。癌症是目前人类尚未攻克的医学难题，患者一旦确诊，往往具有较大的心理压力，从而出现消极、悲观的情绪，故诊治时要多对患者进行鼓励，帮助患者树立治病的信心，常能使患者更容易配合治疗，对提高治疗效果也有着很重要的意义。

——郭旸

器 第四节　张士芳治疗腰椎间盘突出症经验总结

腰椎间盘突出症是临床常见腰部疾患之一，以腰痛、一侧或双侧下肢疼痛、麻木等为主要临床表现，严重者可出现肌肉萎缩甚至瘫痪。近年来，医学界对于腰椎间盘突出症的治疗方法不断丰富和改进，然而由于本病有发病率较高、治疗周期长、容易复发等特点，仍是影响患者生活质量的重要疾病之一。

本病属于中医学"痹症""腰腿痛"范畴，早在古书中即有记载，《黄帝内经·素问·至真要大论》云："太阳在泉，寒复内余，则腰尻痛，屈伸不利，股胫足膝中痛。"《医学心悟》记载："腰痛拘急，牵引腿足。"这些描述与腰椎间盘突出症的坐骨神经痛症状基本相符。

张老研习古籍，勤于实践，形成了对本病的系统认识及独到经验，并在临床上取得了较为理想的疗效。笔者通过对侍诊时张老的口传内容及张老诊疗病历的整理，将张老治疗腰椎间盘突出症的经验总结如下。

一　病因病机

张老将中医症候结合疾病的病理进行病机的探寻。他发现本病多见于中老年人群，且疾病多在椎间盘退行性改变的基础上发生，故可认为肾虚为发病之根本。疾病常在外力、风寒湿邪等作用下发生，疼痛呈刺痛，常有放射痛，椎间盘的纤维环破裂，髓核组织突出，压迫神经根、脊髓为其病理改变，可辨证为痰瘀阻络。因此，张老认为本病总属虚实夹杂，其核心病机为肾虚痰瘀阻络，风寒湿邪是其常见外因，久病又可伤及气血。

中老年患者，脾肾亏损，不能荣养腰脊，腰脊脆弱易损，加之外伤损络、寒湿侵袭、久病瘀阻，损伤腰脊，痰瘀寒湿互阻，不能荣养腰府，故见腰痛沉重，遇寒加重；邪气阻滞经络，不能荣养肢体，故见下肢窜痛，肌肉痿废；久病伤正，气血脾肾亏损，故见乏力，肢体麻木，面色淡白，腰膝酸软，小便清长，大便稀溏等症。

二　辨证施治

张老认为，针对本病核心病机，应以活血化痰、通络止痛贯穿始终。然而腰为肾府，腰椎间盘突出症与肾元不足关系最为密切，故治疗时应多注重补肝肾、强筋骨。急性起病者多责之瘀血、寒湿，疾病迁延则脾肾亏虚更为明显，且兼有气血不足。针对此种病机急性起病者多配合活血、祛湿、散寒；久病则合用补益脾肾，调补气血。张老根据病因、病程将腰椎间盘突出症主要辨证为三型，并据此进行治疗。

外伤损络，瘀血阻滞

多有明显外伤史，症见腰痛难以转侧，疼痛较剧烈，呈刺痛，可见下肢放射痛，舌色暗，脉弦。治拟：活血祛瘀、通经活络。方拟：复元活血汤加减。药用：柴胡 10 g，天花粉 30 g，当归 15 g，桃仁 15 g，红花 15 g，酒大黄 15 g，炙甘草 10 g，川牛膝 30 g，牛蒡子 15 g，全蝎 6 g，蜈蚣 3 条等。

② 寒湿侵袭，脾肾不足

多于居冷受寒后发生，症见腰腿冷痛、沉重，遇寒湿加重，得温则减，下肢乏力，小便清长，舌色淡胖，脉沉弦。治拟：散寒化湿、补益脾肾。方拟：独活寄生汤、阳和汤加减。药用：独活 15 g，桑寄生 30 g，秦艽 15 g，防风 10 g，细辛 3 g，川芎 15 g，当归 15 g，熟地黄 15 g，杜仲 20 g，怀牛膝 30 g，党参 15 g，鹿角胶 10 g，桂枝 10 g，麻黄 10 g，白芥子 10 g，川牛膝 30 g，牛蒡子 15 g，全蝎 6 g，蜈蚣 3 条等。

3 久病伤正，瘀血留经

多见于疾病日久，迁延不愈者，症见腰腿刺痛，肢体麻木，甚则肌肉萎缩，伴乏力，气短，面色淡白，腰膝酸软等，或见间歇性跛行。治拟：益气活血，补肾通经。方拟：身痛逐瘀汤加减。药用：川牛膝 30 g，地龙 30 g，香附 10 g，羌活 15 g，秦艽 15 g，当归 15 g，川芎 15 g，生黄芪 30 g，桃仁、红花各 15 g，乳香 10 g，没药 10 g，川牛膝 30 g，牛蒡子 15 g，全蝎 6 g，蜈蚣 3 条等。

三 遣方用药

1 核心药物

针对肾虚痰瘀阻络的病机，张老常用川牛膝、牛蒡子、全蝎、蜈蚣 4 味药通经活络、补益肝肾，也是张老治疗腰椎间盘突出症的核心用药。其中川牛膝有活血通经、补肝肾、强筋骨、引药下行的作用，《药性赋》云："牛膝强足补精，兼疗腰痛。"《本经》云："主寒湿痿痹，四肢拘挛，膝痛不可屈伸。"牛蒡子本为疏散风热药，此处用之则为通经络、去痰凝，正如古人有云，牛蒡子可"除诸风，利腰脚，又散诸结节筋骨烦热毒"（《药性论》），"利凝滞腰膝之气。"运用全蝎、蜈蚣则取其走窜之性，以通经活络止痛，《玉楸药解》云全蝎"穿筋透骨，逐湿除风。"《医学衷中参西录》："蜈蚣，走窜主力最速，内而脏腑，外而经络，凡气血凝聚之处皆能开之。"四药共奏活血化痰、通络止痛之效。现代中药药理学证实全蝎、蜈蚣具有镇痛、抗炎的作用，而治疗腰椎间盘突出症的中药作用机制则考虑与消除神经根的无菌性炎症有关。

张老在治疗中着重补肾，针对疾病特点，不单纯使用补益肾阴肾阳药，而多选用兼有补肝肾、强筋骨作用的祛风湿、活血药物，使方药补而不滞，与以上方药配合相得益彰。如方中常配伍威灵仙、狗脊祛风湿，通经络；仙灵脾、川断补肝肾，强筋骨；苏木、刘寄奴、甘松活血疗伤止痛，诸药同用，标本兼治，共奏祛风湿，补肝肾，强筋骨，活血通络止痛之效。

② 随证加减

肢体麻木、拘挛者，加伸筋草 30 g，木瓜 30 g，舒筋活络；腰腿痛甚者，加用元胡 30 g，炙乳香 10 g，炙没药 10 g；腰腿冷痛，得寒痛甚者，加用制附子 10 g，制川乌 10 g，制草乌 10 g，祛风散寒止痛；肌肉萎缩者，加用黄芪 30 g，山药 30 g，莲子肉 30 g，当归 20 g，益气养血健脾；若兼见腰酸膝软、口干、夜尿频数等症状者，可加用山药、山萸肉、龟板等滋阴养肾，补益肾元。

③ 注意事项

（1）本病治疗周期较长，一般为 3 个月起，加之活血疗伤药物久服易损伤脾胃，治疗过程中应注意顾护脾胃，疼痛缓解后可改用丸散等剂型以求缓图。

（2）全蝎、蜈蚣等虫类药物属于异种蛋白，个别患者可出现过敏反应，如荨麻疹等，可暂停虫类药，加用徐长卿、白鲜皮、浮萍、乌梅等治之。

（3）全蝎、蜈蚣均为有毒药品，近年有研究发现，蜈蚣相对安全，全蝎毒性主要表现为呼吸麻痹，然而在近年来的临床运用中，剂量在 15 g 以内，未见明显不适患者。临证中可注意观察患者呼吸状况，必要时进行血气分析等相关检查。

张老在实践中不断探索腰椎间盘突出症的中医诊疗方法，积累了丰富的临床经验，缓解了大量腰椎间盘突出症患者腰腿疼痛、麻木等相关临床症状，减轻了患者痛苦。他的经验值得我们年轻医生深入学习与继承。

——郭旸

第五节 张士芳治疗阴虚咳嗽临床经验

一 临床资料

本章节病例均为本院中医门诊就诊的患者，我们选用其中60例患者为研究对象（男性22例，女性38例），年龄最大者80岁，最小者5岁，病程最长者30个月，最短者7天。多数病例具有咽喉干痛、灼热，或呛咳无痰，频频求饮，而饮量不多，或无痰，或有少量黏痰，不易咳出并兼有表证。张老认为，咳嗽迁延不愈的患者，绝大多数使用过抗生素或止咳药，久咳耗气伤津，故出现阴虚症与肺热症状。如干咳无痰，或痰少不易咳出，口燥鼻干，手足心热，或潮热盗汗，舌边尖红，苔薄或少苔，脉沉细或细数。针对这种病机，应养阴润肺止咳。

二 治疗方法

❶ 经验方组成

元参20 g，桔梗10 g，麦冬15 g，知母20 g，黄芩10 g，细辛3 g，紫菀15 g，款冬花15 g，川贝母10 g，麻黄9 g，炒杏仁10 g，生石膏20 g，炙百部10 g，生甘草10 g。

❷ 加减

咳嗽时间过长超过1个月者，加天花粉30 g，增加润肺止咳之效；咽痛严重者，加胖大海6 g，山豆根6 g，射干6 g；秋季咽燥严重者，加北沙参 20 g、阿胶 10 g。

上药煎煮 2 次后取汁 300 mL，分早晚 2 次饭前温服，每日 1 剂，连服 7 剂。

三 治疗结果

1 疗效标准

痊愈：咳嗽症状消失，咽部检查正常。好转：咳嗽、咽部症状明显减轻。无效：症状和体征无明显变化。

2 结果

7 剂为 1 个疗程，其中 1 个疗程治愈 18 例，2 个疗程治愈 20 例，3 个疗程治愈 16 例。痊愈 54 例，治愈率为 90%，好转 6 例。

四 病案举例

王某某，女，40 岁，初诊时间 2018 年 11 月 13 日。1 个月前无明显诱因出现咳嗽，以干咳为主，咳嗽时轻时重，咳声短促，伴随口干咽燥，夜间加重，重时夜不能寐，服用多种抗生素、中成药及中药汤剂未见明显好转。经人介绍前来就诊，症见咳嗽，咽喉干燥，咳黄黏痰，夜不能寐，手足心热，盗汗，食欲尚可，二便调，舌红苔黄，脉细数。X 线胸片示心肺无异常。

张老认为该证属于肺阴亏虚，虚热内灼，肺失滋润，肃降无权，肺气上逆，则干咳，咳声短促；阴虚肺燥，津液不能濡润上承，则口干咽燥，阴虚火旺，故手足心热，夜寐盗汗。

治法：养阴清热，润肺止咳。

方药（家传经验方）：元参 20 g，桔梗 10 g，麦冬 10 g，知母 15 g，黄芩 10 g，紫菀 15 g，款冬花 15 g，细辛 3 g，炙百部 10 g，川贝母 10 g，炙麻黄 10 g，炒杏仁 10 g，生石膏 30 g，天花粉 30 g，炙甘草 6 g。服用 7 剂后患者症状明显减轻，但夜间偶有咳嗽，原方继续服用 7 剂，症状消失。

方中炙麻黄、细辛发散风寒、宣肺止咳，炒杏仁止咳祛痰，知母、生石膏清泄肺热，元参、麦冬、天花粉养阴清热，紫菀、款冬花、川贝母、炙百部润肺止咳，诸药同用，共奏养阴清热，润肺止咳之功。

五 讨论

张老认为阴虚咳嗽，其特点为反复咳嗽，多伴有咽痒或咽堵，干咳无痰或少痰不易咳出，舌质红苔薄白或少苔，脉细弦或细弱。其病位在肺，肺为娇脏，为脏腑之华盖，喜润恶燥，喜清恶浊，不耐寒热。基于肺以气阴为主体，病程迁延，伤及肺之气阴，当以益肺养阴助以润肺止咳，扶正祛邪佐以清热。

1 麻杏石甘汤为主方

张老认为咳嗽无论新久，均有邪热壅肺，肺失宣降之证，治宜辛凉宣泄，清肺平喘，方用麻杏甘石汤加减。方中麻黄辛温，开宣肺气以平喘，开腠解表以散邪；生石膏辛甘大寒，清泄肺热以生津，辛散解肌以透邪。二药一辛温，一辛寒；一以宣肺为主，一以清肺为主，且俱能透邪于外，合用则相反之中寓有相辅之意，既消除病因，又调理肺的宣发功能。石膏倍于麻黄，使本方不失为辛凉之剂。麻黄得石膏，宣肺平喘而不助热；石膏得麻黄，清解肺热而不凉遏；炒杏仁降利肺气而平喘咳，与麻黄相配则宣降相因，与石膏相伍则清肃协同；炙甘草既能益气和中，又与石膏相合而生津止渴。四药合用，解表与清肺并用，以清为主；宣肺与降气结合，以宣为主。共成辛凉疏表，清肺平喘之功。

2 巧用细辛温肺止咳

久咳患者临床可见咽痒咳嗽，受寒加重，《难经》有"形寒饮冷则伤肺"的说法，张老认为此为肺有寒饮。结合家传经验，张老常选用细辛配伍清热养阴药物治疗咳嗽。细辛药性辛、温，归心、肺、肾经，辛散温通，外能发散风寒，内能温肺化饮。从而可以针对久咳之寒邪病机，达到非常好的治疗效果。张老选用润肺止咳药多为寒性药，独一味细辛可温化寒痰，从而使润肺而不凉遏，温肺而不助热；细辛用量不宜过大，素有"细辛用量不过钱"之说，《本草别说》谓"细辛若单用末，不可过半钱，多则气闷塞，不通者死。"

3 善用药对清热止咳

药对是汤药中的最小单位，有处方灵活，效用叠加的优势，张老经验方中常用以下 5 个药对。

（1）元参、麦冬：甘寒润肺，既能清咽利喉、散结消肿，又能滋养肺胃之阴。

（2）桔梗、甘草：桔梗宣肺利咽，为手太阴的引经药，其与甘草相合即张仲景之桔梗汤。

（3）天花粉、知母：甘而微寒，主入肺经，养阴生津。

（4）黄芩、生栀子：性苦寒，善清肺中伏火。

（5）紫菀、款冬花：辛散而润，温而不燥，长于润肺下气止咳。

根据久咳病机，元参、麦冬，桔梗、甘草，紫菀、款冬花三个药对以其清热润肺，宣肺止咳之效最常运用。若症见干咳少痰，鼻咽干燥，痰中带血，两颧潮红，为阴虚肺燥证，可用天花粉、知母养阴清热；若症见痰黄，口苦便干，为肺有实热，可用黄芩、栀子直折肺火。

张老结合治疗阴虚咳嗽的经验方，在临床应用广泛，取得了非常好的临床疗效。我们年轻医生在学习张老宝贵经验的同时，应着重学习经验方组方原理及加减规律，最终达到继承发扬、活学活用的目的。

——许莹

第六节 张士芳治疗慢性萎缩性胃炎经验

慢性萎缩性胃炎是消化系统常见病、难治病之一，在我国发病率约为7.5%，且随年龄增长而递增。世界卫生组织将慢性萎缩性胃炎列为胃癌的癌前疾病或癌前状态之一，一般认为慢性萎缩性胃炎转化为胃癌的概率为1%～3%，而胃癌在癌症发病率与病死率中均列第一位，故探索该病的防治方法，在临床上有重要意义。张士芳教授擅长脾胃病的治疗，对于慢性萎缩性胃炎的临床诊治有着独到的经验，笔者有幸师从张老，将张老对于慢性萎缩性胃炎的诊治特色总结如下。

一 四诊和参，重视舌脉

张老认为，四诊作为中医收集患者病情资料的主要方式，是中医"司外揣内"理论思想的体现，是辨证论治的根本依据。因此，在临床诊疗中非常重视对于四诊资料的收集。

慢性萎缩性胃炎患者的望诊多见面色萎黄，形体消瘦，此为气虚、阴虚之象，久病可见面色淡白，提示气血两虚；或见面色暗，提示血瘀。由于足太阴脾经系舌本，散舌下，故舌象较为密切地反映了胃的功能状态，慢性萎缩性胃炎患者多见舌红少苔，可见裂纹，是胃阴虚表现；甚者可见剥苔或牛样舌，是为胃之气阴两虚；舌淡胖有齿痕者为脾气虚之象；苔白水滑者多兼水饮；舌暗，舌下脉络色紫暗者多为瘀血。

久病重病者闻诊可及声音低微，提示脾气虚弱；嗳气有酸腐气味者多伴食滞，嗳气则舒，声响频作，多为肝气犯胃；嗳声低沉者多为脾虚，呃逆频频，声音有力，多为实热，声音低沉，多为虚寒。

问诊时应注意患者是否有禀赋不足，体质虚弱等状况，或有嗜食辛辣厚味、生活不规律、情志不调等致病因素，并围绕患者主要症状，如胃胀、胃痛、呃逆、嗳气、反酸、便秘或腹泻等症状的发生、发展及加重缓解因素等相关情况的问诊。

切诊虽为四诊之末，但却是不可缺少的一环，所谓"久病看脉"，慢性萎缩性胃炎发病缓慢，病程较长，因而脉诊对于辨证论治有着重要的提示作用。脉细数者多提示阴虚较甚，内生虚热；双关独大而弦者，多为肝气犯胃；关脉滑者，可为积食或水饮；脉沉弱者，多兼气虚；脉沉涩者多为气滞血瘀。

二　辨证施治，结合辨病

叶天士在《临证指南医案》中指出："盖胃属戊土，脾属己土，戊阳己阴，阴阳之性有别也。"又云："太阴湿土，得阳始运；阳明燥土，得阴自安，以脾喜刚燥，胃喜柔润也。"指出由于脾胃归经属性不同，他们维持正常功能状态所需的阴阳能量亦不同，由于胃属阳，则需要阴方能达到阴阳平衡，维持正常功能状态，与脾正对应。可以推断出，胃以阳为体，以阴为用，胃阴对于胃的腐熟功能起着重要的作用。这与叶氏所说的"不饥不食，胃汁令亏"是相一致的。其中胃汁可理解为属于胃阴范畴，故说明胃阴亏虚会导致"不饥不食"，即食欲减退，笔者认为，此处亦可以包括食入饱胀，消化不良所致的食欲减退。这里描述的症状与慢性萎缩性胃炎胃酸缺乏导致的消化功能减退的症状十分相似，而"胃汁"无论从功能还是物质状态与胃液和胃酸均有着类似性。由此可见，胃阴虚与慢性萎缩性胃炎时在某些时候有着一定的对应性。同时，张老在多年的临床实践过程中观察到，诸多慢性萎缩性胃炎患者可见胃脘胀满、隐痛，食入胀甚，喜温喜按，口干，嘈杂，呃逆，便干（甚者如羊屎样）舌红少苔，脉细数等症状，并多由于情志不调，饮食辛辣厚味，嗜烟酒所致，证属胃阴亏虚，经养阴药物治疗症状即可缓解。因此，张老将胃阴亏虚作为慢性萎缩性胃炎的基本病机。胃阴虚则胃腑腐熟失常，从而引起食积、气滞而见胃脘胀满，食欲减退，呃逆；阴虚、积滞化热，可见嘈杂，口干，便干，舌红少苔，脉细数；阴虚气滞日久还可形成血瘀；或由于积滞伤气，或因为水谷精微吸收不佳，可引起气虚。由于慢性萎缩性胃炎呈慢性改变，是癌前状态之一，故亦可辨其为积证，治宜软坚散结。尤其是反复不愈或病理结果伴有不典型增生、肠化者，更需要及时防治。

结合以上病机，养阴理气，软坚散结是张老治疗慢性萎缩性胃炎的主要治则。其中养阴以养胃阴为主，兼养肝肾之阴，理气包括疏肝理气和理气通腑，如兼气虚者，可加补中益气之品。可根据临床症状辨证加减。

根据中医五行理论，人体中肝胃关系密切，肝属木，胃属土，胃土虚弱则肝木横强而克之；同时，情绪因素是慢性萎缩性胃炎的常见诱发因素之一，伴随胁痛、呃逆、烦劳加重等症状，故慢性萎缩性胃炎辨证常在胃阴虚的基础上兼有肝郁。根据以上病机，张老临证常用一贯煎加减，本方具有滋阴疏肝的效果，本用于治疗肝肾阴虚，肝气不舒之证，组方体现了五脏五行生克的关系。分别使用生地黄、枸杞子以滋水涵木，沙参、麦冬以扶金抑木，生地黄、沙参、麦冬扶土以防木克，另用川楝子以泻肝通络，条达气机。在针对本病的治疗中，以甘寒之生地黄、沙参、麦冬养胃阴为主，古人即对此有所认识，如严洁在《得配本草》中云："世人动云生地黄妨胃，其能开胃，人实不晓。……若胃阴虚而胃土干燥，致胃气不运者，生地黄滋其阴，以清其火，而胃气从此运行，饮食自然渐进。"《本草正》指出，沙参"益五脏阴气"。张锡纯在《衷中参西录》中说道："麦冬，津液浓厚，能入胃以养胃液，开胃进食。"生地黄、枸杞子补肾阴以滋水涵木。张老认为，枸杞子与甘寒养胃阴药物同用还可奏补益胃阴之效。当归活血理气，在这里，川楝子用以清泄肝热、疏肝理气且不伤胃阴，起了非常重要的作用。张山雷在《藏腑药式补正》中论及川楝子有着可在阴液亏虚时治疗肝络窒滞、气不条达之证的优点，其机制是"则惟清润和调，柔以驭之，尚可驯其横逆，此金铃子之柔肝，固非芳香诸物之可以例观者也"。整方用之，取其清滋胃阴，疏肝理气之效。现代有关实验研究亦表明，胃阴虚时，患者消化道黏膜与肌层萎缩，胃酸及消化酶分泌随之降低，糖、蛋白质和脂肪的分解、吸收，特别是铁、钙等营养成分的吸收功能减退。甘凉养阴益胃的治疗方法，能针对上述病理改变而产生理想的治疗效果。

张老临证不拘于原方，根据病情多配合他药以助其滋胃柔肝之效。石斛、玉竹、百合甘寒濡养胃阴而无生地黄、麦冬滑肠腻胃之弊，适用于脾胃虚弱者，一般患者亦可配合使用，可达到减量增效的作用；白芍苦酸甘养肝阴，是张老临证的常用药，其有柔肝疏肝的作用，并以其酸甘化阴之效滋养胃阴，如合用甘草则更奏缓急止痛之功；鳖甲咸寒养肝肾阴，与诸多养胃阴药配伍时，亦可有滋养胃阴之效，除此以外，鳖甲尚有软坚散结的作用，对于病理显示慢性萎缩性胃炎伴有上皮肠化、不典型增生或兼有慢性肝病的患者尤为适用。临证选择和使用养阴药时，应该注意养阴药物不宜一味堆积以防过于滋腻反致壅滞胃腑，或伤及脾阳，而成复杂之变证；用量亦不宜过大，多在 10 g 左右。

腑以通为用，如果说养胃阴是形成胃的运化腐熟功能的物质基础，那么理胃气，助胃运则是建立胃的功能基础。因此，张老在胃病的治疗过程中十分重视理气降逆通腑法的运用。由于慢性萎缩性胃炎患者常有胃胀、呃逆、消化不良等气滞、气逆的临床表现，因此临证多辅以理气降逆之品，理气多用佛手、香橼、枳壳、砂仁等，与养阴药相伍，滋而不滞，理气而不伤阴；伴有呃逆者，可根据寒热偏性加用丁香、柿蒂、半夏、竹茹降逆止呃；伴有食积、食欲减退者，可予鸡内金、炒三仙、陈皮等化食助运，增强胃腑运化功能，但应注意尽量不用焦制药物以免化燥伤阴；伴有热结便秘，甚至如羊屎状者，腹部胀满者，单纯运用养阴增液恐药力不及，宜加用火麻仁、郁李仁、枳实、厚朴、酒大黄等以通腑存阴，务必使胃腑畅通，则气液得运，饮食得化，阴液自生矣。值得一提的是酒大黄的运用，不但可去除积滞，清热通腑，对久病气滞血瘀者还可用其以活血化瘀，少量使用还有健胃的作用。理气通腑法临证运用较多，且见效较快，但仍需注意以下两点：首先，理气、攻下药不可长期大量使用，若气滞已消，积滞已除，则应减量或停药，以防耗伤正气；其次，临床有些患者虽有胃脘饱胀、呃逆、便秘等实证表现，却是由中气虚弱所致，此时不可一味攻伐，需标本兼治，并根据病情调整补气及理气通腑药物的比重，不可犯虚虚实实之戒。

慢性萎缩性胃炎伴有胃痛者，可有缓急之分，急性者，多由食积、寒凝所致，可予保和丸、良附丸等治之；慢性者，多由情志不畅，肝胃郁热，气滞血瘀所致，胃痛伴有灼热感的，可用苦寒之金铃子散，取其清肝火，泄郁热，活血行气止痛之意；无灼热感者，可用性偏温，善理气的丹参饮，取其温中理气活血之意，配合百合乌药汤效果更佳；若胃部刺痛反复发作，并伴有面、舌色暗，舌下络脉曲张等瘀血征象者，可加用失笑散以活血化瘀，往往可有较好疗效；伴有呃逆、轻度反酸者，根据寒热分别运用或共用丁香、柿蒂及半夏、竹茹；反酸甚者，加乌贼骨、煅瓦楞子；伴有口苦苔黄，胃部灼热感者，多为肝胃郁热，佐以少量苦寒药，如龙胆草、黄连，可有开胃助脾之效，但应注意用量切不可大，以防苦寒化燥伤阴。

张老结合现代研究，对于幽门螺杆菌阳性患者，常加用如蒲公英、地丁治之，用量宜大，一般为 30 g 左右；病理伴有黏膜上皮肠化的患者加用白花蛇舌草、半枝莲综合治疗，常取得较好效果。

如病变日久出现牛样舌，则提示患者出现气阴两虚，临床常在补养胃阴的基础上宜加用甘温之品以增运化之力，从而达到阳中求阴的目的。张老临证常用黄芪补益脾胃之气，多用生黄芪以求益气而不腻胃，若患者脾虚较甚，乏力便溏，可用炙黄芪代之。

尽管治疗中所见慢性萎缩性胃炎以胃阴虚证者为多，但以一贯煎加减治疗亦取得了较为理想的疗效。然而慢性萎缩性胃炎的病机却不能一概而论，如笔者在跟随张老临床实践过程中，仍见有以气虚为主证者，以香砂六君子汤为主治疗；中焦虚寒，肝脾不和者，予黄芪建中汤加减治之；气虚、阴虚同见者，与一贯煎合方治疗，均有较好疗效；亦可见脾阳虚与胃阴虚同时出现者，先予养胃阴，阴虚证缓后仍有脾胃虚寒、水饮停留，继以附子理中汤收效。由此可见，治疗慢性萎缩性胃炎时不能拘泥于一病一方，仍应遵循中医辨证论治的思想，因证施治。

三　组方平衡，善用对药

治疗慢性萎缩性胃炎是一个相对较长的过程，因此，药物的可耐受性也是很重要的，张老遵从吴鞠通"治中焦如衡，非平不安"的原则，指出治疗脾胃病应以相对平和之药缓图之，不宜过于峻猛、苦寒。张老临证组方平衡，正如上文所说的甘寒、苦寒的养阴疏肝药与辛温的理气药配伍，使养阴不寒凝，理气不伤阴；苦寒攻下药与甘温益气药配伍，使攻下不耗气。

另外，张老治疗本病，善用对药，简介如下。

1　百合、乌药

百合味甘，微寒，养阴润肺，宁心安神，服之则令人心气欢和，安神益志，调养五脏，补脾清肺，使邪热去而脾胃安。诚如《本草述》云："百合之功在益气而兼之利气，在养正而更能去邪……为渗利和中之美药也。"乌药辛温。《药品化义》云："宽中而顺气。"故乌药最善顺气开郁，散寒止痛，疏畅胸腹之气滞，两药配伍，取陈修园百合汤之意，阴阳并用，寒温并调，补泄兼施，使百合养润不生滞，乌药解郁不伤阴。与一贯煎相伍，可助其益胃阴，开郁理气，多用于阴虚气滞胃痛者，因其药性平和偏温，可广泛适用于多种证型。

② 丹参、檀香

取丹参饮之意，丹参苦平微寒，专入血分，有活血化瘀，止痛凉血之效；檀香味辛芳香，善入气分，行气宽中，散寒止痛，"行气中血滞"而兼能活血通络。《日华子本草》称其"止心腹痛"。两药合伍，气血双调，活血理气，通络止痛力强，其性偏温，主要用于偏寒之血瘀气滞胃痛，亦可与苦寒之金铃子散同伍纠其寒热而共奏活血理气止痛之功。

③ 半夏、竹茹

半夏辛温有毒，《名医别录》谓："消心腹胸膈痰热满结……时气呕逆"。《汤液本草》也称："半夏，俗用为肺药，非也。止呕为足阳明，除痰为足太阴"。功在和胃降逆，化痰止呕。竹茹甘而微寒，可清热化痰，除烦止呕，正如《本经逢源》所论："清胃府之热，为虚烦烦渴胃虚呕逆之要药。"两药寒温并用，共奏降逆止呕之功，适用于胃气上逆之呃逆、嗳气、反酸，属胃热者效果尤佳。

④ 丁香、柿蒂

丁香辛温，有温中降逆之效，如《日华子本草》所云："治口气，反胃。"柿蒂苦涩而平，善降胃气，为止呃要药。两者合用取丁香柿蒂汤之意，寒温并用，正如《本草求真》所云："柿蒂味苦性平，虽与丁香同为止呃之味，然一辛热一苦平，合用兼得寒热兼济之妙。"因此，对各种证型呃逆均有良效，然其性偏温，所治以胃寒者效佳。

治疗慢性萎缩性胃炎需要相对较长的疗程，根据病情，往往需服药3个月至2年。在此过程中，应根据症状随时调整用药，以求消除主要症状，改善生活质量，并应定期复查胃镜，结果正常后，仍应巩固治疗3个月左右。同时要求患者改善不良的生活、饮食习惯，调畅情志，去除诱发因素。

通过以上综合治疗，慢性萎缩性胃炎患者的临床症状往往得到明显改善或消失，胃镜病理结果亦可取得一定程度的改善。

——郭旸

第七节　张士芳以炙甘草汤为基础方辨证论治心律失常经验

　　心律失常是指任何非正常房室传导阻滞或非正常窦性心律的心脏节律。心律失常在中医学中并无特定疾病，其临床症状常为心慌、胸闷、汗出、心烦，故常以"心悸""怔忡"论治。张士芳，男，主任医师，知名专家，出身于中医世家，1965 年毕业于北京中医药大学，历任航天中心医院中医科主任、副院长，从医 70 余载，临证经验丰富，运用炙甘草汤为基础方辨证论治心律失常，效果明显，特色突出。笔者有幸侍诊，现尝试浅析张老的独到经验。

一　心律失常的病因病机

　　在中医古代医籍中，《黄帝内经》中论述心悸的病因包括宗气泄、脉不通、受惊、复感外邪等。《伤寒杂病论》认为心悸由虚损、水饮、汗后受邪所引起。《诸病源候论》认为"风邪搏于心"可致惊悸。《丹溪心法》认为心悸"责之虚与痰"。《医林改错》提出了瘀血可导致心悸。《万病回春》中提到"怔忡者，心无血养，如鱼无水，心中惕惕然而跳动也，如人将捕捉之貌。若思虑即心跳者，是血虚也……心慌神乱者，血虚火动也。"《血证论》云："怔忡俗名心跳，心为火脏，无血以养之则火气冲动，是以心跳……且多挟痰瘀。"

　　张老认为本病的核心病机为气血阴阳亏虚所致心神失养，且痰、饮、瘀常夹杂其中。

 二 "伤寒，脉结代，心动悸"的理解

炙甘草汤出自《伤寒论》第 177 条 "伤寒，脉结代，心动悸，炙甘草汤主之。"

"伤寒"二字，提示此病可为外感热病所致的病毒性心肌炎，表现为心慌、心律失常，可用炙甘草汤治之。张老认为非病毒性心肌炎所致的心律失常，炙甘草汤也可使用。

近来，有学者认为 "心动悸" 是心动而悸，脉结代是该条文可能为心功能不全因而运动引发的心悸和脉律失常的表现。张老认为将心动悸理解成心悸或心动而悸均有道理，辨证运用炙甘草汤治疗，均有疗效。

关于脉结代《伤寒论》178 条载："脉按之来缓，时一止复来者，名曰结。又脉来动而中止，更来小数，中有还者反动，名曰结，阴也。脉来动而中止，不能自还，因而复动者，名曰代，阴也。得此脉者，必难治。" 此条文中提到两种不同的结脉，前者摸起来缓，有一歇停，即为后世的结脉；后者为动脉而停，接着是小数，动脉即数脉独见关上，如豆大。故此脉数、短而节律不齐，像真脏脉中的虾游脉，即 "脉在皮肤，如虾游水，时而跃然而去，须臾又来，其急促躁动之象如前"。

张仲景描述的代脉与后世所讲之 "脉来时止，止无定数" 之代脉不同，更像真脏脉中的雀啄脉，即 "脉在筋肉之间，连连数急，三五不调，止而复作，如雀啄食之状"。张仲景言得此脉者难治，应该是指的后两种如真脏脉者，可见于现在的恶性心律失常。

张主任认为，炙甘草汤脉象方面的适应证并非全部，是后世所理解的脉缓且止有定数或止无定数，即并不一定局限于缓慢型的心律失常，促脉代表的快速型心律失常，也可以考虑用炙甘草汤治疗。

三　炙甘草汤方解及研究概况

① 炙甘草汤组方分析

炙甘草汤的组成为炙甘草，生姜，人参，桂枝，生地黄，阿胶，麦冬，火麻仁，大枣。其中炙甘草温阳通气，补益脾气；桂枝温心阳；麦冬、生地黄、阿胶、火麻仁滋阴养血，补充血脉；人参、大枣补益脾气，脾属土，为心之子也，虚则补其子；生姜温阳且调和营卫。炙甘草汤为气血阴阳双补之剂，正好对应心律失常气血阴阳亏虚之基本病机，故张主任常用炙甘草汤为基础方加减治疗本病。常用剂量为炙甘草 15 g，人参 15 g，生地黄 20 g，桂枝 10 g，阿胶 10 g，麦冬 20 g，火麻仁 20 g，红枣 10 g，生姜 10 g。

② 炙甘草汤的药理研究

炙甘草汤中的单味药对心血管的作用包括：炙甘草具有抗病毒、保护心肌细胞的作用，并且除了可以有效抑制快速心房起搏所致的心房电重构以外，还能降低心率，减少室性心律失常的发生；桂枝能通过扩张周围血管，促进血液循环，改善心肌血氧供应；人参可以强心，增强心肌收缩力，抗心肌缺血；阿胶可以改善微循环，抗心肌缺血；麦冬、生地黄可调整自主神经功能，改善心肌供血情况。

炙甘草汤整方的现代研究发现，炙甘草汤可强心、利尿、抗休克、抗心律失常，通过降低异位起搏点的兴奋性，调节心脏的传导功能，改善心功能和减轻动脉粥样硬化程度，能较好地改善心肌供血及窦房传导功能，增强心肌收缩力，调节心律，起到抗心律失常的作用。其总提取物、单个有效成分及其配伍都能明显抑制心律失常的出现。

四 辨证论治经验

张老将心律失常主要分为心阳不足证、阴虚火旺证、气阴两虚证、气滞血瘀证、痰扰心神证。

1 心阳不足证

临床表现：心悸不安，胸闷气短，动则尤甚，疲倦乏力，面色苍白，畏寒肢冷，舌淡或青紫，苔白，脉沉迟无力或脉结、脉代。

治法：温阳养心，益气安神。

方药：炙甘草汤、补中益气汤加减。

缓慢型心律失常常表现为心阳不足证，温补心阳宜加大桂枝用量，温补脾阳加用干姜，温补肾阳用附子，附子用量在 10 g 左右，因附子含有乌头碱，量大可致心律失常；气虚甚加黄芪；表现脉迟者，可考虑加用麻黄附子细辛汤。

2 阴虚火旺证

临床表现：心悸，五心烦热，失眠多梦，口干盗汗，小便黄，大便干结，腰膝酸软，脉细数或脉促。

治法：滋阴降火，清心安神。

方药：炙甘草汤、知柏地黄丸加减。

心血亏虚明显者，见面色萎黄，失眠明显者以炙甘草汤合用归脾汤。虚火上炎咽痛者，可加元参，改桂枝为肉桂，因"桂枝下咽，阳盛则毙"。临床上咽痛患者用桂枝虽不会毙命，但会加重咽痛。阴虚化热明显者，加苦参、石韦、大青叶等清热药，效果甚佳。

3 气阴两虚证

临床表现：心悸，神疲乏力，少气懒言，心烦，口干，自汗盗汗，舌略红，脉细数，或促或代。

治法：益气滋阴，养心安神。

方药：炙甘草汤、生脉饮加减。

❹ 气滞血瘀证

临床表现：胸闷，心前区可有刺痛，心悸不安，舌紫暗有瘀点、瘀斑，脉涩或脉结、脉代。

治法：活血化瘀，行气通脉。

方药：炙甘草汤结合血府逐瘀汤或丹参饮加减。

心痛者合用瓜蒌薤白白酒汤。

❺ 痰扰心神证

临床表现：心悸不安，怔忡，胸闷，头晕恶心，头重如裹，痰多咳嗽，口干不欲饮水，舌淡红，苔白腻，脉滑，脉促或脉结。

治法：健脾化痰，宁心安神。

方药：炙甘草汤、涤痰汤加减。

痰火扰神者，可合用温胆汤加减。根据情况，可加用龙齿、琥珀粉等安神之品。

五 验案举隅

安某，男，78岁，初诊时间2019年12月26日。主诉心悸2个月，加重1周，刻下症见面色发红，心悸，乏力，无胸闷、胸痛，每天发作2～3次，持续数分钟，自觉有热感，口干，无咽痛，失眠多梦，小便正常，大便偏干，舌稍红有裂纹，苔薄白，脉代。血压：140/75 mmHg。动态心电图：窦性心律；房性期前收缩总数78次/分；成对期前收缩2对；房性心动过速2阵；最长房速心率：122次/分，最慢心率：56次/分；多源室性期前收缩共322次。高血压病史10年，冠心病病史8年。

中医诊断：心悸，阴虚火旺证。

西医诊断：心律失常，冠心病，心功能Ⅱ级，高血压2级。

治法：滋阴降火，清心安神。

方药：炙甘草汤加味。

炙甘草 15 g，党参 15 g，生地黄 20 g，桂枝 10 g，阿胶 10 g，麦冬 20 g，火麻仁 20 g，大青叶 15 g，石韦 10 g，甘松 30 g，红枣 15 g，生姜 10 g，三七粉 3 g（冲）。14 剂，每日 1 剂，水煎服。

2020 年 1 月 9 日复诊：服药后心悸明显减轻，面色发红较前减轻，大便较前通畅，乏力、热感、口干等均减轻，睡眠一般，舌淡红苔薄白，脉停歇情况较前减少。予上方加酸枣仁 30 g，14 剂。

其后电话随访，心悸、口干、热感等症状基本消失，病情稳定。

按：心律失常患者，常以脉象迟数分阴阳，迟脉、代脉、结脉为阴证，数脉、促脉为阳证。继而治疗上以热者寒之，寒者热之为法。但临床上心律失常的证型错综复杂，单一证型少见，而复合证型多见。脉证不一也甚为多见。如本患者面色发红，自觉有热感，口干，大便偏干，整体热象明显，但脉结，又与之矛盾。选用炙甘草汤，一是患者有"心动悸，脉结代"的特点；二是炙甘草汤本为阴阳气血并补之剂，须知本患者有热象而脉结，并非脉证不符，实为阴阳俱虚，而阴虚甚者也，故可以使用炙甘草汤，再加上石韦、大青叶清热。大青叶为清热解毒之药，外感热毒为心律失常的病因之一，张老常用此药治疗心律失常热象明显者。

六 讨论

张老辨证论治主张抓主证，"脉结代，心动悸"是治疗心律失常常抓的主证。见结脉、代脉，心动悸的患者，首先考虑使用炙甘草汤治疗。因为心律失常的核心病机为气血阴阳俱虚，易挟痰、挟饮、挟瘀。然而炙甘草汤是气血阴阳双补之剂，契合心律失常的核心病机，故以炙甘草汤为基础方再加以辨证论治。这是一个张老临证多年、反复验证的有效方法。

另外，张老结合临床实践提出以下观点。

（1）炙甘草汤所适用的脉结代，并非后世认为缓慢型的结脉、代脉，表现为促脉者，也可以使用炙甘草汤。

（2）炙甘草汤并非只能用于伤寒或外感热邪所致的心动悸，内伤七情、脏腑失调所致的心动悸，见脉结代者，也可考虑使用。

（3）可以在辨证论治基础上选用现代药理研究证实有抗心律失常的中药，以增加疗效。

（4）在煎服法上，原文要求以清酒 7 L，水 8 L 煎煮，实践中不加酒煎煮，亦有佳效。

——张运涛

旧旧 第八节　基于复杂网络的名老中医张士芳治疗颈椎病临床处方用药规律分析研究

　　名老中医张士芳是航天中心医院主任医师，北京市名老中医，九十岁高龄，行医 70 余年，有着雄厚的中医基础理论和丰富的临床经验，学验俱丰，治验甚众，在治疗许多疾病方面均具有独特的理论见解和用药规律。张老尤擅长治疗颈椎病等骨关节疾病。本研究基于"名医名家传承"项目管理平台，用统一标准的数据采集方法，对所收集和整理的名老中医张士芳治疗颈椎病用药规律进行数据挖掘，分析处方中药物的使用情况及各药物之间的关联规则，研究名老中医张士芳治疗颈椎病用药经验并探讨其学术思想。现报告如下。

一　资料与方法

1 纳入标准

　　①符合颈椎病的诊断标准；②自愿加入本试验；③年龄 18～70 岁；④近 1 个月未接受颈椎病相关治疗者；⑤病例资料完整；⑥初诊 1 个月内复诊或电话随诊为临床痊愈、显效或有效病例者（按以下疗效标准判定）。

2 疗效标准

　　疗效性指标观察并记录两组在治疗前后的症状、体征的变化。对颈部疼痛、颈项僵硬、肢体麻木、头晕等症状和体征，按无、轻、中、重分别记 0、1、2、3 分。

根据《中药新药临床研究指导原则》中"中药新药治疗颈椎病的临床研究指导原则"的标准。临床痊愈：颈痛、麻木或眩晕等症状，体征计分治疗后较治疗前减少 ≥ 95%。显效：颈痛、麻木或眩晕等症状、体征计分治疗后较治疗前减少 ≥ 70%、< 95%。有效：颈痛、麻木或眩晕等症状、体征计分治疗后较治疗前减少 ≥ 30%、< 70%。无效：颈痛、麻木或眩晕等症状、体征计分治疗后较治疗前减少不足 30%。

注：计算公式（尼莫地平法）为［（治疗前计分－治疗后计分）÷ 治疗前计分］×100%。

❸ 排除标准

①不符合诊断标准者；②合并严重的心、脑、血管、肝、肾等危及生命的原发性疾病患者；③精神病患者；④妊娠期或哺乳期妇女；⑤同时进行其他治疗，影响疗效判定者；⑥病例书写不完整，缺失诊疗重要信息者；⑦治疗无效病例。

二　处方来源与筛选

记录为 2016—2021 年老中医张士芳在航天中心医院中医科及永定路社区卫生服务中心中医专家门诊出诊期间所诊治符合纳入标准的病例 150 例。严格按照标准纳入处方。

三　统计学处理

❶ 分析软件

应用由中国中医科学院提供的"名医名家传承"项目管理平台。

❷ 数据预处理

提取名老中医张士芳治疗颈椎病的处方药物，依据《中国药典》对药名进行规范化处理后录入平台。

③ 数据分析

使用"名医名家传承"项目管理平台进行数据分析：①药物使用频次分析，统计高频中药使用情况；②复杂网络分析核心用药和随证加减。

四 结果

① 用药频次分析

使用药物共计 203 味，使用频次 ≥ 40 的有 10 味药（表 4-1）。张老临证治疗颈椎病常用葛根，频次排行在首位。葛根始载于《神农本草经》，具有解肌退热、透发麻疹、生津止渴、升阳止泻等功效。现代药理研究显示，其有效成分以异黄酮为主，可以有效维持心血管系统稳定性、保护脑神经、抗氧化、防止肝、肾损伤、改善代谢与免疫功能。另据现代药理研究显示，葛根中的多种异黄酮有舒张平滑肌的作用，还可舒张血管、降低阻力、增加局部血流量，因而对消除神经根水肿、缓解肌肉痉挛、增强肌张力、改善小关节紊乱有明显作用。

表 4-1　高频药物使用情况（频次 ≥ 40）

序号	药物	频次	序号	药物	频次
1	葛根	119	6	益母草	85
2	丹参	116	7	天麻	79
3	川芎	109	8	当归	73
4	白芍	93	9	桂枝	68
5	片姜黄	85	10	鸡血藤	43

② 核心方药

基于复杂网络分析方法，得出药物之间的配伍关联度和使用频次，分析张老治疗颈椎病的核心用药。

层次复杂网络提示，以上 10 位药位于复杂网络第一层，配伍频次最多，关联度最强，即是本次研究的核心方药：葛根、片姜黄、桂枝、白芍、丹参、川芎、鸡血藤、益母草，天麻、当归。本核心方体现出张老治疗颈椎病活血化瘀、通络止痛的基本思想。

张老认为长期伏案作业及睡姿不正会引起气血运行不畅，脉络闭阻不通，所以气滞血瘀是颈椎病的发病重要机制。经过长期的临床实践，张老确立了"活血化瘀法"是治疗颈椎病的基本大法，并在临床上取得了满意的疗效，为非手术疗法治疗颈椎病开辟了新思路。活血化瘀、通络止痛之治法应贯穿颈椎病治疗始终。

核心方中用葛根归膀胱经，可以解肌发表、解痉止痛，是治疗颈肩背痛的常用药。《伤寒论》第 14 条："太阳病，项背强几几，反汗出恶风者，桂枝加葛根汤主之。"桂枝辛甘而温，调和营卫，能散寒止痛，温通经脉，振奋气血，解肌回阳，白芍苦酸微寒，入肝脾二经，白芍配甘草，组成经方芍药甘草汤，两药相伍，酸甘化阴，调和肝脾，有柔筋止痛之效。丹参味苦、微寒，归心、肝经，是一味非常重要并常用的活血化瘀药。鸡血藤、片姜黄为张老最常使用的活血化瘀药对，可活血荣筋，行气止痛。

3 随证加减

为进一步明确核心药物以外的用药规律，研究张老对于不同证型的用药加减规律，本次分析除去核心药物，总结出药物配伍 14 组，并通过对张老进行访谈，删除了不符合张老临床经验的 4 组，结合张老的临床经验，得出用药经验 10 组。

针对肝肾不足证以补益肝肾为主，用药 2 组：多用熟地黄、山萸肉，山药、沉香。熟地黄、山萸肉、山药三药取六位地黄丸之意，滋补肝肾。沉香归肾经，能温纳肾气，《药品化义》记载："沉香纯阳而升，体重而沉，味辛走散，气雄横行，故有通天彻地之功，治胸背四肢诸痛。"故张老经常用此药治疗颈椎病中属于肾虚者，起到补肾行气止痛的效果。

针对气滞血瘀证以理气化瘀为主，用药 4 组：张老善用蜈蚣、全蝎，认为其追骨搜风止痉力强，可以缓解神经病变引起的麻木、拘急、疼痛，搜剔诸邪，力专效宏。尤其是久病久痛，效果明显。但需要注意可能会出现过敏现象，运用时可加地肤子缓解症状。醋乳香、没药辛散走窜，味苦通泄，既入血分，又入气分，能行血中气滞，化瘀止痛；内能宣通脏腑气血，外能透达经络，可用于一切气滞血瘀之痛证。缺点就是两者均有异香，容易刺激胃肠道引起患者不适。用柴胡，醋元胡舒肝理气止痛。张老用药中出现频率较高的北柴胡、枳壳、桃仁、红花、川牛膝配合核心药物，构成血府逐瘀汤之意，这可能与颈椎病的气滞血瘀证会出现气机不通的胸闷症状有关。张老认为长期伏案作业及睡姿不正，可引起气血运行不畅，脉络闭阻不通，所以张老用治疗筋骨损伤的苏木、北刘寄奴活血散瘀止痛。这也体现张老在治疗颈椎病时重视活血，善用活血的治疗思想。

针对肝火旺盛者配以清肝降火为主，用药 2 组：多用水牛角、钩藤、决明子、生石决明等，配伍核心药物中天麻，取天麻钩藤饮之意。临床颈椎病患者肝火旺盛者多伴血压偏高，用此药清肝降压，亦可缓解头晕症状。

针对痰湿阻络证以化痰通络为主，用药 2 组：多用薏苡仁、防己，陈皮、清半夏。防己善于祛风除湿通络。张老临床辨证颈椎病湿邪偏盛，肢体酸重，关节肿痛，活动不利者多用，且常常配伍薏苡仁，取宣痹汤之意。

五 讨论

颈椎病为中医"痹证""项痹"范畴，可伴有"眩晕""手麻"等症状。痹证的论述最早见于《黄帝内经》："风寒湿三气杂至，合而为痹，其风气胜者为行痹，寒气胜者为痛痹，湿气胜者为着痹也。"中医学认为该病为"本虚标实之证"，主要病因为人体正气不足，卫外不固，感受风、寒、湿、热等外邪，致使经络痹阻，气血运行不畅，引起以肌肉、颈骨、关节发生疼痛、麻木、重着或屈伸不利等症状。

本研究所得核心处方药与随证加减对临床用药具有启发意义。

（1）从高频药物和第一层复杂网络图中得出张老治疗颈椎病核心方由葛根、丹参、川芎、白芍、片姜黄、益母草、天麻、当归、桂枝、鸡血藤组成。张老治疗颈椎病常以核心方为主，辨病辨证相结合，并根据症候的不同而加减变化，每获奇效。

（2）复杂网络分析方法是当前研究的热点之一。该方法在名老中医处方经验的分析上得到了很好的应用，可以寻求中医的病症方药和治法之间的规律和联系。复杂网络分析可以很好地表明中医处方中存在核心的组织结构，这些组织结构代表了医生临床处方的思维结构、知识贮备和临床经验。通过复杂网络分析，可以得出名老中医张士芳用药经验和临床"偏好"的信息。同时还可以通过有选择地去除某些药物，有目的地分析相关知识如加减变化规律等。

（3）本研究借助"名医名家传承"项目管理平台对张老治疗颈椎病用药规律进行了数据挖掘研究，用数据挖掘和人机结合的方法将核心药方和加减用药展示出来，以数据还原其临证治疗颈椎病的具体过程，将"活血化瘀通络为核心治法，重视兼证，善用活血"的学术思想，客观、深刻地揭示张老诊治颈椎病的临床思维模式、诊疗规律和经验，总结名老中医张士芳治疗颈椎病的学术思想，为进一步的临床研究及药物研发奠定基础。但数据挖掘需要理论与实践相结合，且受制于人力、物力、病例处方数目有限等，故本研究挖掘出的用药规律还需进一步的临床考证。

——梅晗，张向群

传承精华，守正创新